Optimizing Suboptimal Results Following Cataract Surgery

Refractive and Non-Refractive Management

白内障术后欠佳疗效的优化策略

关于屈光及非屈光的处理

原　著　**Priya Narang　William B. Trattler**

主　译　董喆

中国科学技术出版社

·北京·

图书在版编目（CIP）数据

　　白内障术后欠佳疗效的优化策略：关于屈光及非屈光的处理 /（印）普里·亚纳朗 (Priya Narang)，（美）威廉·特拉特勒 (William B. Trattler) 原著；董喆主译 . — 北京：中国科学技术出版社，2020.8

　　ISBN 978-7-5046-8684-8

　　Ⅰ . ①白… Ⅱ . ①普… ②威… ③董… Ⅲ . ①白内障摘除术 ②屈光不正 – 诊疗 Ⅳ . ① R779.66 ② R778.1

中国版本图书馆 CIP 数据核字 (2020) 第 092692 号

著作权合同登记号：01-2020-3214

Copyright ©2019 of the original English language edition by Thieme Medical Publishers, Inc., New York, USA
Original title: *Optimizing Suboptimal Results Following Cataract Surgery:Refractive and Non-Refrative Management*
by Priya Narang / William B. Trattler
《白内障术后欠佳疗效的优化策略：关于屈光及非屈光的处理》（第 1 版）由美国纽约的 Thieme Medical Publishers，Inc. 于 2019 年出版，版权归其所有。作者：[印度] 普里亚·纳朗（ Priya Narang)，[美] 威廉·B. 特拉特勒（ William B. Trattler)。

策划编辑	王久红　焦健姿
责任编辑	王久红
装帧设计	佳木水轩
责任印制	李晓霖

出　　版	中国科学技术出版社
发　　行	中国科学技术出版社有限公司发行部
地　　址	北京市海淀区中关村南大街 16 号
邮　　编	100081
发行电话	010-62173865
传　　真	010-62179148
网　　址	http：//www.cspbooks.com.cn

开　　本	889mm×1194mm　1/16
字　　数	292 千字
印　　张	12
版　　次	2020 年 8 月第 1 版
印　　次	2020 年 8 月第 1 次印刷
印　　刷	天津翔远印刷有限公司
书　　号	ISBN 978-7-5046-8684-8 / R·2547
定　　价	98.00 元

译者名单

主　译　董　喆

主　审　宋旭东

译　者（以姓氏笔画为序）

王　姮　王子扬　王洪涛　刘丽娟

宋旭东　宋彦铮　张永鹏　董　喆

内容提要

　　本书引进自世界知名的 Thieme 出版社，是一部新颖、独特的眼科学著作。著者就可能导致白内障术后发生屈光偏差的相关因素进行了分析，不仅对术前眼部屈光参数测量与 IOL 计算公式的选择进行了介绍，还对术后发生屈光偏差的处理方法进行了详细阐释。本书为国际众多权威眼科专家的经验汇总，不仅涵盖了多种白内障术后眼部并发症（包括术后出现角膜疾病、IOL-囊袋位置异常、眼底黄斑水肿、眼前段毒性综合征等）的详细处理方法，还就白内障手术的未来发展方向和进展进行了探讨。本书内容系统、图文并茂，对避免白内障术后出现欠佳疗效有很强的指导作用，适合广大眼科医生阅读参考。

著者名单

原　著

Priya Narang, MS

Director
Narang Eye Care and Laser Centre
Ahmedabad, Gujarat, India

William B. Trattler, MD

Director of Cornea
The Center for Excellence in Eye Care
Volunteer Faculty
Florida International University College of Medicine
Miami, Florida

其他著者

Amar Agarwal, MS, FRCS, FRCOphthal
Chairman
Dr. Agarwal's Group of Eye Hospitals and Eye
Research Centre
Chennai, India

Jorge L. Alió, MD
Professor and Chairman of Ophthalmology
Miguel Hernandez University
Alicante, Spain

Renato Ambrósio Jr., MD, PhD
Founder
Rio de Janeiro Corneal Tomography and
Biomechanics Study Group
Professor of Ophthalmology
Federal University of The State of Rio de
Janeiro (UNIRIO)
Federal University of São Paulo (UNIFESP)
Clinical Director
Insistuto de Olhos Renato Ambrósio
VisareRIO
Refracta Perosnal Laser
Rio de Janeiro, Brazil

Eric Clayton Amesbury, MD
Staff Ophthalmologist
Veterans Administration Medical Center
Assistant Professor of Ophthalmology
Medical College of Virginia
Virginia Commonwealth University
Richmond, Virginia

Fernando A. Arevalo, BS
Student
Clinica Oftalmologica Centro Caracas
Caracas, Venezuela

J. Fernando Arevalo, MD, FACS
Edmund F. and Virginia B. Ball Professor
of Ophthalmology
Chairman
Department of Ophthalmology
Johns Hopkins Bayview Medical Center
Retina Division, Wilmer Eye Institute
The Johns Hopkins University School of Medicine
Baltimore, Maryland

Jacqueline Beltz, FRANZCO
Staff Specialist Ophthalmologist
Centre for Eye Research Australia
Royal Victorian Eye and Ear Hospital
East Melbourne, Victoria, Australia

Lisa Y. Chen, MD
Clinical Instructor
Department of Ophthalmology
Byers Eye Institute at Stanford
Stanford University School of Medicine
Palo Alto, California

Arthur B. Cummings, MMed (Ophth), FCS(SA), FRCSEd
Medical Director
Wellington Eye Clinic

Department Head
Beacon Hospital
Dublin, Ireland

Sheraz Daya, MD, FACP, FACS, FRCS(Ed), FRCOphth
Medical Director
Centre for Sight
East Grinstead, West Sussex, United Kingdom

Uday Devgan, MD, FACS FRCS
Private Practice
Devgan Eye Surgery
Los Angeles, California
Partner
Specialty Surgical Center
Beverly Hills, California
Chief of Ophthalmology
Olive View UCLA Medical Center
Los Angeles, California
Clinical Professor of Ophthalmology
Jules Stein Eye Institute
UCLA School of Medicine
Los Angeles, California

Fernando Antonio Faria-Correia, MD, PhD
Ophthalmologiest
CUF Porto
Oftalconde, Porto, Portugal
Hospital de Braga
Escola de Medicina da Universidade do Minho
Braga, Portugal
Rio de Janeiro Corneal Tomographyand Biomechanics
Study Group
Rio de Janeiro, Brazil

Carlos F. Fernández, MD
Director
Vitreo Retinal Service Clinica Oftalmologica
Oftalmolaser
Santiago de Surco, Lima, Peru

Nicole R. Fram, MD
Clinical Instructor
David Geffen School of Medicine
UCLA Stein Eye Institute
Advanced Vision Care
Los Angeles, California

Johnny L. Gayton, MD
Chief Medical Officer
Gayton Health Centre
Warner Robins, Georgia

Andrzej Grzybowski, MD, PhD, MBA
Professor of Ophthalmology
Department Head of Ophthalmology
Poznan, Poland
Chair of Ophthalmology
University of Warmia and Mazury
Olsztyn, Poland

Kathryn M. Hatch, MD
Director
Refractive Surgery Service
Massachusetts Eye & Ear
Site Director
Massachusetts Eye & Ear Waltham
Assistant Professor of Ophthalmology
Harvard Medical School
Boston, Massachusetts

Tsontcho Ianchulev, MD, MPH
Professor of Ophthalmology
New York Eye and Ear Infirmary
Icahn School of Medicine New York
New York, New York

Jonathan K. Kam, MBBS (Hons), BMedSc (Hons)
Advanced Cataract Fellow
Surgical Ophthalmology Service
Royal Victorian Eye and Ear Hospital
East Melbourne, Victoria, Australia

Isaac Lipshitz, MD
CEO, Medical Director
OptoLight Vision
Herzlia, Israel

Jennifer Loh, MD
Founder
Loh Ophthalmology
Board Member
Eye Physicians of Florida
Volunteer Faculty
Larkin Hospital Ophthalmology Residency Program
Miami, Florida

Susan MacDonald, MD
Associate Professor of Ophthalmology
Tufts School of Medicine
Lahey Clinic Medical Centre
Concord, Massachusetts

Edward E. Manche, MD
Director of Cornea and Refractive Surgery
Byers Eye Institute

Professor of Ophthalmology
Stanford University School of Medicine
Palo Alto, California

Samuel Masket, MD
Clinical Professor
David Geffen School of Medicine
UCLA Stein Eye Institute
Founding Partner
Advanced Vision Care
Los Angeles, California

José Carlos Ferreira Mendes, MD
Ophthalmologist
Department of Ophthalmology
Hospital de Braga
PT School of Medicine
Universidade do Minho
Braga, Portugal

Kevin M. Miller, MD
Kolokotrones Chair in Ophthalmology
Chief
Cataract and Refractive Surgery Division
Director
Anterior Segment Diagnostic Laboratory
David Geffen School of Medicine and UCLA
Los Angeles, California

Priya Narang, MS
Director
Narang Eye Care and Laser Center
Ahmedabad, Gujarat, India

Samir Narang, MS, DO
Director
Narang Eye Hospital
Ahmedabad, Gujarat, India

Thomas A. Oetting, MD
Rudyand Margaret Perez Professor of Ophthalmology
Director
Ophthalmology Residency Program
University of Iowa
Iowa City, Iowa

Laura M. Periman, MD
Ophthalmologist
Redmond Eye Clinic
Redmond, Washington

Mario J. Rojas, MD
Resident
Eastern Virginia Medical School

Norfolk, Virginia

Riley N. Sanders, MD
Resident
University for Arkansas for Medical Sciences
The Jones Eye Institute
Outpatient Circle
Little Rock, Arkansas

Val Nordin Sanders, CRA, COT
Technical Consultant
Gayton Health Centre
Warner Robins, Georgia

Aazim A. Siddiqui, MD
Resident Physician
Department of Ophthalmology and Visual Sciences
Montefiore Medical Center
Albert Einstein College of Medicine
New York, New York

William B. Trattler, MD
Director of Cornea
The Center for Excellence in Eye Care
Volunteer Faculty
Florida International University College of Medicine
Miami, Florida

Magdalena Turczynowska, MD
Ophthalmologist
Stefan Zeromski Specialist
Municipal Hospital in Krakow
Krakow, Poland

Veronica Vargas Fragoso, MD
Ophthalmologist
Refractive Surgery Fellow
Department of Investigation
Development and Innovation
Vissum Alicante, Spain

Gary Wörtz, MD
Ophthalmologist
Commonwealth Eye Surgery
Associate Professor of Ophthalmology
University of Kentucky, College of Medicine
Chief Medical Officer
Omega Ophthalmics
Lexington, Kentucky

Elizabeth Yeu, MD
Assistant Professor of Ophthalmology
Eastern Virginia Medical School
Norfolk, Virginia

中文版序

近年来，白内障手术技术进步与观念更新非常快，微切口超声乳化、飞秒激光技术、多焦点可调节人工晶状体的应用等，特别是人们思维中的白内障复明手术发展为屈光手术，使得人们越来越注重术后屈光矫正效果，大大改善了患者术后阅读及用眼体验，明显提高了患者的术后生活质量。伴随这些技术进步，国内外也出版了一系列影响广泛的高质量学术著作与手术图谱，其中不乏精品与巨著。学术著作的出版进一步推动了白内障手术技术进步和新理念、新设备、新材料的推广与普及。然而，专门介绍手术效果不满意及并发症防治的著作十分罕见。国际白内障手术领域经验非常丰富的著名专家 Priya Narang 和 William B. Trattler 教授编写的 *Optimizing Suboptimal Results Following Cataract Surgery : Refractive and Non-Refrative Management* 一书，虽然篇幅不大，但却填补了该学术领域的空白，对年轻医生及学习白内障手术技术的临床医生非常有指导意义。

随着白内障手术技术的发展进步，以及患者对视觉康复期望值的提高，临床医生不再单纯满足于绝大部分术后视功能恢复满意，开始关注那些术后不满意的患者，仔细分析术后不满意的原因，思考如何改进与克服，希望通过精准的屈光及非屈光处理措施提高手术质量，最大限度地改善术后视觉质量，以彻底解决白内障患者手术不满意的相关问题。这正是本书最大的特色所在。

著者就可能导致白内障术后屈光偏差的相关因素进行了系统分析，不仅包括手术前泪膜及眼表状况、角膜疾病的评估，眼部屈光参数的测量及 IOL 计算公式的选择，尤其是屈光手术后人工晶状体度数的精确计算、角膜后表面散光、残留的屈光不正等，而且还介绍了纠正处理术后屈光偏差的方法，通过精准的屈光性及非屈光性措施，获得满意的视觉质量。

著者皆为临床经验丰富的国际眼科专家，对白内障手术后出现的各种眼部并发症及治疗进行了经验介绍，包括眩光幻影、大泡性角膜病变、IOL-囊袋位置异常、黄斑水肿、眼内炎与眼前段毒性综合征等，还对特殊情况的处理提出了非常中肯的建议，如角膜屈光手术后的白内障及有晶状体眼屈光性晶状体植入术后的白内障、圆锥角膜的白内障手术、高端人工晶状体的使用等，特别切合临床需求。

本书还对未来该领域的发展方向和进展做了介绍，如无超声乳化晶状体粉碎、术中像差测量技术、光调控人工晶状体、适用于老年黄斑变性患者视觉质量改善的望远镜型人工晶状体等，这些新型人工晶状体及新技术可帮助临床医生拓展视野，促进技术进步。

本书的另一特色就是简明扼要、条理清晰，每章末都附有条目化的"关键点"，让人读起来一目了然。书中附有大量手术插图及手术前后的清晰照片，且图文互参，方便理解。

最后，感谢中国科学技术出版社为本书引进所做的努力，感谢董喆医生及诸位译者对本书的精心翻译，让国内同道可以一饱眼福。

有幸在本书付梓前先一睹为快，虽不是白内障手术方面的专家，但也收获满满，是为序。

首都医科大学附属北京同仁医院副院长

原书序

　　30 年前，屈光性白内障手术的第一步是从常规植入人工晶状体（IOL），为白内障手术患者的无晶状体眼提供视觉康复治疗开始的。如今，随着屈光性白内障手术的开展，白内障手术患者的康复机会大大增加。多焦、扩大景深、环面、可调节和非球面人工晶状体改善了视觉质量，能更好地满足患者需求。然而，人工晶状体只是白内障手术的一部分。我们还应通过提高白内障手术的安全性和准确性来提高专业水平。随着更好的角膜测量、生物测量、后角膜评估和 IOL 公式的出现，手术的准确度得到进一步提高。对我们来说，最具挑战性和最苛刻的患者往往是那些经历过角膜屈光手术的患者，他们对良好的未矫正视力期望越来越高。眼内像差测量已成为提高那些很难准确计算人工晶状体（如矫正散光的人工晶状体）的重要进展。当白内障手术后存在残留屈光不正时，散光性角膜切开术准分子、激光原位角膜磨镶术（LASIK）、准分子激光角膜切削术（PRK）、IOL 置换、背驮式人工晶状体和可调光性人工晶状体，都将成为解决屈光不正的可行选择。在更好的技术帮助下，我们在处理困难的外科病例方面变得更加熟练，手术安全性也得到了提高。尽管采取了预防措施，并发症有所减少，但严重并发症（如眼内组织和视网膜脱离）仍会发生。干眼虽然很少对视力造成威胁，但却是白内障手术最常见的并发症，近年来，对干眼的诊断和治疗取得了新进展，极大提高了白内障手术后患者的满意度。

　　随着患者期望值的提高，现在比以往任何时候都需要更多时间来改善手术结果，并解决那些期望没有得到满足患者的问题。一个成功白内障外科医生的真正标准不是他或她如何对待满意的手术患者，而是他们如何预防并发症，提高手术质量，最重要的是如何解决对白内障手术不满意患者的相关问题。这是优化白内障手术后结果欠佳的核心信息。有几个重要步骤，如果执行正确，可以显著提高屈光性白内障手术成功率。总的来说，白内障手术，尤其是选择高端人工晶状体植入的白内障手术，需要仔细进行患者选择和咨询，同时具备精确的手术技术。术前评估对选择最适合患者的特定人工晶状体非常重要。高度远视、近视、角膜疾病、青光眼和先前的玻璃体视网膜疾病，都会给外科医生带来新的挑战。目前，人工晶状体的设计进展使白内障手术后视觉效果更加理想。因此，现在许多患者对手术后的视力会有更高期望，甚至希望术后完全不佩戴眼镜。

　　Priya Narang 和 William Trattler 是这一时代眼科前段手术领域中两位独特的思想家。我们非常需要一部关于白内障患者手术效果欠佳的预防和处理方面的书籍，而这部 *Optimizing Suboptimal Results Following Cataract Surgery : Refractive and Non-Refrative Management*，满足了我们的要求。Narang 和 Trattler 列出了白内障手术医生每天面临的挑战，并通过他们的精湛技术为每位眼科医生提供了良好的学习机会以提高他们的手术效果。本书的基本原则是患者永远为第一位，我们应尽一切努力使患者的视觉效果最大化。书中还对白内障手术中改善患者预后的研究进展进行了综合分析，总结了近年来所有最好、最实用的方法，让读者可以一睹屈光性白内障手术的未来。Narang 和 Trattler 医生是国际上备受认可的专家，他们通过本书为读者展示了最实用的技术。没有哪种外科手术能比现代白内障手术更有效地提高生活质量。本书向读者介绍了如何实现屈光性白内障手术的前景，帮助眼科医生认识屈光性白内障手术的前景，为眼科做出更多、更重要的贡献。

Eric Donnenfeld，MD

纽约大学医学中心眼科临床教授

Dartmouth 医学院董事

ASCRS 前主席

译者前言

　　白内障手术已成为一类特殊的屈光性手术，白内障患者对手术后的视觉要求也越来越高。如何保证白内障超声乳化手术顺利完成并取得理想效果，除了努力避免术中、术后并发症，还要及时有效地处理已发生的并发症，使其尽可能少地影响术后效果。现在呈现给大家的这本书由多位国际白内障专业领域有丰富经验的医生共同编写，配有大量高清图片，内容全面，图文互参，既适合初学者学习相关的理论知识、了解前沿动态，又适合有一定手术操作经验的医生阅读借鉴，希望本书所述能为大家提供帮助。

　　尽管翻译过程中我们反复斟酌，希望能够准确表述原著者的本意，但由于中外语言表达习惯有所差别，中文翻译版中可能存在一些表述不妥或失当，恳请各位同行和读者批评、指正。衷心希望本书能够开阔各位读者的视野，让更多国内同行从中获益。

　　最后，感谢原书所有著者的分享。

首都医科大学附属北京同仁医院　董喆

原书前言

在这里，很高兴向大家推荐 *Optimizing Suboptimal Results Following Cataract Surgery: Refractive and Non-Refrative Management*。这本书提出了令手术医生和患者都比较失望的"术后欠佳疗效"这一概念。本书的独特之处在于，它为所有眼科医生、住院医生、研究人员及专科医生提供了一个简明扼要的回顾和相关的内容指南。它侧重于经验和技术方面的传授，是一部必不可少的工具书，可帮助更多读者了解医学前沿。

本书共 23 章，由在各自领域经验丰富的著名眼科医生参与细节内容的编写。书中附有大量图片，对读者掌握处理方法很有帮助。

对于所有著者的辛勤努力，我们深表感谢！

Priya Narang，MS

William B. Trattler，MD

我希望把这本书献给我美丽聪明的女儿 Rhea，她一直渴望也能成为一名眼科医生。我还要感谢我的家人，感谢他们给予我力量，在我编写本书的过程中，他们一直在生活中给予我关爱、支持及帮助。

——Priya Narang

我要把这本书献给我的父母 Marcia 和 Henry，他们给朋友和家人带来了巨大变化。他们的正能量和创造热情令人备受鼓舞。我非常感激父母，我希望我可以继续发扬他们的善良、同情心和积极的生活态度。

——William B. Trattler

目　录

第二篇　屈光加强手术操作

第三篇　非屈光性的增强操作

第四篇　其　他

Optimizing Suboptimal Results
Following Cataract Surgery
Refractive and Non-Refractive Management
白内障术后欠佳疗效的
优化策略
关于屈光及非屈光的处理

第一篇 总 论
Introduction

第1章 白内障手术后疗效不佳的原因：术前筛查和充分沟通的作用

Overview of the Causes of Suboptimal Outcomes Following Cataract Surgery: Role of PreoperativeScreening and Adequate Counseling

Samir Narang　Priya Narang　著

张永鹏　译

摘　要

手术后疗效不佳的原因从泪膜异常到眼后节疾病都可能存在。充分的术前筛查和适当的医患沟通有助于获得最佳治疗效果，并最终建立起良好的医患关系以满足和服务患者。

关键词：术前筛查，疗效不佳，白内障筛查，沟通，角膜内皮显微镜，知情同意

一、疗效不佳原因概述

白内障手术后疗效不佳的原因多种多样，从泪膜不稳定到角膜病变、术中炎症、眼压升高、玻璃体视网膜疾病、视神经疾病，直至更严重的情况，如眼内炎等。在屈光性手术时代，患者对术后的期望值是相当高的，手术医生需要不断地接受这些挑战以满足患者期望，其中一个要注意的问题是人工晶状体（IOL）度数计算错误，或植入了错误的 IOL，这会增加残余屈光误差，后果严重。由于受累的眼部结构或组织非常精细，并且受累方式多样，导致术后疗效不佳的原因也多种多样。对于所有潜在的原因和已经存在的眼部疾病，术前都应进行诊断和评估，并应与患者共同讨论手术预期效果。

二、术前筛查

术前筛查和检查虽然属于常规检查，但是是非常重要，有助于发现潜在风险、帮助选择麻醉方式，并有利于指导术后处理。术前筛查应以患者的临床病史、合并其他疾病和体检结果为指导。制定方案要考虑到患者的实际情况：患者个体化的视觉需求、患者的手术目的、眼部承受手术应激的能力，以及患者选择手术的期待值。

虽然手术是治疗白内障的唯一方案，但其复杂性是多方面的，从选择合适的人工晶状体到正确的人工晶状体计算公式，从以前存在的

视网膜疾病到角膜内皮受损，从诊断检查的复杂性到严重并发症的风险，都可能导致白内障手术后疗效不佳。

三、病史评估

药物 / 代谢性疾病

对患者进行正确的病史评估是必要的，手术医生应了解的任何全身性疾病包括高血压、糖尿病（图 1-1）、甲状腺疾病、心脏病或患者需要服药的其他任何疾病。对于 50 岁以上的男性，应该询问是否服用任何用于治疗前列腺增生的药物，因为它可能导致虹膜松弛综合征。抗凝剂和血液稀释剂应在计划手术前至少 3～4 天停止使用，一旦手术结束后可恢复使用。

代谢或遗传性疾病的病史也非常重要，因为它可以帮助手术医生寻找疾病的特殊体征。例如，对于所有 Marfan 综合征或 Weil-Marchesani 综合征的病例，即使在术前检查时没有严重的晶状体脱位，仍应仔细评估悬韧带的完整性。这有助于避免术中发生意外，使手术医生了解准确的眼部状态。

还应评估以往任何屈光不正或眼部疾病的手术史。在有屈光手术史的情况下，需要再次

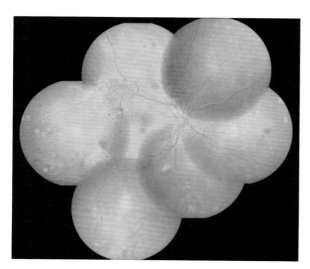

▲ 图 1-1 糖尿病视网膜病变的眼底像

进行准确的术前评估，在考虑所有影响因素后，通过选择合适的 IOL 计算公式来测算 IOL 度数。如果双眼屈光度较高或者不对称，应排除弱视，并评估可能的原因和结果。

任何有关患者视力状况的详细病史，可以更好地解释患眼的术前状况。

既往视网膜手术或玻璃体腔注射史应引起白内障手术医生的注意，在以前做过玻璃体切割术的患眼进行白内障手术，术中后囊破裂的可能性会增加[1, 2, 3, 4, 5, 6, 7]。之前的玻璃体腔注射有可能损伤后囊，如果可行，进行术前 B 超或者光相干断层扫描（OCT）检查，以评估后囊的整体性。

四、视力

记录视力有助于评估将要接受手术患者的视觉功能。视力下降应与眼部白内障程度相匹配，如果功能性视力下降程度超过白内障的严重程度，必须对其他引起视力下降的原因进行评估。

五、眼球运动和眼位分析

应充分行斜视分析，并且评估轻微斜视，因为它可以辅助提示白内障患眼可能存在弱视的潜在原因，应对眼球运动进行评估以排除任何麻痹性的因素。此外，还应进行遮盖 - 去遮盖试验、头位评估、歪头试验或者相关的眼球震颤检测。

六、角膜内皮镜检查和角膜厚度测量

角膜内皮镜检查（图 1-2A）有助于检测角膜内皮病变（图 1-2B，图 1-3），是白内障手术前筛查的重要部分。常规的白内障手术会导致术后角膜内皮细胞密度（endothelial cell density，ECD）减少 4%～10%。在已经存在角膜内皮病变且角膜内皮细胞密度（ECD）较低的病例中，这种丢失可能更大。此外，既往进

行过眼内手术同时持续佩戴角膜接触眼镜也会对角膜内皮产生不利影响。对所有这些角膜状况进行评估，有助于确定角膜内皮病变患者的治疗方案。低 ECD 计数（图 1-3）与 ECD 形态改变需要采取角膜内皮细胞保护措施，以防止进一步的角膜内皮细胞丢失。

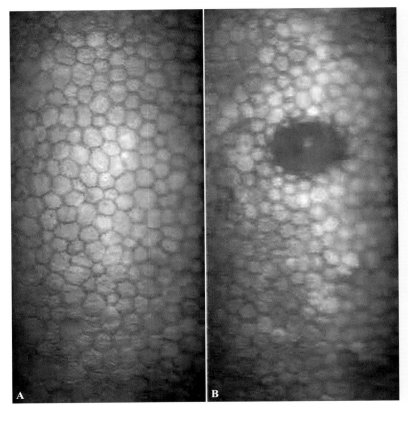

◀ 图 1-2　光学显微镜图像
A. 表示正常角膜内皮细胞计数、形状、形态；B. 分散的 Guttata 形态，表明早期 Fuch 综合征（图像由印度艾哈迈达巴德视网膜基金会 Ashish Nagpal 博士提供）

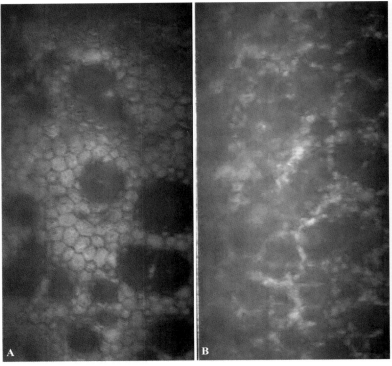

◀ 图 1-3　Fuch 营养不良
A. 中度 Fuch 角膜营养不良；B. 进展期 Fuch 角膜营养不良伴角膜内皮病变（图像由印度艾哈迈达巴德视网膜基金会 Ashish Nagpal 博士提供）

患有青光眼、虹膜睫状体炎或糖尿病等疾病的患者，或有过眼科手术史的患者，ECD 丢失的风险会增加，其对手术后角膜的不良影响也相应增加（图 1-4）。除了角膜内皮检查，还应进行角膜受损眼的角膜厚度情况评估。

七、人工晶状体度数计算和人工晶状体选择

基本的术前检查包括角膜曲率测量、眼轴长度测量（A 超）、角膜地形图检查及使用现代 IOL 公式计算度数。可选择的检查还包括视力测试和眼底照相。

接受过硅油充填术的患者如果按照常规计算，可能会出现 IOL 度数计算错误。应采取措施，在 IOL 度数计算过程中使用转换系数来纠正这种错误。0.71 的换算系数修正了黏滞度为 1300cSt 的硅油引起轴向长度增加[8]。

硅油充填患者在植入 IOL 时，不要选择硅胶材料的 IOL，应首选 360° 方形边缘且光学直径为 6 ～ 6.5mm 的 IOL，它可以为眼底检查提供更大的观察范围。

八、瞳孔反射和眼后节检查

所有病例均应进行瞳孔反射检查，因为它能正确地反映视神经及其通路的状况。这在硬

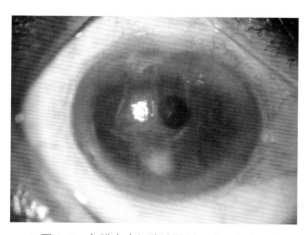

▲ 图 1-4 角膜内皮细胞计数低，术后发生大泡性角膜病变

核和成熟白内障中尤其重要，因为晶状体核的密度增加后，眼底很难直接评估。在这种情况下，如果发生瞳孔反射异常，则提示有眼后节病变，进行 B 超等检查以排除这类异常是不恰当的。

术前眼底检查的目的是识别任何有临床意义的异常，以利于对手术方式进行正确的选择。

所有有临床意义的发现，均应记录在眼底图上（图 1-5 至图 1-7）。眼部 B 超和眼底 OCT 检查，其重要性不可低估，因为它常可以发现视网膜和黄斑疾病的细微体征，这些改变是基于任何其他相关的病理变化，或

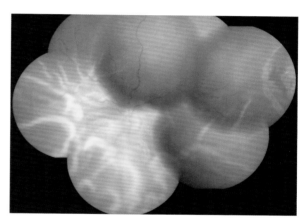

▲ 图 1-5 视网膜脱离

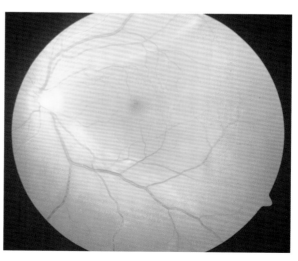

▲ 图 1-6 视网膜脱离

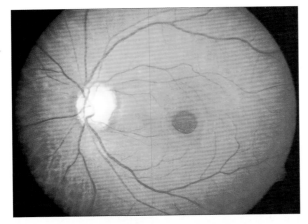

▲ 图 1-7　眼底检查显示全层黄斑裂孔

作为一个孤立的情况而预先存在的（图 1-8，图 1-9）。并且眼底彩色照相（图 1-10）和 OCT 检查记录了以前存在的病理改变，也有助于在术后恢复期向患者解释手术疗效不理想的原因。

九、眼压

准确的术前眼压记录可以清楚显示视野受损的可能性。如有怀疑，应进行房角镜检查以评估房角结构，并应进行视野计检查和视盘分析。

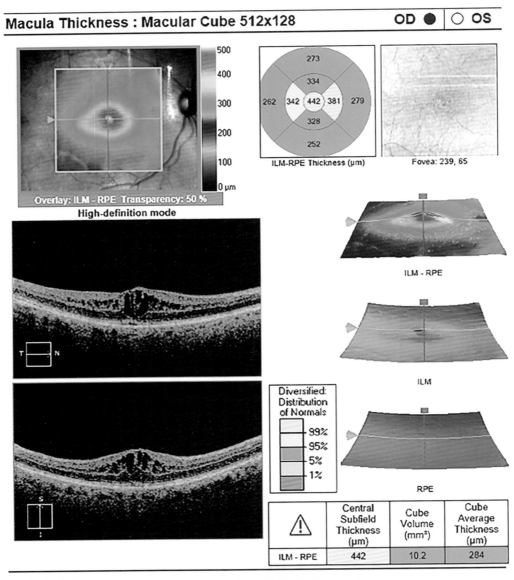

▲ 图 1-8　OCT 显示黄斑囊样水肿

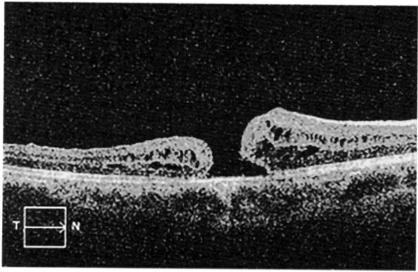

◀ 图 1-9　OCT 显示全层黄斑裂孔

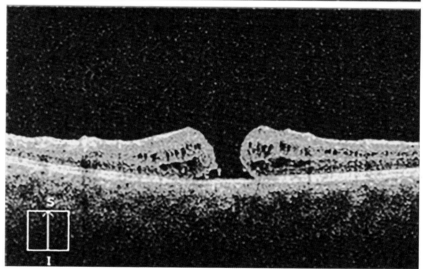

◀ 图 1-10　年龄相关性黄斑变性（ARMD）
A. 湿性 ARMD 的眼底照片和眼底荧光血管造影；B. 干性 ARMD 的眼底照片及眼底荧光血管造影

十、实验室检查

术前血糖评估是白内障手术患者一项非常重要的检查。除此之外，应进行其他实验室检查，如血常规检查、凝血检查或胸部 X 线检查，这些检查取决于患者出现的相关体征和并发症，也在很大程度上取决于准备采取的麻醉方式。对于接受全身麻醉的患者而言，完善的术前检查是必不可少的。对于接受球周阻滞麻醉的患者来说，需要进行的检查不必如此详细。此外，手术前实验室检查的要求，也在很大程度上取决于手术医生所在国家的医疗保健体系。

十一、知情同意和咨询的作用

与患者沟通有助于为手术效果提供合理的阐释，尤其是在预期效果不理想的情况下。ECD 计数低的患者应预先了解自身存在的生理改变，以及可能出现的手术效果。尽管会采取各种术中预防措施，但也应告知他们由于低 ECD 可能会出现的并发症。

每个患者都需要一套个性化治疗方案，因为每个患者的要求和期望都不尽相同。应该向患者建议最适合的 IOL 类型，同时也要说明其局限性和优点。

在术前进行适当的沟通，有助于建立更好的医患关系，因为双方的目标都是切合实际和可达到的，都有切合实际的期望和可能的限制。

十二、关键点

➢ 充分的术前筛查是计划进行白内障手术患者检查的重要组成部分。

➢ 个人和家族史评估增加了重要信息，指导手术医生了解各种可能与白内障相关或者可能影响手术效果的因素。

➢ 在硬核白内障的情况下，对眼后节进行眼底和 OCT 评估比较困难，应进行瞳孔反射检查，简要评估视神经传导和视网膜状态。

➢ 设定一个现实的目标，帮助患者了解手术的所有利弊，这对于术后患者的满意度极为重要。

参 考 文 献

[1] Blankenship GW, Machemer R. Long-term diabetic vitrectomy results. Report of 10 year follow-up. Ophthalmology. 1985; 92(4):503–506

[2] Biró Z, Kovács B. Results of cataract surgery in previously vitrectomized eyes. J Cataract Refract Surg. 2002; 28(6): 1003–1006

[3] Chang MA, Parides MK, Chang S, Braunstein RE. Outcome of phacoemulsification after pars plana vitrectomy. Ophthalmology. 2002; 109(5):948–954

[4] Díaz Lacalle V, Orbegozo Gárate FJ, Martinez Alday N, López Garrido JA, Aramberri Agesta J. Phacoemulsification cataract surgery in vitrectomized eyes. J Cataract Refract Surg. 1998; 24(6):806–809

[5] Pinter SM, Sugar A. Phacoemulsification in eyes with past pars plana vitrectomy: case-control study. J Cataract Refract Surg. 1999; 25(4):556–561

[6] Grusha YO, Masket S, Miller KM. Phacoemulsification and lens implantation after pars plana vitrectomy. Ophthalmology. 1998; 105(2):287–294

[7] Ahfat FG, Yuen CHW, Groenewald CP. Phacoemulsification and intraocular lens implantation following pars plana vitrectomy: a prospective study. Eye (Lond). 2003; 17(1): 16–20

[8] Murray DC, Durrani OM, Good P, Benson MT, Kirkby GR. Biometry of the silicone oil-filled eye: II. Eye (Lond). 2002; 16(6):727–730

第2章 泪膜及角膜异常

Tear Film and Corneal Disorders

Laura M. Periman　Priya Narang　著

董　喆　译

摘　要

本章将讨论造成白内障术后屈光误差众多因素中的一部分，包括受损泪膜对视力和角膜曲率的影响，以及角膜病变对视力的影响和后果。

关键词：白内障屈光效果，IOL 选择，CDED，OSD，渗透压，角膜曲率，角膜曲率误差，IOL 计算误差，伤口愈合，角膜神经，生长因子，波前，像差，散射

一、概述

尽管有先进的检查设备、复杂的计算公式，并且手术医生在选择理想的人工晶状体（IOL）度数方面也做了很多努力，但白内障手术后屈光结果并不像我们所期望的那样精确。现在的在线计算公式可以提高术后屈光的可预测性，约有 90% 的病例屈光结果与目标屈光度的偏差在 ±0.5 屈光度。

有许多动态和静态因素都可以导致白内障术后效果不理想。导致白内障术后效果不佳的常见和临床重要因素可以分为两大类，即泪膜异常和角膜病变。

二、泪膜异常

最常见的泪膜异常是慢性干眼症（chronic dry eye disease，CDED，图 2-1）。泪膜与眼表（tear film & ocular surface，TFOS）/ 干眼疾病工作组第二次会议 II（dry eye workshop II，DEWS II）的报道[1] 提供了一份完整的科学文献综述和基于共识的关于当前对干眼的认识情况。Trattler 等 [2] 在一项多中心前瞻性研究中发现，约 80% 的白内障手术患者存在 CDED 的情况，其中 50% 的患者伴有中央区域的角膜染色，会造成光线向后散射，是导致视物模糊的一个因素，我们稍后将对此进行讨论[2, 3]。CDED 会影响术前角膜曲率测量[4]和 IOL 计算，从而影响到术后视觉质量，以及患者的满意度和生活质量。

（一）光学像差：高阶像差和光散射在 CDED 患者中造成视觉干扰的机制

仅用标准的高对比度视力测试来研究评估视觉质量是不够的。近年来，波前像差和点扩

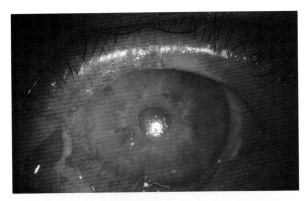

▲ 图 2-1 慢性干眼症病例（图像由 Sonal Tuli 提供）

展函数分析等技术提高了对视觉质量的研究能力，为那些虽然视力达到 20/20，但仍然不满意的白内障术后患者提供进一步分析的方法。正如 Koh 所述[3]，对光学现象的分析有利于解决在 CDED 患者中症状、体征相分离的问题。

光散射可以分为向前或向后光散射。在 CDED 患者中，这两种现象都会发生，可以用来帮助解释关于不理想的主观视觉上主诉。Koh 报道，发生在泪膜不稳定（快速泪膜破裂时间，或 TBUT）的 CDED 患者和伴有浅层点状角膜病变（superficial punctate keratopathy，SPK）的 CDED 患者中的前向或后向光散射量比发生在正常人的显著增加。前向光散射会造成主观眩光，后向光散射则引起主观视觉模糊。且在 SPK 患者中更为明显，在泪膜不稳定患者中无明显异常。高阶像差与视物模糊及视力波动有关。视疲劳包括眩光、模糊和视力波动。

（二）角膜散光测量误差

健康的眼表是在泪腺功能单位控制下的自我平衡。一个健康的眼表系统可以承受环境、创伤和微生物的损害，它通过应激反应和放大反应，同时调节损伤和修复／重塑的不同阶段，最后回到体内平衡控制。在 CDED 中，稳态维持机制和信号受到冲击，导致慢性激活应激反应［核因子 κB、促分裂素原活化蛋白激酶、白介素 -1（IL-1）、肿瘤坏死因子（TNF）］和慢性升高的损伤期（IL-17、g-IFN-γ、TNF-α），从而导致杯状细胞、上皮和角膜基底下神经丛的损伤。IL-1 和 TNF-α 从人角膜缘基底上皮诱导神经生长因子（NGF）。当 NGF 在 CDED 反应中被慢性上调时，角膜神经形态异常和上皮细胞凋亡分别通过高亲和力和低亲和力 NGF 受体发生。最新的共聚焦显微镜证据表明，在局部应用环孢素治疗 6 个月后，发生了角膜上皮细胞密度、角化细胞活化和角膜神经形态学得到改善[5]，这对术后伤口和神经修复反应有意义。

（三）视功能和患者满意度

视功能是主观的，然而如前所讨论的，光学分析可以提供客观的解释。从眼球检查进展（PROOF）研究[6]（旨在研究 CDED 进展的自然病程）收集的数据表明，2 级 CDED 患者在 20/20 视力的情况下，主观视觉波动（57.6%）的比例显著高于对照组（10.5%）。CDED 越来越被认为是一种视觉疾病。文献还表明 CDED 对角膜测量重复性有显著影响，这会导致 IOL 度数计算错误，从而影响术后屈光结果（图 2-2）。此外，患者满意度、视觉表现、工作效率和生活质量也受到 CDED 的影响。可以说，所有这些因素都可能与白内障手术后的结果不佳有关。

三、角膜异常

无论角膜疾病的严重与否，角膜病变患者的视觉质量都会受到损害，当累及视轴区域时，情况更严重。角膜病变可以是由于外伤或角膜炎后形成的陈旧瘢痕，也可以由角膜变性（图 2-3）、角膜营养不良（图 2-4，图 2-5）或药物毒性（图 2-6）引起。明确角膜病变类型的病因，将有助于帮助患者了解白内障手术后的视力恢复情况。

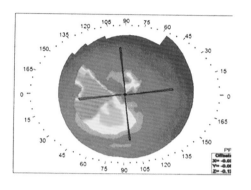

渗透压异常，MMP9 升高，SPK 病史		
Williamson Eye Center		
Date:		
Ka: 45.96 @ 6°	Kf: 43.96 @ 96°	AvgK: 44.96
MinK: 43.25 @ 156°	Es: 0.78 / Em: 0.50	Cyl: 2.00
SRI: 0.90	PVA: 20/25-20/30	SAI: 0.63

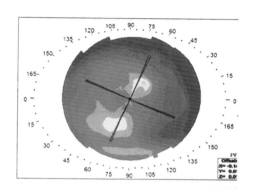

以氯替泼诺滴眼液、环孢素滴眼液治疗 4 周后		
Williamson Eye Center		
Date:		
Ka: 44.28 @ 66°	Kf: 43.43 @ 156°	AvgK: 43.86
MinK: 43.39 @ 167°	Es: 0.64 / Em: 0.48	Cyl: 0.85
SRI: 0.08	PVA: 20/15-20/20	SAI: 0.27

▲ 图 2-2　角膜地形图和角膜曲率显示了与炎症和慢性干眼症相关的高渗透压的影响

注意角膜地形图、角膜曲率及散光轴的变化。患者对高端 IOL 很感兴趣。但如果根据第一次数据进行散光 IOL 的计算，会发生术后散光过矫和散光轴位不正确的情况，导致约 1.0D 的术后屈光误差（病例及角膜地形图由 Blake Williamson 于 2017 年 7 月 28 日提供）

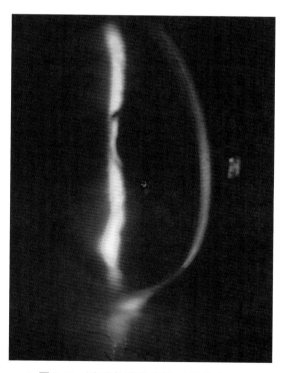

▲ 图 2-3　透明角膜缘变性（图像由 Sonal Tuli 提供）

病毒性角膜炎可能在白内障手术后被激活复发，患者会需要额外的抗病毒药物治疗病毒性角膜炎。对于合并角膜白斑、进行性角膜变性或营养不良的患者，可能需要通过角膜移植来改善视觉质量。

对于角膜内皮细胞密度（endothelial cell density，ECD）低或 Fuch 营养不良的患者，术中应使用合适的眼用黏弹剂，通过覆盖在内皮细胞表面来防止内皮细胞丢失，以延缓可能的角膜移植手术。此外，还要选择合适的白内障手术方式，减少对角膜内皮细胞的损伤。对于 ECD 计数低的硬核白内障病例，可以采取囊外白内障摘出术（extra capsular cataract extraction，ECCE）或小切口白内障手术（small-incision cataract surgery，SICS），以降低 ECD 的丢失。使用高黏度的黏弹性，如 Healon GV（透明质酸钠），同时尽可能减少前房内的操作，会有助

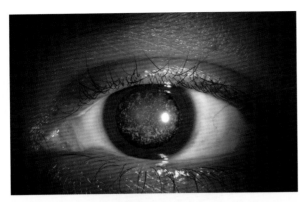

▲ 图 2-4　颗粒状角膜营养不良（图像由 Sonal Tuli 提供）

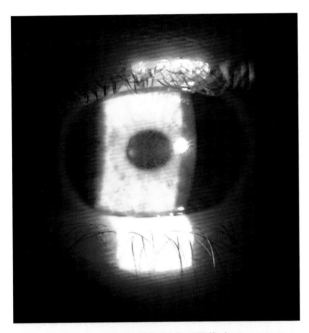

▲ 图 2-5　Bowman 营养不良（图像由 Sonal Tuli 提供）

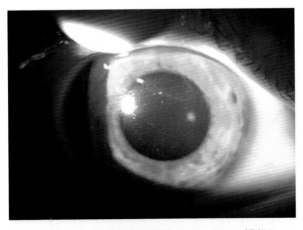

▲ 图 2-6　药物毒性（图像由 Sonal Tuli 提供）

于保护内皮细胞。建议行 ECCE，而不是超声乳化或 SICS、中央角膜混浊会影响瞳孔区的透明，进行光学虹膜切除术可以有一定的帮助。

角膜病变的患者除了需要采用特殊的方法预防 ECD 丢失外，其角膜曲率测量的准确性也存在一定的问题。在单侧角膜受累的情况下，可以通过另一只眼的角膜曲率和轴长测量帮助计算，但在双侧角膜受累的情况下，只能通过正常角膜的标准角膜曲率帮助计算。

四、增加术中视野清晰度

由于术中看不清虹膜、囊膜和晶状体，要顺利完成白内障手术会非常艰难。许多方法被用来提高白内障手术的视野清晰度，包括采用光线斜照法，或使用台盼蓝进行前囊染色，以增强术中视野的对比度。

安装在手术显微镜上的标准同轴照明由于角膜表面光线的后向散射和反射反而会使手术医生的视野变得模糊。Habeeb 等[7] 描述了使用斜光源结合 0.1% 台盼蓝来改善严重角膜瘢痕患者前房和晶状体前囊的可视；Farjo 等[8] 则描述了不进行囊膜染色，而仅使用非侵入性光纤光源进行斜照的方法；Nishimura 等[9] 使用吲哚菁绿在撕囊时进行囊膜染色，然后再通过角膜穿刺口将光源插入眼睛，完成超声乳化手术。

眼内照明辅助下的经角膜照明法有利于清晰呈现眼内细节（图 2-7 至图 2-10）。伴有角膜混浊和 ECD 计数低的白内障，在手术中采取这些特殊措施有助于提高术后视力。

五、结论

许多因素都会影响术后视力，包括泪膜、角膜不规则改变或累及角膜结构中的任何一层的疾病等（表 2-1）。

视力和视觉表现与白内障手术效果密切相关。虽然现在仍然强调定量视力检查，但关于

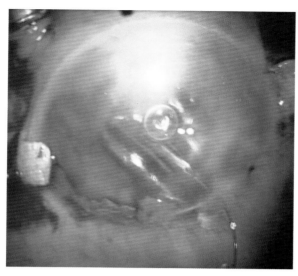

▲ 图 2-7　在人工晶状体植入过程中，采用经角膜的眼内照明器斜照法来提高术野清晰度

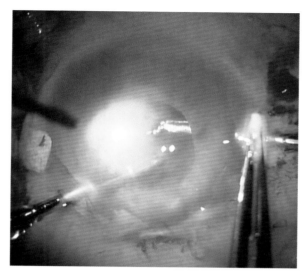

▲ 图 2-8　在凝胶辅助的巩膜层间 IOL 固定过程中，经角膜照明能够更加清楚看到 IOL 襻

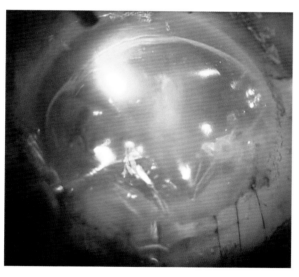

▲ 图 2-9　斜照法可帮助在角膜瘢痕的情况下完成后弹力层撕除

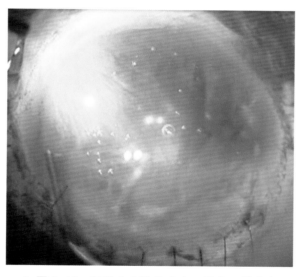

▲ 图 2-10　角膜内皮移植术中，提高了前房内供体植片的清晰度

定性视觉表现的新方法可为白内障术后欠佳疗效的研究提供帮助。

六、关键点

➢ 追踪：寻找提示眼部表面疾病（OSD）存在的线索。

➢ 预处理：治疗 OSD，重复角膜曲率测量直到得到稳定结果。

➢ 促进：通过了解 OSD 和手术对角膜的影响，促进切口愈合。

➢ 提供：尽可能稳定的光学界面和光学透明。

➢ 预防：减少术中视野受到角膜混浊和角膜营养不良的干扰。

表 2-1　泪膜和角膜异常

前节屈光因素	对视觉影响	对手术影响	手术策略
泪膜	高阶像差，视力波动，光散射，主诉：眩光，视疲劳	术野不清晰	术前及术后稳定泪膜，治疗浅层点状角膜炎
与慢性干眼相关的高渗透压	角膜测量异常散光轴向和大小误差（图 2-1）	• IOL 计算误差 • 散光轴向和大小误差	• 治疗任何可疑 OSD • 重复测量直到获得稳定结果
前基底膜营养不良（ABMD）	角膜地形图不规则；多种主观光学像差	角膜屈光力计算不准确	术前去除病变角膜上皮及基底膜
屈光术后	角膜地形图容易低估中央角膜变平坦的程度	白内障术后远视状态	• 改进的 IOL 测算公式 • 术中 ORA 测量
角膜不规则散光	• 高阶像差 • BCVA 变差	角膜屈光力	稳定变性疾病（如对圆锥角膜行角膜交联）
角膜混浊	光线通路干扰	术中术野不清晰	• 可能时提前治疗（如飞秒激光板层切除混浊层次） • Chandelier 后部照明法；斜向照明法
内皮疾病	晚期角膜水肿影响视力	术中角膜水肿	DSAEK 手术或 DMAEK 手术

BCVA. 最佳矫正视力；DMAEK. 后弹力层自动内皮移植术；DSAEK. 后弹力层剥除、自动内皮移植术；IOL. 人工晶状体；OSD. 眼表疾病

参考文献

[1] The TFOS Dry EyeWorkshop II. Ocul Surf. 2017(3):1–649
[2] Trattler WB, Majmudar PA, Donnenfeld ED, McDonald MB, Stonecipher KG, Goldberg DF. The Prospective Health Assessment of Cataract Patients' Ocular Surface (PHACO) study: the effect of dry eye. Clin Ophthalmol. 2017; 11:1423–1430
[3] Koh S. Mechanisms of visual disturbance in dry eye. Cornea. 2016; 35 suppl 1:S83–S88
[4] Epitropoulos AT, Matossian C, Berdy GJ, Malhotra RP, Potvin R. Effect of tear osmolarity on repeatability of keratometry for cataract surgery planning. J Cataract Refract Surg. 2015; 41(8):1672–1677
[5] Iaccheri B, Torroni G, Cagini C, et al. Corneal confocal scanning laser microscopy in patients with dry eye disease treated with topical cyclosporine. Eye (Lond). 2017; 31(5):788–794
[6] McDonnel P, Pflugfelder S, Schiffman R, et al. Progression of Ocular Findings (PROOF) study of the natural history of dry eye: study design and baseline patient characteristics. IOVS. 2013; 54:4338
[7] Habeeb SY, Varma DK, Ahmed II. Oblique illumination and trypan blue to enhance visualization through corneal scars in cataract surgery. Can J Ophthalmol. 2011; 46(6):555–556
[8] Farjo AA, Meyer RF, Farjo QA. Phacoemulsification in eyes with corneal opacification. J Cataract Refract Surg. 2003; 29(2):242–245
[9] Nishimura A, Kobayashi A, PhD, et al. Endoilluminationassisted cataract surgery in a patient with corneal opacity. J Cataract Refract Surg. 2003; 29(12):2277–2280

第3章　屈光术后的人工晶状体屈光度数计算：选择正确的计算方式

Postrefractive Intraocular Lens Power Calculation: Choosing the Right Nomogram

Aazim A. Siddiqui　Uday Devgan　著

董　喆　译

摘　要

自20世纪末屈光手术开展以来，越来越多的患者接受了屈光手术，通过提高视力来增加社会工作机会。这些患者随着年龄的增长出现了白内障，他们需要手术摘除混浊的晶状体并植入人工晶状体（IOL）。由于当初屈光手术的结果非常令人满意，这些患者对白内障手术后的效果也同样抱有很高的期望。为没有手术史的眼睛选择合适的人工晶状体已经是一项非常有挑战的任务，而既往的屈光手术史使得这一任务变得更为复杂。效果理想的屈光手术却给现在的IOL计算带来了困扰，使其不能达到理想效果。许多现代人工晶状体计算公式是在屈光手术普及之前设计的，这些计算公式对于正常生理性的眼睛具有较高的准确性。但对于经过近视或远视屈光手术后角膜曲率变平或变陡的眼睛却没有这么高的准确性。这些角膜的曲率改变会导致现代人工晶状体公式中的两个重要组成部分的数据不能准确获得，即角膜曲率和有效人工晶状体位置的测量从而导致了IOL计算不准确。因此，相关专家开发了许多不同的方法、公式和检查设备来解决这些问题。更为复杂的新方法和设备的应用，提高了计算和测量的精确性。将这些方法与临床判断结合起来进行仔细分析，对于获得满意的屈光效果非常重要。

关键词：白内障，白内障手术，白内障术后屈光，人工晶状体，人工晶状体计算，人工晶状体公式，准分子激光原位角膜磨镶术，准分子激光角膜切削术

一、概述

在美国，每年约有100万屈光不正患者选择接受角膜屈光手术来矫正视力[1]。随着年龄的增长，这些患者中越来越多的人会出现白内障，他们对白内障手术的效果抱有像对屈光手术一样的高期望。虽然设备和手术技术的发展使白内障手术质量有了显著提高。但是与屈光

手术效果相比，这些患者的白内障手术效果，相对不理想[2]。造成效果差异的一个主要原因是用于计算屈光手术后 IOL 的计算公式是不够准确的。有屈光手术史的白内障患者会越来越多，他们对手术效果的期望值也会越来越高，因此，准确计算屈光手术后的人工晶状体屈光度有非常重要的意义。

基于不同的手术操作、手术器械和解剖上的变化，有许多不同的屈光手术方式。在过去的几十年里，很多患者进行了准分子激光矫正近视的手术，如准分子激光角膜切削术（photorefractive keratectomy，PRK）和准分子激光原位角膜磨镶术（laser in situ keratomileusis，LASIK）。

20 世纪 90 年代末，随着矫正近视的 LASIK 手术的出现并被美国食品药品管理局（FDA）批准后，屈光手术眼的白内障 IOL 计算准确性变得更具有挑战性[3, 4]。矫正近视的屈光手术眼白内障术后可能会有不良的远视性屈光不正，相反矫正远视的 LASIK 手术后的患者在白内障手术后则可能会有近视性屈光不正。这些风险源自屈光手术导致的角膜表面变化，并影响了准确的人工晶状体计算。

屈光专家进行了各种方法和尝试，以尽量减少屈光手术眼的人工晶状体计算误差[5, 6, 7]。尽管这些患者的预后不断得到改善，但仍然缺乏一个单一的、完美的解决方案来解决这个问题，大量的公式、检查设备和潜在的解决方案可以说明这一点[8]。

二、偏差的来源

现代 IOL 计算公式经过多年的发展，在屈光度计算方面变得极其复杂也非常精确。这些理论和回归公式大多是在屈光手术开展之前就已经形成的。因此，这些公式适用于生理状态的角膜，但不适用于非生理状态的角膜，如被屈光手术改变的角膜。

第三代人工晶状体公式，如 Hoffer Q、Holladay Ⅰ 和 Sanders–Retzlaff–Kraff (SRK)/T，依赖于两个主要变量：眼轴长度和角膜曲率[6]。这两个变量是计算屈光度和评估术后晶状体位置［有效晶状体位置（estimated lens position，ELP）或前房深度（anterior chamber depth，ACD）］的关键因素，随着后续 IOL 公式的发展，更多的变量被引入了公式中，如 Holladay Ⅱ、Barrett、Haigis 等公式，以进一步改进人工晶状体屈光度数的计算。然而眼轴长度和角膜屈率仍然是现代人工晶状体计算公式中的两个主要变量。

现代 IOL 计算公式和检查是基于未经改变的角膜的光学和解剖结构形成的。但是经过角膜屈光手术后，这些假设结果就无效了。因此，当标准化的人工晶状体计算公式和检查设备用于屈光手术眼后，可能会在白内障手术后出现令人瞠目的屈光结果。

当手术医生在计算屈光手术眼的人工晶状体度数时，会遇到两个主要的偏差来源：①屈光手术后角膜曲率测量不精确[9, 10]；②第三代和第四代人工晶状体计算公式对术后 ELP 预测不准确[11]。

（一）角膜曲率偏差

角膜曲率是人工晶状体计算中最重要的两个变量之一[5]，也是屈光手术眼的 IOL 计算中最明显的偏差原因，这是由屈光手术引起角膜的变化所致。这些变化包括角膜表面的明显重塑，也包括手术引起的角膜屈光指数的改变[12, 13]。

由于角膜前表面受到的屈光操作，用于未经过手术的角膜测量方法，如标准手法角膜曲率测量、自动角膜曲率测量和角膜地形图检查，都不再适用于屈光手术后的角膜曲率测量[4, 14]。只有角膜前表面完整的情况下，才会有常规的角膜前、后表面的曲率关系。常规的角膜曲率计既不能反映角膜前表面的变化，也无法直接测量角膜后表面曲率。

1. 角膜前表面测量

传统的角膜曲率计测量的是距中心 2.5～3.2mm 环上的 4 个点的曲率。这些测量仪的工作原理是基于角膜是一个球形表面的假设。在未经历手术的角膜，这个假设是正确的，角膜的中心 2～3mm 区域近似球形。但在经过屈光手术后的眼，中央区域的角膜球面性会受到手术操作的影响（图 3-1）[15, 16]。传统的测量设备忽略了远视或近视矫正手术所造成的角膜中心区域陡峭或平坦的相应改变[10]。因此就不能准确地测量近视或远视屈光矫正手术后角膜前表面中央区域变平或变陡后的曲率[17]。

2. 角膜后表面曲率测量

标准的角膜曲率计或角膜地形图测量仪在进行角膜曲率（P）值测量时，是将测量所得的角膜前表面曲率半径（r）和有效折光指数（n）代入后得到以下公式。

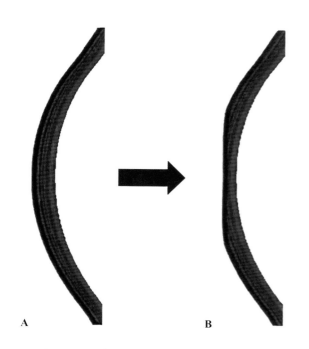

▲ 图 3-1　近视屈光手术引起的角膜前表面扁平
剖面图像显示生理性角膜的纵切面（A）和近视屈光手术导致的前表面变扁平的中央区域角膜（B）。重要的是要注意到角膜后表面未受影响

$$P=(n-1)/r$$

但是这些角膜曲率计或角膜地形图测量仪都不能直接测量角膜后表面的曲率半径，所以无法获得角膜后表面的屈光度。在未经手术的眼上，可以通过假设角膜后表面曲率半径较前面少 1.2mm 来完成计算[18]。根据 Gullstrand 的模型眼，修正后的折射率为 1.3375，而不是角膜本身的 1.3760[19]。但是屈光手术提供增加或减少角膜前表面曲率而改变了前后角膜表面的对应关系（图 3-1）。这种情况下，用于标准角膜曲率计算的屈光指数（1.3375）会导致角膜曲率值的测量偏差[12, 20, 21]。

（二）有效晶状体位置的偏差

ELP 是通过计算得到的预测值，指的是所植入的 IOL 光学中心到角膜前表面的距离。无法在术前通过测量获得。第三代和第四代 IOL 计算公式中 ELP 的计算不是很准确，从而进一步导致了屈光手术后眼睛的 IOL 度数的计算偏差[6]。新的 IOL 计算公式通过增加测量的变量数据来提供 ELP 的预测的准确性，如术后的屈光度、水平白-白距离、ACD、晶状体厚度，以及患者的年龄等[4]。

角膜前表面曲率半径（角膜屈光度）和 ELP 的关系最近。近视手术后，角膜变平坦。这种情况使用传统 IOL 计算公式会影响 ELP 的预测，其结果是预测的 IOL 位置会偏前。这个被高估的 ELP 数值导致了 IOL 计算度数偏低，从而引起植入后的屈光度数偏向远视[6]。相反，远视屈光手术后，角膜较术前变得陡峭。这种情况下，ELP 的数值位置会被低估，导致了植入 IOL 的屈光度数偏高，从而引起 IOL 植入后的近视漂移[12, 22]。

（三）手术专有偏差

在经过 LASIK 或 PRK 近视屈光矫正手术后的眼睛使用标准角膜曲率计进行角膜曲率计

算，所得数值会偏高[23]。被高估的角膜屈光度数会引起经计算的 IOL 的植入度数偏低，从而导致术后远视的发生。

相反，LASIK 或传导性角膜成形术 CK 远视矫正手术会引起角膜曲率数值被低估。因为角膜变陡峭后，标准的角膜曲率测量方法就不能准确测量新的变陡峭的角膜曲率[22]。被低估的角膜曲率使得计算得到的 IOL 度数偏高，从而引起术后的近视结果[11, 24, 25]。

与 LASIK 及 PRK 手术不同，放射性角膜切开手术影响的是角膜前后表面。可以相对好地维持角膜前后表面的关系[16]。但由于该手术引起的是角膜中央而非旁中央变平，所以更容易造成对角膜曲率测量时的高估[26, 27]。由于角膜前后表面曲率改变的多样性，放射状角膜切开屈光术后的患者在进行白内障手术后其屈光度更难预估[15]。

三、屈光术后眼的人工晶状体屈光度计算的解决方法

对于有屈光手术史的患者而言，有很多的方案可用来解决 IOL 计算中存在的问题（表 3-1）。

这些方法首先可以根据是否需要既往手术资料来安排，进一步可以根据是否需要进行角膜地形图测量来安排。

（一）历史数据方法

对于屈光手术后的眼睛，进行 IOL 计算的金标准是要依赖于屈光手术前的生物学数据及屈光数据。这些数据包括进行屈光手术前的角膜屈光度数（K_{pre}），显然屈光度（MR），以及显然屈光度数中由手术引起的屈光改变（RC）。但是，首先要保证这些数据的准确性，应该是通过校准过的检查设备获得的。如果数据不准确，就会导致 IOL 度数计算时的实质性差异。

1. 使用既往资料但不需要进行角膜地形图检查的方法

如果有患者屈光手术前的资料信息，该类特定的方法可以让医生无须进行角膜地形图测量就完成屈光手术眼的 IOL 度数计算。

(1) 临床历史法："临床历史法"最初由 Jack Holladay 于 1989 年提出，是最早解决屈光手术后眼睛的人工晶状体计算难题的方法之

表 3-1　屈光手术后眼 IOL 的计算方法

历史数据算法		不使用既往资料的方法	
无角膜地形图结果	有角膜地形图结果	无角膜地形图结果	有角膜地形图结果
临床历史法	修正有效曲率方法	接触镜法	Maloney 法
Feiz-Mannis 法	修正 Atlas 9000（4mm zone）法	Shammas 法	BESSt 公式
角膜旁路方法	修正 Atlas Ring Values 法	Haigis-L 公式	采用角膜后表面曲率测量设备
Aramberri 双 K 法	修正角膜中央平均曲率法	术中屈光法	
Masket 法		Galilei 总角膜曲率法	
修正的 Masket 法		Potvin-Hill Pentacam 法	
		Wang-Koch-Maloney 法	
		基于 OCT 的方法	

OCT. 光学相干断层成像；IOL. 人工晶状体

一[18]，多年来一直是"黄金标准"[12]。它基于一个简单的假说，即屈光手术后眼屈光的变化完全是由于屈光手术引起的角膜变平所致。

对一个特定的患者来说，如果术前的角膜曲率是可知的，那么就可以评估屈光手术后的角膜曲率。即通过一个简单的减法，将手术引起的屈光改变从术前的角膜曲率中去除。在大部分病例，这是一个合理的方法，术后的结果也比较准确。但是必须要考到一些影响因素，后者对于该方法准确性和合理性有重要作用[12, 28]。

• 术前的数据不是都有的，对于缺乏术前数据的，不可以使用该方法。

• 术后的屈光情况不一定稳定或可靠。

• 随着白内障的进展，眼的屈光会有近视改变。

(2) Feiz–Mannis 法：Feiz–Mannis 法[24, 26]在使用 LASIK 术前的角膜曲率及白内障术前的眼轴进行 IOL 计算的过程中，增加了由 LASIK 手术引起的矫正因素。计算时，眼睛被当作没有做过屈光手术一样对待。列线图解也适用于仅仅知道屈光手术引起的屈光变化，但不知道屈光手术前的角膜曲率的眼睛[12, 25]。

(3) 角膜旁路方法：该方法由 Ladas 等[29]提出，以屈光手术前的角膜曲率和屈光手术中屈光矫正作为正视的目标，采用选定的公式[30]。

(4) Aramberri 双 K 法：Aramberri 描述了通过修正 SRK/T 公式的双 K 法[5]，即将屈光手术前的角膜曲率 43.00D 用于 ELP 的计算，将屈光手术后的角膜屈光度用于聚散度公式。该方法较临床历史法更为准确。Ladas 等描述了角膜旁路法，并将其推广到其他的第三代公式中[29]。Aramberri 的双 K 法提供了一个分布表，可以将屈光手术前的角膜屈光度代入 SRK/T 公式进行 ELP 的计算[5, 12]。

(5) Masket 法：Masket 法[31]基于一个简单的回归公式，该公式使用了通过 IOL Master

（Zeiss，Oberkochen，德国）测得的角膜曲率值。该方法是基于 30 只进行近视或远视屈光手术的眼的数据。将远视或近视手术后的屈光改变应用在 SRK/T 公式中对 IOL 计算进行以下修正。

$$IOL\ 度数调整 = (RC \times 0.326) + 0.101$$

其中，RC 是屈光手术在角膜平面引起的屈光改变。

(6) 修正的 Masket 法：其他人进一步修正了 Masket 方法，如下所示[32]。

$$IOL\ 度数调整 = (RC \times 0.4385) + 0.0295$$

该修正方法除了近视手术外，也可以适用于远视矫正手术后。

2. 使用既往资料且需要进行角膜地形图检查的方法

还有一些计算屈光手术后眼的 IOL 度数，既需要术前资料，也需要角膜地形图的结果。这些方法通过一些修正因子来进行 ELP 计算，通过角膜地形图来获得屈光手术后的准确的角膜屈光度数（K_{post}）。这些方法都是为了协调前后角膜表面的新的曲率比例关系。

(1) 修正有效曲率方法：该方法是对角膜分析系统 Holladay 诊断总结的有效屈光力（effective refractive power，EffRP）的修正（EyeSys Vision Inc.，Houston，TX）。EffRP 是指角膜中央 3mm 直径范围的平均屈光度数。在屈光手术引起角膜平面的屈光改变中，相应的每 1D 的屈光改变减去 0.15D，即可获得修正后的屈光度[33, 34]。

$$近视矫正术后\ K\ 值 = EffRP - (RC \times 0.15) - 0.05$$
$$远视矫正术后\ K\ 值 = EffRP - (RC \times 0.162) - 0.279$$

Wang 等[16, 35]介绍了一种计算方法，即将角膜地形图的测量结果与双 K 法相结合[5]。该作者的后续报道中介绍了更多角膜地形图和修正校正因子的内容[12]。

(2) 修正 Atlas 9000（4mm zone）法：该方法是基于屈光手术引起的角膜平面屈光改变 RC，通过 Humphrey Atlas 9000 地形图测量仪

（Zeiss）对 4mm 区域的角膜曲率进行以下修正。

近视矫正术后 K 值 =Atlas 9000 (4mm zone) 的
角膜曲率 –（RC×0.162）– 0.279

(3) 修正 Atlas Ring Values 法：该方法是基于屈光手术引起的角膜平面屈光改变 RC，通过 Humphrey Atlas 9000 或 992–995 系列地形图测量仪（Zeiss）对中心、1mm、2mm、3mm 区域的角膜曲率进行以下修正。

近视矫正术后 K 值 = Atlas Ring Values –
（RC×0.2）

远视矫正术后 K 值 = Atlas Ring Values –
（RC×0.19）– 0.396

(4) 修正角膜中央平均曲率法：该方法是对中央 3mm 被 Placido 环覆盖的、可以用 Tomey 地形图模式系统（Tomey USA，Phoenix，AZ）或用 OPDScan Ⅲ（Nidek Co.，Ltd.，Maehama，Japan）测得的瞳功区角膜平均曲率（APP）进行修正。该修正方法是基于屈光手术引起的角膜平面的 RC。

近视矫正术后 K 值 = ACCP 或 APP–（RC×0.16）

（二）不使用既往资料的方法

有些方法适用于屈光手术前的生物学数据及屈光数据无法获得的屈光手术眼。这些方法通过修正屈光手术后的角膜曲率值（K_{post}）来评估屈光手术前的角膜曲率值（K_{pre}）。

1. 无须既往资料和角膜地形图的方法

当一个患者屈光手术前的资料无法获得时候，就需要选择无须角膜地形图测量就可以进行屈光术后眼 IOL 度数计算的方法。

(1) 接触镜法：角膜接触镜过度折射（over-refraction，OR）是一种传统的方法，在实践中很少使用。在预先给定的患者不能使用预折射角膜曲率数据的情况下，可以使用这种方法[18,36]。给患者配戴一副已知度数和基数的角膜接触镜。从过度折射接触镜中减去所得到的明显屈光度，然后将其加入硬性角膜接触镜的基本曲线（base

curve，BC）和接触镜度数（contact lens power，CLP）中，以得到屈光手术后角膜屈光力[4, 12, 37]。

$$K_{post} = BC + CLP + (OR - MR)$$

该方法的缺点包括由于存在白内障而引起的显然验光度数（MR）不准确，及最佳矫正视力下降（患者必须要有不低于 20/80 的视力进行评估）[21]。

(2) Shammas 法：Shammas 等描述了一种基于回归的方法来修正测量的屈光术后的角膜曲率（K_{post}），通过一个调整后的屈光术后角膜曲率（K_c）来评估屈光手术前的角膜曲率[38, 39]：

$$K_c = (K_{post} \times 1.14) - 6.8$$

(3) Haigis–L 公式：Wolfgang Haigis 提出了一种基于 40 只眼作为研究资料的修正公式，这种公式不需要患者的既往数据。这是一种基于临床病史的回归方法，通过 IOL master 测得的数据进行角膜曲率的修正。此外，还可以通过调整角膜曲率来达到低度数近视。根据这些修正因子，可以通过实测曲率半径（$r_{measured}$）计算出调整后的曲率半径（$r_{adjusted}$）。修正后的角膜曲率半径可以作为变量用于第四代 Haigis IOL 公式中[40]。

$$r_{adjusted} = 331.5/(-5.1625 \times r_{measured} + 82.2603 - 0.35)$$

(4) 术中屈光法：有些方法并不完全使用人工晶状体公式来计算屈光手术后眼的人工晶状体度数。一种方法是使用术中像差仪或便携式自动曲率计进行无晶状体情况下的屈光测量。该方法有助于确定白内障手术中正视状态的人工晶状体度数。测量是在白内障摘除后和人工晶状体植入前完成。无晶状体情况下的屈光测量可在白内障摘除后患者仍在手术室时立即进行，也可以在晶状体摘除后 30min，患者在检查室进行[41]。在获得读数后，通过 Mackool 等公式，使用透镜 A 常数（A）来修正无晶状体状态下的屈光状态（aphakic refraction，AR），从而得到 IOL 度数[12, 42]。

$$IOL 度数 = (AR \times 1.75) + A - 118.4$$

（5）Galilei 总角膜曲率法：该方法由 Wang 和 Koch 定义，是通过对 Galilei 角膜地形图测量仪（Ziemer Ophthalmic Systems，Port，Switzerland）在中心 4mm 范围的角膜上获得的平均总角膜曲率（total corneal power，TCP）进行修正，并根据斯涅尔定律通过光线追踪角膜前后表面来进行计算。

$$K_{post} = TCP \times 1.0887 - 1.8348$$

（6）Potvin-Hill Pentacam 法：该方法是对通过 PentacamScheimpflug（Oculus Inc.，Wetzlar，Germany）测量得到的角膜中心 4mm 区域的确切曲率（true net power，TNP）进行修正[43]。

ACD 未知情况下的 $K_{post} = 12.08 + 0.9 \times TNP - 0.282 \times$ 眼轴长度

ACD 已知情况下的 $K_{post} = 11.19 + 0.951 \times TNP - 0.247 \times$ 眼轴长度 $- 0.588 \times$ 前房深度

（7）Wang-Koch-Maloney 法：该方法通过将 Humphrey Atlas 角膜地形图测得的 0mm、1mm、2mm 和 3mm 区域的平均角膜曲率转换为前角膜曲率来计算角膜后表面曲率。

$$K_{post} = (0 \sim 3mm \text{ 范围的平均角膜曲}$$
$$率 \times 0.114) - 5.59$$

（8）基于 OCT 的方法：该方法需要通过 RTVue 或 RTVue-XR（Optovue Inc.，Fremont，CA）设备来获取角膜净曲率、角膜后表面曲率和角膜中央厚度。此外还需要眼轴长度和 IOL Master 检查所得到的前房深度。这些参数被用于由 Huang 等提出的基于 OCT 的 IOL 计算公式[45]。

2. 需要角膜地形图但无须既往资料的方法

如果患者的术前眼部信息不可得，可以选择使用某些方法，仅通过角膜地形图测量数据来计算屈光术后眼的人工晶状体的度数。这些方法通过测量得到的屈光术后的角膜曲率（K_{post}）推算出修正的屈光术后的角膜曲率（K_c）。

（1）Maloney 法：Maloney 法包括通过以下公式根据角膜地形图测得数据进行角膜中央曲率的修正[46]。

$$K_c = (K_{post}/1.114) - 4.90D$$

Wang 等通过减去比 Maloney 提出的 4.90D 的屈光度更大的值来进一步修正该矫正方法[46]。

$$K_c = (K_{post}/1.114) - 6.10D$$

（2）BESSt（Gaussian）公式：Borasio Edmondo Smith and Stevens（BESSt）公式是由 Borasio 等[44]提出的，基于高斯光学原理，通过 Pentacam 测得的角膜前、后表面曲率来推算屈光术后的角膜曲率。

$$F_{tot} = F_{ant} + F_{post} - (d/n) \times (F_{ant} \times F_{post})$$

其中，d 为角膜厚度（μm），n 为角膜折屈光指数，F_{tot}、F_{ant}、F_{post} 分别为角膜总屈光率、角膜前、后表面屈光率（D）。

（3）角膜后表面曲率测量：大多数标准化的角膜地形图只测量角膜前表面曲率，然后间接计算出角膜后表面曲率。但是现在也有很多设备可以进行屈光手术后眼球的角膜后表面曲率的直接测量。一些扫描裂隙型角膜地形图测量仪，它可以同时测量角膜前、后表面的曲率。如 Orbscan Ⅱ（Bausch & Lomb，Rochester，NY），就是通过测量角膜中央区域曲率和角膜后表面曲率来确定角膜真实的曲率值。我们可以根据患者所接受的手术类型，来根据文献中的建议选择更理想的测量所需的直径范围。例如，对于接受过 LASIK 手术和放射状角膜切开术的眼睛来说，测量的最佳直径范围分别为 4.50mm 和 5.00mm[47]。Oculus Pentacam 是一个具有旋转的 Scheimpflug 摄像头的眼前段成像设备，也是一个可以同时测量角膜前、后表面曲率的设备[12,44]。Galilei Dual Scheimpflug 分析系统（Ziemer 眼科系统）是另一种角膜地形图测量仪，设备通过将双通道 Scheimpflug 摄像机和集成的 Placido 盘结合使用来完成同时测量角膜前、后表面曲率和角膜厚度[48]。

四、结论

为了使屈光手术后的白内障手术眼得到一个最佳的人工晶状体计算方法，每一个特殊的病例都会有多种解决方案。对于屈光手术后的眼，当考虑到一些重要的参数时，常规标准的人工晶状体计算公式和测量方法是不够的。没有一个单一的、完美的解决方案可以适用于所有情况。

目前缺乏大规模的临床研究来提供关于特定眼球的理想解决方法。基于患者稳定可靠的屈光数据和生物数据的可利用性，我们可以使用临床病史方法或"无既往资料"数据回归方法，如 Shammas 和 Haigis-L 法。在缺乏屈光手术前的数据的情况下，手术医生也可以根据标准化的角膜曲率计和角膜地形图测量仪测得的屈光术后的修正角膜曲率值来进行方法选择。一般情况下，手术医生可以使用多种方法，并根据近视矫正术后或远视矫正术后相应选择最平坦或最陡的角测量值。

角膜地形图测量仪也在不断发展，这些设备能够提供屈光手术后角膜前、后曲率的精确测量。这些设备会有助于克服目前计算方法中存在的许多不足之处。目前还需要更多的研究来对最新的设备及其测量方法进行深入的评估。

新一代的 IOL 公式将使用更为复杂的、与人工智能相结合数学计算公式。这些计算方案可以进一步提高计算精度，并且简化计算过程。

如何选择最合适的方法来进行人工晶状体度数计算仍然是一个挑战。使用适当的方法、公式、设备和临床决策是提高屈光术后眼白内障手术结果准确性的一个途径。

五、关键点

➤ 越来越多有屈光手术病史的患者将接受白内障手术。

➤ IOL 计算是屈光术后眼的白内障术后视力不佳的主要原因之一。

➤ 由于屈光手术造成的眼部改变，标准的人工晶状体公式和生物测量设备无法准确地进行测量计算。

➤ 该领域的专家们已经提出了大量不同的公式和解决方案，以提高屈光术后眼的晶状体计算的准确性。

➤ 手术医生必须结合现有的患者数据和角膜地形图测量结果，通过临床判断来选择最合适的人工晶状体度数计算方法。

➤ 新一代的人工晶状体计算公式和更先进的角膜地形图测量仪，会有助于提高屈光手术后眼人工晶状体计算的准确性。

参考文献

[1] Helzner J. Can you revive your refractive surgery practice? Ophthalmol Manag. September 2010. https://www.ophthalmologymanagement.com/issues/2010/september-2010/canyou-revive-your-refractive-surgery-practice

[2] McCarthy M, Gavanski GM, Paton KE, Holland SP. Intraocular lens power calculations after myopic laser refractive surgery: a comparison of methods in 173 eyes. Ophthalmology. 2011; 118(5):940–944

[3] Seitz B, Langenbucher A, Nguyen NX, Kus MM, Küchle M. Underestimation of intraocular lens power for cataract surgery after myopic photorefractive keratectomy. Ophthalmology. 1999; 106(4):693–702

[4] Hamilton DR, Hardten DR. Cataract surgery in patients with prior refractive surgery. Curr Opin Ophthalmol. 2003; 14(1):44–53

[5] Aramberri J. Intraocular lens power calculation after corneal refractive surgery: double-K method. J Cataract Refract Surg. 2003; 29(11):2063–2068

[6] Koch DD, Wang L. Calculating IOL power in eyes that have had refractive surgery. J Cataract Refract Surg. 2003; 29(11):2039–2042

[7] Abdelghany AA, Alio JL. Surgical options for correction of refractive error following cataract surgery. Eye Vis (Lond). 2014; 1:2

[8] Skiadaresi E, McAlinden C, Pesudovs K, Polizzi S, Khadka J, Ravalico G. Subjective quality of vision before and after cataract surgery. Arch Ophthalmol. 2012; 130(11):1377–1382

[9] Koch DD, Liu JF, Hyde LL, Rock RL, Emery JM. Refractive complications of cataract surgery after radial keratotomy. Am J Ophthalmol. 1989; 108(6):676–682

[10] Seitz B, Langenbucher A. Intraocular lens power calculation in eyes after corneal refractive surgery. J Refract Surg. 2000;

16(3):349–361

[11] Wang L, Jackson DW, Koch DD. Methods of estimating corneal refractive power after hyperopic laser in situ keratomileusis. J Cataract Refract Surg. 2002; 28(6):954–961

[12] Kalyani SD, Kim A, Ladas JG. Intraocular lens power calculation after corneal refractive surgery. Curr Opin Ophthalmol. 2008; 19(4):357–362

[13] Patel S, Alió JL, Pérez-Santonja JJ. Refractive index change in bovine and human corneal stroma before and after lasik: a study of untreated and re-treated corneas implicating stromal hydration. Invest Ophthalmol Vis Sci. 2004; 45(10):3523–3530

[14] Holladay JT. Measurements. In: Yanoff M, Duker JS, eds. Ophthalmology. 2nd ed. St Louis, MO: Mosby; 2004:287–292

[15] Jonna G, Channa P. Updated practical intraocular lens power calculation after refractive surgery. Curr Opin Ophthalmol. 2013; 24(4):275–280

[16] Wang L. Intraocular lens power calculations in eyes with prior corneal refractive surgery. J Clin Exp Ophthalmol. 2012;3(8)

[17] Arrowsmith PN, Marks RG. Visual, refractive, and keratometric results of radial keratotomy. Five-year follow-up. Arch Ophthalmol. 1989; 107(4):506–511

[18] Holladay JT. Cataract surgery in patients with previous keratorefractive surgery (RK, PRK, and LASIK). Ophthalmol Pract. 1997; 15(6):238–244

[19] Olsen T. On the calculation of power from curvature of the cornea. Br J Ophthalmol. 1986; 70(2):152–154

[20] Norrby S. Pentacam keratometry and IOL power calculation. J Cataract Refract Surg. 2008; 34(1):3–, author reply 4

[21] Haigis W. Corneal power after refractive surgery for myopia: contact lens method. J Cataract Refract Surg. 2003; 29(7):1397–1411

[22] Chokshi AR, Latkany RA, Speaker MG, Yu G. Intraocular lens calculations after hyperopic refractive surgery. Ophthalmology. 2007; 114(11):2044–2049

[23] Koch DD. Cataract surgery following refractive surgery. Am Acad Ophthalmol Focal Points. 2001; 19:1–7

[24] Feiz V, Mannis MJ, Garcia-Ferrer F, et al. Intraocular lens power calculation after laser in situ keratomileusis for myopia and hyperopia: a standardized approach. Cornea. 2001; 20(8):792–797

[25] Feiz V, Moshirfar M, Mannis MJ, et al. Nomogram-based intraocular lens power adjustment after myopic photorefractive keratectomy and LASIK: a new approach. Ophthalmology. 2005; 112(8):1381–1387

[26] Feiz V, Mannis MJ. Intraocular lens power calculation after corneal refractive surgery. Curr Opin Ophthalmol. 2004; 15(4):342–349

[27] Hanna KD, Jouve FE, Waring GO, III. Preliminary computer simulation of the effects of radial keratotomy. Arch Ophthalmol. 1989; 107(6):911–918

[28] Latkany RA, Chokshi AR, Speaker MG, Abramson J, Soloway BD, Yu G. Intraocular lens calculations after refractive surgery. J Cataract Refract Surg. 2005; 31(3):562–570

[29] Ladas JG, Stark WJ. Calculating IOL power after refractive surgery. J Cataract Refract Surg. 2004; 30(12):2458–, author reply 2458–2459

[30] Walter KA, Gagnon MR, Hoopes PC, Jr, Dickinson PJ. Accurate intraocular lens power calculation after myopic laser in situ keratomileusis, bypassing corneal power. J Cataract Refract Surg. 2006; 32(3):425–429

[31] Masket S, Masket SE. Simple regression formula for intraocular lens power adjustment in eyes requiring cataract surgery after excimer laser photoablation. J Cataract Refract Surg. 2006; 32(3):430–434

[32] Hill WE. IOL power calculations following keratorefractive surgery. Presentation at: Cornea Day of the Annual Meeting of the American Society of Cataract and Refractive Surgery; San Francisco, CA, March 17, 2006

[33] Holladay JT. Corneal topography using the Holladay diagnostic summary. J Cataract Refract Surg. 1997; 23(2):209–221

[34] Hamed AM, Wang L, Misra M, Koch DD. A comparative analysis of five methods of determining corneal refractive power in eyes that have undergone myopic laser in situ keratomileusis. Ophthalmology. 2002; 109(4):651–658

[35] Wang L, Booth MA, Koch DD. Comparison of intraocular lens power calculation methods in eyes that have undergone laser-assisted in-situ keratomileusis. Trans Am Ophthalmol Soc. 2004; 102:189–196, discussion 196–197

[36] Zeh WG, Koch DD. Comparison of contact lens overrefraction and standard keratometry for measuring corneal curvature in eyes with lenticular opacity. J Cataract Refract Surg. 1999;25(7):898–903

[37] Argento C, Cosentino MJ, Badoza D. Intraocular lens power calculation after refractive surgery. J Cataract Refract Surg. 2003; 29(7):1346–1351

[38] Shammas HJ, Shammas MC. No-history method of intraocular lens power calculation for cataract surgery after myopic laser in situ keratomileusis. J Cataract Refract Surg. 2007; 33(1):31–36

[39] Shammas HJ, Shammas MC, Garabet A, Kim JH, Shammas A, LaBree L. Correcting the corneal power measurements for intraocular lens power calculations after myopic laser in situ keratomileusis. Am J Ophthalmol. 2003; 136(3):426–432

[40] Haigis W. Intraocular lens calculation after refractive surgery for myopia: Haigis-L formula. J Cataract Refract Surg. 2008; 34(10):1658–1663

[41] Ianchulev T, Salz J, Hoffer K, Albini T, Hsu H, Labree L. Intraoperative optical refractive biometry for intraocular lens power estimation without axial length and keratometry measurements. J Cataract Refract Surg. 2005; 31(8):1530–1536

[42] Mackool RJ, Ko W, Mackool R. Intraocular lens power calculation after laser in situ keratomileusis: aphakic refraction technique. J Cataract Refract Surg. 2006; 32(3):435–437

[43] Potvin R, Hill W. New algorithm for intraocular lens power calculations after myopic laser in situ keratomileusis based on rotating Scheimpflug camera data. J Cataract Refract Surg. 2015; 41(2):339–347

[44] Borasio E, Stevens J, Smith GT. Estimation of true corneal power after keratorefractive surgery in eyes requiring cataract surgery: BESSt formula. J Cataract Refract Surg. 2006; 32(12):2004–2014

[45] Huang D, Tang M, Wang L, et al. Optical coherence tomography-based corneal power measurement and intraocular lens power calculation following laser vision correction (an American Ophthalmological Society thesis). Trans Am Ophthalmol Soc. 2013; 111:34–68

[46] Wang L, Booth MA, Koch DD. Comparison of intraocular lens power calculation methods in eyes that have undergone LASIK. Ophthalmology. 2004; 111(10):1825–1831

[47] Qazi MA, Cua IY, Roberts CJ, Pepose JS. Determining corneal power using Orbscan II videokeratography for intraocular lens calculation after excimer laser surgery for myopia. J Cataract Refract Surg. 2007; 33(1):21–30

[48] Wang L, Mahmoud AM, Anderson BL, Koch DD, Roberts CJ. Total corneal power estimation: ray tracing method versus gaussian optics formula. Invest Ophthalmol Vis Sci. 2011; 52(3):1716–1722

第4章 残留的屈光不正

Residual Refractive Error

Lisa Y. Chen　Edward E. Manche　著

董　喆　译

摘　要

本章讨论白内障手术后残留屈光不正的原因，并介绍了现代眼科医生用来处理和矫正计划外的人工晶状体眼屈光不正的手术策略。

关键词：残留的屈光不正，LASIK，PRK，准确的角膜曲率，IOL 置换，背驮式 IOL，环曲面 IOL，可调控屈光度 IOL

一、残留的屈光不正

随着时间的推移，为进一步改进白内障手术技术和技巧而进行的持续性的研究工作显著优化了屈光术后眼的白内障术后效果。但是，即使是最有经验和技术最好的手术医生，术后仍然会有一部分患者可能会存在残留的屈光不正，影响视力的恢复[1]。所幸的是，目前有许多方法可用来处理残留的屈光不正，使用恰当的话，每一种方法都有较好的效果。

二、引起白内障术后残留屈光不正的原因

在进行任何处理之前，手术医生应该首先确定产生残留屈光不正的原因，这对于选择最合适的处理方法至关重要。人工晶状体眼的屈光不正产生原因包括术前、术中和（或）术后原因。术前原因包括生物测量误差导致所测的眼轴长度或角膜曲率偏差，从而影响人工晶状体（IOL）度数的计算[2]。同样，如果不能识别角膜病理性改变，或未能了解既往的角膜屈光手术病史，将导致角膜地形图和角膜曲率的测量偏差。术中的原因包括人工晶状体植入位置不正确、矫正散光的 IOL 的轴位发生偏差，以及更常见的 IOL 度数选择偏差。术后原因包括由于术后愈合过程中囊袋纤维化导致的 IOL 最终位置的偏离。

三、白内障术后残留屈光不正的处理

一旦确定发生术后屈光不正的原因，就可以根据具体患者的需要定制个性化的治疗方案。最初，应尝试保守的措施，如使用框架眼镜或角膜接触镜。对于那些不能或不愿接受这种保守方法的患者，则考虑手术矫正。矫正残留的

屈光不正的手术方法可分为两大类，即基于角膜性的方法和基于晶状体的方法。

（一）基于角膜的方法：角膜屈光性手术

矫正人工晶状体眼屈光不正的角膜性矫正方法包括 LASIK 和 PRK 手术。这两种方法已被广泛用于矫正各种屈光不正，研究显示具有良好的安全性、有效性和可预测性[3]。这类屈光手术不仅避免了再次内眼手术及其带来的相关风险，而且与人工晶状体置换或背驮式人工晶状体技术相比，有更好的准确性。具体来说，LASIK 术后有更好的可预测性，与基于晶状体的手术相比，93% 的手术眼术后等效球镜（SE）屈光不正在 ±0.50 度范围内[4]。此外，LASIK 手术更适合以前接受过 Nd：YAG 激光后囊膜切开术的眼睛，因为在这些眼中进行 IOL 置换的操作难度更大，术中出现并发症的风险也更大[5]。当然，屈光手术也有其缺点，对于矫正较大的球镜屈光不正的能力有限。此外，接受白内障手术的老年患者可能更容易在角膜屈光手术后出现泪膜异常。

弓形角膜切除术

对于那些屈光不正主要由柱镜偏差造成的病例，可以采用手工或飞秒技术进行弧形角膜切开术，以纠正这种残留的角膜散光。最新的一项研究发现，飞秒激光辅助的弧形角膜切开术在矫正散光方面与植入环曲面人工晶状体一样有效[6]。

（二）基于晶状体的方法：人工晶状体置换

人工晶状体植入术中植入的 IOL 度数不正确，或者发生了 IOL 偏位、脱位，是目前报道的白内障术后人工晶状体置换术最常见的两种适应证[7]。但是，随着多焦点人工晶状体使用越来越普及，患者对诸如眩光和光晕等高阶像差引起的不满，也导致了这部分患者需要进行

人工晶状体置换，并且其所占比例越来越高。尽管如此，考虑到再次进行内眼手术的相关风险，最好将人工晶状体置换术用于那些残留较大屈光不正的患者，或那些因严重角膜疾病而不能接受角膜屈光手术的患者。在所有病例中，人工晶状体置换最好在初次手术后不久进行，此时原白内障手术切口可以重新分开，并且尚未形成囊膜与人工晶状体的粘连。

1. 背驮式人工晶状体植入

背驮式人工晶状体植入技术不仅可以矫正高度屈光不正，还有其他优势，如提高了手术操作的便捷性、人工晶状体度数计算相对简单性，以及操作的可逆性等。此外，最近的研究表明，背驮式人工晶状体比 IOL 置换更有效、更准确，与后者相比，术后裸眼视力达到 20/20 的比例或更高（33% vs. 18%），残留 SE 值为 ±0.50 屈光度的比例也更高（92% vs. 82%）[8]。但是这种方法也有潜在风险，包括术后出现发生在两枚人工晶状体之间的混浊、瞳孔阻滞、色素播散或继发性青光眼等。

2. 环曲面人工晶状体旋转

由于术前测量偏差、轴位偏差、人工晶状体旋转或手术引起的散光等原因，环曲面人工晶状体植入后可能会发生屈光不正。在发生轴位偏差或人工晶状体旋转后，手术医生应及时诊断，以便术后及时调整人工晶状体的位置。另外，需要知道的是，即使没有发生轴位偏差，但角膜地形图却因为 Salzmann 结节变性或翼状胬肉而发生改变的情况下，环曲面 IOL 的旋转在一定程度上也是矫正残留屈光不正的有效方法[9]。

3. 可调控屈光度人工晶状体

另一种新兴的基于晶状体的技术是可调控屈光度人工晶状体，它使无创性矫正术后屈光不正得方法成为可能。使用该技术，可根据每位患者术后的个人要求，使用紫外线滴定法确定人工晶状体的屈光度，矫正屈光度误差不超

过 2.0D（图 4-1）。虽然这项技术在美国还没有商业化，但初步国际研究的结果是相当有希望的，显示出很好的视觉效果[10]。

四、结论

在技术进步的同时，白内障患者对手术后视力的期望值也在不断提高。因此，眼科医生必须准备好如何处理意外出现的术后屈光不正。明确残留屈光不正的发生原因、掌握手术矫正的方法应该是每一个现代白内障手术医生所需的基本技能。

五、关键点

➢ 首先，确定发生屈光不正的原因是至关重要的，这样才能选择最合适的治疗方法。

➢ 角膜性屈光手术（LASIK 或 PRK）避免了内眼手术的相关风险，比基于晶状体的手术更有效，有更好的屈光可预测性。

➢ 由于背驮式人工晶状体易于植入，且精度更高，因此较人工晶状体置换更有优势。但因为存在与内眼手术相关的重大风险，这两种手术方式都应该应用于存在较大屈光偏差的患者，或不适合进行角膜屈光手术矫正的患者。

➢ 弧形角膜切开术和环曲面人工晶状体旋转术是矫正残留角膜散光的有效方法。

➢ 可调控屈光度人工晶状体是一项新兴技术，它可以为矫正残留屈光不正提供一种创新的方法。

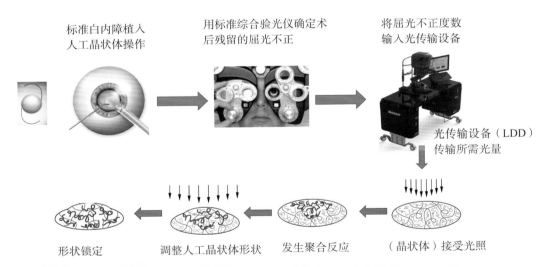

标准白内障植入人工晶状体操作　用标准综合验光仪确定术后残留的屈光不正　将屈光不正度数输入光传输设备

光传输设备（LDD）传输所需光量

形状锁定　调整人工晶状体形状　发生聚合反应　（晶状体）接受光照

▲ 图 4-1　图中显示可调控屈光度人工晶状体技术实施流程及作用机制
（图片经 RxSight，Aliso Viejo，CA 许可，重新绘制）

参考文献

[1] Behndig A, Montan P, Stenevi U, Kugelberg M, Zetterström C, Lundström M. Aiming for emmetropia after cataract surgery: Swedish National Cataract Register study. J Cataract Refract Surg. 2012; 38(7):1181–1186

[2] Norrby S. Sources of error in intraocular lens power calculation. J Cataract Refract Surg. 2008; 34(3):368–376

[3] Schallhorn SC, Farjo AA, Huang D, et al. American Academy of Ophthalmology. Wavefront-guided LASIK for the correction of primary myopia and astigmatism a report by the American Academy of Ophthalmology. Ophthalmology. 2008; 115(7):1249–1261

[4] Fernández-Buenaga R, Alió JL, Pérez Ardoy AL, Quesada AL, Pinilla-Cortés L, Barraquer RI. Resolving refractive error after cataract surgery: IOL exchange, piggyback lens, or LASIK. J Refract Surg. 2013; 29(10):676–683

[5] Jin GJ, Merkley KH, Crandall AS, Jones YJ. Laser in situ keratomileusis versus lens-based surgery for correcting residual refractive error after cataract surgery. J Cataract

Refract Surg. 2008; 34(4):562–569

[6] Yoo A, Yun S, Kim JY, Kim MJ, Tchah H. Femtosecond laser-assisted arcuate keratotomy versus toric IOL implantation for correcting astigmatism. J Refract Surg. 2015; 31(9):574–578

[7] Jones JJ, Jones YJ, Jin GJ. Indications and outcomes of intraocular lens exchange during a recent 5-year period. Am J Ophthalmol. 2014; 157(1):154–162.e1

[8] El Awady HE, Ghanem AA. Secondary piggyback implantation versus IOL exchange for symptomatic pseudophakic residual ametropia. Graefes Arch Clin Exp Ophthalmol. 2013; 251(7):1861–1866

[9] Lockwood JC, Randleman JB. Toric intraocular lens rotation to optimize refractive outcome despite appropriate intraoperative positioning. J Cataract Refract Surg. 2015; 41(4):878–883

[10] Villegas EA, Alcon E, Rubio E, Marín JM, Artal P. Refractive accuracy with light-adjustable intraocular lenses. J Cataract Refract Surg. 2014; 40(7):1075–84.e2

第 4 章

残留的屈光不正

第5章 角膜后表面散光的基础与临床应用

Posterior Corneal Astigmatism: Basics and Clinical Implications

Fernando Antonio Faria-Correia　José Carlos Ferreira Mendes　Renato Ambrósio Jr.　著

王子扬　译

摘　要

　　一直以来，角膜屈光度的计算是基于角膜前表面的测量值，使用固定的后 – 前角膜曲率比。由于散光的重要性，且是重要的光学像差之一，因此角膜后表面散光的存在会使白内障手术后出现一些意外结果。本章讨论了角膜后表面屈光度因素对优化白内障术后效果的重要性。

　　关键词： 角膜后表面散光，角膜散光，角膜后表面曲率，Scheimpflug 成像，模拟角膜曲率，规则散光，不规则散光

一、概述

　　人工晶状体（IOL）屈光度计算的光学建模已经从薄透镜旁轴聚散计算转变为厚透镜精准射线追踪计算。这要归功于测量设备及计算公式的改进。在第三代理论公式［如 Sanders–Retzlaff–Kraff (SRK)/ T、Holladay 1、Hoffer Q 和 Haigis］和第四代（如 Holladay 2）公式中，角膜和 IOL 被设定为薄透镜。角膜总屈光度是使用测量得到的角膜前表面曲率半径及角膜折射指数 1.3375 来计算的，这个数值包含了未测量的角膜后表面的发散或负

的屈光度。该方法的准确性基于两个主要假设：①前 – 后角膜曲率半径比符合正常比例（约 1.21）；②角膜后表面与前表面的曲面变化一致且成一定比例。

　　几十年来，一直使用手动和自动的角膜曲率仪，以及前表面反射型角膜地形图仪测量得到的角膜曲率值以及模拟值用于 IOL 计算，得到的 IOL 术后等效球镜屈光度结果在临床上还是可接受的。然而，近 10 年随着屈光性晶状体手术的出现，主要是多焦点和 Toric 人工晶状体的应用，该方法的缺点逐渐暴露。能够同时测量角膜前表面和后角膜曲率的新技术的出现，

使得手术医生致力于追求更为精准的角膜总屈光力和散光。伴随这种发展，有必要去合理地评价地形扫描和断层扫描[1]，以及 Scheimpflug 成像、光学相干断层扫描（optical coherence tomography，OCT）和新型的基于反射原理的设备，哪个可以更为精确地测量这些参数。认识到角膜后表面散光（posterior corneal astigmatism，PCA）对总散光的影响也需开发出更为准确的计算公式。

二、角膜后表面散光的测量

2012 年，Koch 及其同事发表了一项研究，强调了 PCA 对角膜总散光（total corneal astigmatism，TCA）的影响。这是一项回顾性研究，用 Galilei 双 Scheimpflug 分析仪测量了 435 名患者的 715 只眼，使用射线追踪公式计算其角膜中央 1 ～ 4mm 的 TCA。平均大小如下：TCA，+1.07 ± 0.71D；角膜前表面散光（anterior corneal astigmatism，ACA），+1.20 ± 0.79D；模拟角膜曲率法计算的角膜散光（corneal astigmatism from simulated keratometry，CA Sim K），+1.08 ± 0.71D；PCA，−0.30 ± 0.15D。86.8% 的 PCA 中垂直子午线更为陡峭，而 ACA 中为 50.9%。近 5% 的矢量差异超过 0.50D[2]。后来，Savini 及其同事也发表了类似的研究，研究对象是 CA Sim K 的屈光度超过 1.00D 的人群。该研究发现超过 55.4% 的 PCA 超过 0.50D。超过 16% 的人 TCA 和 CA Sim K 之间散光差异大于 0.50D。与 TCA 相比，CA Sim K 高估了规则（with-the-rule，WTR）散光（平均 0.22 ± 0.32D）；低估了不规则（against-the-rule，ATR）散光（平均 0.21 ± 0.26D）；并高估了斜轴散光（平均 0.13 ± 0.37D）[3]。

三、角膜后表面散光对 Toric 人工晶状体计算的影响

为了验证他们的理论，Koch 及其同事研究了 PCA 对 Toric IOL 计算的影响。使用不同的仪器评估术前和术后角膜散光，如自动角膜曲率计、IOL Master、Lenstar LS900、Placido 角膜地形图、Atlas 系统、手动角膜曲率计、Bausch & Lomb、Placido 双 Scheimpflug 分析仪及 Galilei。在矢量分析计算中，仅 Placido 双 Scheimpflug 分析仪的预测没有显著误差。除了 Placido 双 Scheimpflug 分析仪之外，所有装置均高估了 WTR 散光（0.5 ～ 0.6D），低估了 ATR 散光（0.2 ～ 0.3D）。作者提出了基于术前角膜散光的 Toric IOL 选择图，命名为"Baylor 图"（图 5-1）[4]。在 Baylor 图中，校正 ATR 散光要求过校，而 WTR 散光要求达到目标值即可或欠校（表 5-1）。在该研究中，Baylor 图在确定 IOL 轴位定位时并没有考虑角膜后表面。

Pentacam HR 也被用于类似的研究中。Tonn 及其同事分析比较了 3818 只健康眼的 CA Sim K 和 TCA。后者用光线追踪法在 3mm 角膜区域中测量得到。同样，CA Sim K 高估了 WTR 散光眼的 TCA。CA Sim K 无法预测没有 WTR 散光的眼睛的 TCA。在前表面为 WTR 散光的眼睛中，97% 的后表面散光是垂直轴向；在前表面为 ATR 散光的眼睛中，18% 的病例也呈现水平轴向的后表面散光[5]。

表 5-1 总结了涉及角膜散光测量的科学研究结果。

四、临床实践中的 Toric 人工晶状体计算

Toric IOL 计算必须考虑角膜后表面的影响，而不仅仅依赖于模拟角膜曲率（Sim K）。这可以通过厚镜片计算模型中测量后表面曲率或使用相关算法来完成。前一种方法对于先前有过角膜屈光手术史的眼睛特别重要，因为前 - 后散光比例已经改变，尤其是在角膜前表面进行过散光矫正。新一代 Scheimpflug 和 OCT 断层扫描仪可以准确测量 TCA（图 5-2）。

WTR 散光	
散光屈光度	Toric IOL
≤ 1.69	0（PCRI 如果 > 1.00）
1.70 ~ 2.19	T3
2.20 ~ 2.69	T4
2.70 ~ 3.19	T5

ATR 散光	
散光屈光度	Toric IOL
≤ 0.39	0
0.40 ~ 0.79	T3
0.80 ~ 1.29	T4
1.30 ~ 1.79	T5

◀ 图 5-1 **Baylor** 图

以达 0.40D 的残余 WTR 散光为目标，其中手术相关 WTR 散光平均为 0.20D。ATR. 不规则散光；IOL. 人工晶状体；PCRI. 周边角膜松解；WTR. 规则散光

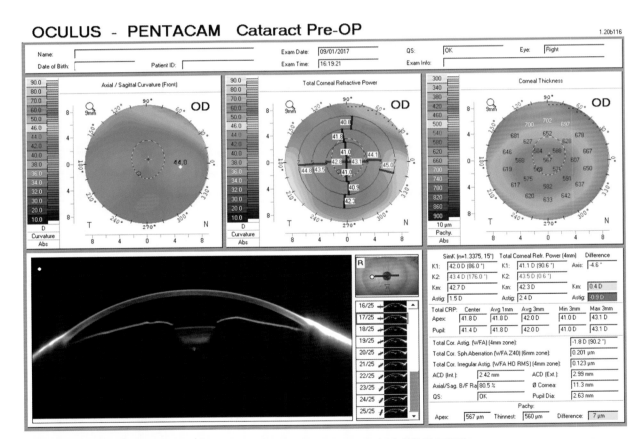

▲ 图 5-2 **Pentacam** 设备中的 "白内障术前显示图"

该图显示了模拟角膜曲率（Sim K）与总角膜屈光力数据之间的差异，以及来自角膜和前段断层摄影的厚度数据和其他相关数据

表 5-1　相关研究文章的总结

作者（年）	研究设备	研究对象	结　果
Koch 等 [2]（2012）	Galliei（Ziemer，Port，Switzerland）	715 只眼（435 人）	• 51.9% 的角膜前表面及 86.6% 的角膜后表面的陡峭子午线位于垂直方向（60°～120°） • 随着年龄增长，角膜前表面的陡峭子午线由垂直变为水平，而后表面的陡峭子午线没有变化 • 仅测量角膜前表面无法准确预测角膜总散光的大小和轴向。因此，忽略角膜后表面散光可能会导致植入 Toric IOL 的眼睛出现意外结果
Savini 等 [3]（2012）	Sirius（Costruzione Strumenti Oftalmici，Florence，Italy）	157 只眼（87 人）	• 在角膜散光超过 1.00D 的眼睛中，角膜后表面散光超过 0.50D 者占相当高的百分比（55.4%） • "规则"散光的眼睛中角膜后表面散光对前表面散光的影响（0.61D）比"不规则"散光的眼睛更为显著（0.05D） • 平均而言，角膜后表面散光补偿了"规则"的角膜散光，增加了"不规则"角膜散光。然而，仍有约 20% 的情况可能发生相反的效果
Koch 等 [4]（2013）	自动角膜曲率计、IOL Master（Carl Zeiss，Jena，Germany）、Lenstar LS900（Haag-Streit，Koniz，Switzerland）、Atlas 角膜地形图（Carl Zeiss）、手动角膜曲率计（Bausch & Lomb Inc，Rochester，NY）、Galilei（Ziemer）	41 只眼（41 人）	• 用于 Toric 人工晶状体选择的"Baylor 图"旨在术后残留"规则"散光，并解释了随着年龄增长而发生的"不规则"散光漂移的影响 • 在 Toric 人工晶状体植入眼中，仅测量前表面散光的仪器对角膜散光的预测误差，角膜散光在"规则"散光中被高估（0.5～0.6D），在"不规则"散光中被低估（0.2～0.3D）
Tonn 等 [5]（2014）	Pentacam（Oculus，Wetzlar，Germany）	3818 只眼（2233 人）	• 模拟角膜曲率法计算的角膜散光高估了"规则"散光眼的总角膜散光 • 在没有"规则"散光的眼睛中，模拟角膜曲率测定法无法预测角膜总散光 • 在前表面"规则"散光眼中，后表面散光是垂直轴向的占 97% • 在前表面"不规则"散光眼中，18% 的病例呈现水平轴向的后表面散光

Cassini（IOptics，The Hague，The Netherlands）可以通过发光二极管反射分析测量角膜后表面，并通过光线追踪计算角膜总屈光度和散光。这些设备中有些还带有 IOL 计算软件，可以考虑到角膜前后两个表面的屈光度影响。另一个选择是在像 Okulix 和 PhacoOptics 这样的光线追踪厚镜片模型中输入前表面和后表面曲率。

另一种方法是使用估算角膜后表面散光影响的算法，如 Baylor 图或 Barrett Toric 计算器。该计算器结合了 Universal Ⅱ Barrett 公式来定

位有效晶状体位置，以及通过 PCA 的数学矢量模型（无须测量），以提供应植入的 Toric IOL 的屈光度和轴向。

在图 5-2 所示的例子中，其前表面 ATR 散光的 Sim K 为 +1.5 屈光度的柱镜（diopters of cylinder，CD），轴向为 176°。如果按照 Baylor 图植入 AcrySof toric IOL，应植入 T5；然而，光线追踪法的总角膜屈光力为 +2.4CD，轴向为 1°，应植入 T6 镜片。

Abulafia 及其同事评估了不同的方法（Alcon

Toric 计算器、带有 Baylor 图的 Alcon Toric 计算器、Holladay Toric 计算器、带 Baylor 图的 Holladay Toric 计算器和 Barrett Toric IOL 计算器）来测量和预测 Toric 人工晶状体植入术后的散光。用三种不同的装置（IOLMaster 500，Lenstar LS900 和 Atlas 角膜地形图）测量术后角膜散光。通过角膜平面处的 Toric IOL 柱镜度数与每个装置测量的角膜散光的总和来计算角膜平面的预测残余散光。使用矢量分析，从术后角膜平面的主观验光中减去角膜平面处的预测残余散光来计算预测残余散光的误差。使用 Baylor 图的绝对和矩心误差显著降低；这五种方法中，Barrett Toric 计算器的误差最小，绝对误差（$0.35 \sim 0.54D$；$P < 0.021$）和矩心误差（$0.01 \sim 0.16D$；$P < 0.01$）。作者提到，Barrett toric 计算器和 Lenstar LS 900 的组合获得了最准确的结果（残余散光 $75.0\% < 0.50D$，$97.1\% < 0.75D$）[6]。此外，Reitblat 及其同事和 Abulafia 及其同事比较了 5 种不同策略的准确性，用于 Toric IOL 计算中考虑角膜后表面曲率：① ACA 测量（Lenstar 900）；② Baylor 图在 ACA 测量中的应用；③后表面断层扫描（Pentacam）结合角膜前表面测量，使用 Holladay 等描述的矢量求和（矢量分析）；④使用角膜前表面和后表面曲率半径计算 Pentacam 真实净屈光度；⑤使用 Pentacam 的光线追踪计算的总角膜屈光力[7]。选择 Holladay 2 Consultant Program 来计算植入的 Toric IOL 度数。当使用前和后散光的矢量总和（$0.49D$，$P < 0.001$）时，模拟残余散光的中位数较低。因此，作者得出结论，PCA（Pentacam）和角膜前表面曲率测量（Lenstar 900）的组合能得到较低的绝对残余散光结果[8]。

最终，Ferreira 及其同事发表了一项研究，将残余散光的预测误差与所有已知的可用方法进行了比较。根据眼球轴长 < 22.0 还是 $\geq 22.0mm$，使用 Hoffer Q 或 SRK/T 公式计算

IOL 球镜度数。在术前和术后使用 Lenstar 900 评估角膜散光和曲率，以及 Pentacam HR 来确认散光的规则性和评估角膜后表面[9]。使用制造商（Acrysof IQ Toric SN6AT3-T9，Alcon Laboratories，Inc.）在线计算器和 Lenstar 900 自动角膜曲率计计算 IOL 柱镜度数。将它们与以下方法进行比较：考虑预测有效晶状体位置（effective lens position，ELP；Holladay Toric 计算器）的方法、考虑 ELP 和角膜后表面数学模型的方法（Barrett Toric 计算器、Alcon 新计算器）、考虑但不直接测量角膜后表面的列线图（Baylor 图、Abulafia-Koch 公式、Goggin 的矫正系数）及光线追踪计算（真正的角膜后表面测量，PhacoOptics）。Barrett 计算器和新的 Alcon 计算器的平均绝对预测误差和矩心误差最小（$0.30 \pm 0.27D$ 和 $0.33 \pm 0.25D$；在 165° 和 164° 时分别为 $0.17D$ 和 $0.19D$）；对于列线图方法，Abulafia-Koch 公式取得了最好的结果。作者得出结论，这三种方法中可能会提升 Toric 人工晶状体植入的效果。在这项研究中，光线追踪软件未能获得较低的平均绝对和矩心误差（分别为 171° 的 $0.57 \pm 0.35D$ 和 $0.32D$）[9]。这说明使用 Toric 人工晶状体进行散光矫正的测量计算，以及光学建模的必要性。

五、结论

Toric 人工晶状体的出现显著改善了现代白内障手术的光学效果。事实证明，以 Sim K 散光作为 Toric 计算的目标是不够准确的。主要原因是 PCA 的影响，新的断层成像技术已经证实了其重要的作用和影响。它会高估 WTR 散光眼中的 TCA 和低估 ATR 散光眼中的 TCA，但已经开发了一些线列图、公式和其他数学模型来克服这种不准确性。目前，列线图和计算法的准确性似乎超过了基于测量的理论厚透镜模型。我们期望与 IOL 计算和选择相关的每个领域都能加速发展并获得显著提升，不仅是角

膜形状和光学方面，还有生物力学测量和眼前像差测量。这些进步将不断提高达到白内障手术后屈光误差最小化的能力，从而使患者满意度得到改善。

六、关键点

➤ PCA（Pentacam）和角膜前表面测量

（Lenstar 900）的组合可得到较低的绝对残余散光结果。

➤ 受到 PCA 的影响，以 Sim K 散光作为 Toric 计算的目标被证实是相对不准确的。

➤ 未将 PCA 纳入计算会导致错误估计 TCA，出现不可预测的结果。

参 考 文 献

[1] Ambrósio R, Jr, Belin MW. Imaging of the cornea: topography vs tomography. J Refract Surg. 2010; 26(11):847–849

[2] Koch DD, Ali SF, Weikert MP, Shirayama M, Jenkins R, Wang L. Contribution of posterior corneal astigmatism to total corneal astigmatism. J Cataract Refract Surg. 2012; 38(12):2080–2087

[3] Savini G, Versaci F, Vestri G, Ducoli P, Næser K. Influence of posterior corneal astigmatism on total corneal astigmatism in eyes with moderate to high astigmatism. J Cataract Refract Surg. 2014; 40(10):1645–1653

[4] Koch DD, Jenkins RB, Weikert MP, Yeu E, Wang L. Correcting astigmatism with toric intraocular lenses: effect of posterior corneal astigmatism. J Cataract Refract Surg. 2013; 39(12):1803–1809

[5] Tonn B, Klaproth OK, Kohnen T. Anterior surface-based keratometry compared with Scheimpflug tomography-based total corneal astigmatism. Invest Ophthalmol Vis Sci.

2014;56(1):291–298

[6] Abulafia A, Barrett GD, Kleinmann G, et al. Prediction of refractive outcomes with toric intraocular lens implantation. J Cataract Refract Surg. 2015; 41(5):936–944

[7] Holladay JT, Moran JR, Kezirian GM. Analysis of aggregate surgically induced refractive change, prediction error, and intraocular astigmatism. J Cataract Refract Surg. 2001; 27:61–79

[8] Reitblat O, Levy A, Kleinmann G, Abulafia A, Assia EI. Effect of posterior corneal astigmatism on power calculation and alignment of toric intraocular lenses: comparison of methodologies. J Cataract Refract Surg. 2016; 42(2):217–225

[9] Ferreira TB, Ribeiro P, Ribeiro FJ, O'Neill JG. Comparison of astigmatic prediction errors associated with new calculation methods for toric intraocular lenses. J Cataract Refract Surg. 2017; 43(3):340–347

第6章 屈光不正校正后白内障手术的注意事项

Considerations in Cataract Surgery Following Postrefractive Error Correction

William B. Trattler　著

王子扬　译

摘　要

　　屈光不正矫正术后白内障手术的注意事项这一章节的内容，为有角膜屈光手术史的患者进行评估和规划白内障手术提供了综合指南。令人惊讶的是，在有角膜屈光手术史的患者中，如 LASIK、PRK 或 SMILE，其白内障手术后的视力效果以及视觉质量也可能具有显著差异。这可能与术前角膜地形图的检查发现有关，本章详细介绍了这些情况。此外，一小部分屈光术后患者可能存在角膜扩张，这是一种渐进性疾病，可能需要在白内障手术前或术后进行角膜交联手术。这种情况术前可通过角膜断层扫描或角膜地形图进行鉴别。经过详细的术前计划，有角膜屈光手术史的患者的术后视力可以非常好。然而，术前应告知患有不规则散光或微皱褶的患者，白内障手术后的视觉质量可能会受到已有疾病的影响。

　　关键词：LASIK，PRK，LASIK 术后角膜扩张，Barrett 公式，不规则散光，术前角膜地形图，术前断层扫描，微皱褶，白内障手术

一、概述

　　本章介绍了手术医生针对之前接受过屈光不正矫正的患者应考虑的所有注意事项和预防措施。

　　在白内障手术之前对眼睛的术前评估已经取得了重大进展，这为改善有激光辅助的角膜屈光手术史患者的术后效果提供了帮助，这类

角膜屈光矫正也称为激光视力矫正（laser vision correction，LVC）。本章将重点介绍有 LVC 病史患者的评估和管理，包括准分子激光原位角膜磨镶术（LASIK）或准分子激光角膜切削术（PRK），因为两者对角膜形态有类似的影响。LVC 术后人工晶状体（IOL）计算公式的改进已经改善了白内障手术后的视觉效果。虽然大多数患者可以从这些技术和先进的 IOL 公式中

受益，但是术前成像技术还发现了一些 LVC 术后角膜形态发生不规则改变的患者，这可能导致其白内障手术后视觉质量的下降。与过去相比，医生能够使有 LVC 史的患者获得良好的术后视力，并且还可以为角膜不规则的患者提供术前教育，了解他们的状况可能会影响白内障手术后的视觉效果。

LVC 对 IOL 植入术的主要影响之一与 LASIK 如何改变角膜前表面形态但不影响角膜后表面有关。IOL 公式是根据角膜前表面屈光度推断角膜后表面形态的。在近视性 LVC 后，角膜前表面变平坦；在远视性 LVC 后，角膜前表面则更为陡峭。在标准 IOL 公式中使用 LVC 后的实际角膜前表面曲率不能得到正确的角膜曲率值，因此计算的 IOL 屈光度也是不正确的。早期改善这个问题的方法是 Jack Holladay 博士发明的，被称为临床病史法[1]。临床病史法需要 LVC 术前的角膜前表面曲率以及术前、术后屈光状态的变化（在角膜平面测量）。从患者的原始角膜曲率测量值中减去屈光变化的度数，得到可以在标准 IOL 公式中使用的修正后的角膜曲率值。但存在的问题是，多年以后的角膜曲率可能与 LVC 术后即刻的角膜形态会有不同，这会使得临床病史法不够准确。此外，在许多情况下，可能提供不了原始角膜屈光力和 LVC 后屈光状态改变的记录。所幸的是，出现了更为先进的不需要历史资料的 IOL 公式。

许多研究观察了 LVC 术后不同 IOL 计算公式的准确性。目前，Haigis L 和 Barrett true K 公式似乎提供了最好的结果[2]。但是，也依然可以使用其他公式。尽管跟过去相比，新的公式带来了更好的效果，但术后视力仍然存在显著变异性。因此，与未接受过角膜屈光手术的患者相比，与有 LVC 病史的患者进行术前沟通是很重要的，因为他们术后产生屈光误差的风险更高。

二、术前角膜地形图的重要性

评估有 LVC 病史患者最重要的步骤之一是进行角膜地形图和（或）断层扫描检查。这些检查的重点是确定患者是否有过近视或远视 LVC 的病史，以及角膜形状是规则还是不规则、是否存在扩张的情况。图 6-1 显示了有近视 LASIK 病史眼的角膜地形图。角膜地形

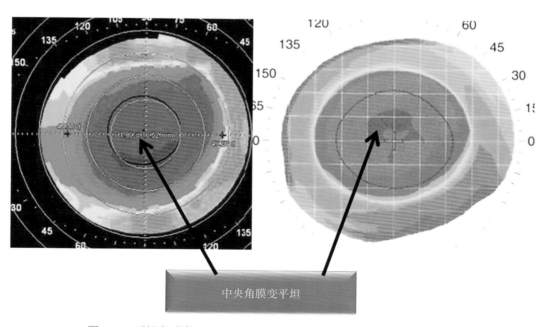

中央角膜变平坦

▲ 图 6-1　近视角膜激光原位角膜磨镶术后，注意中央角膜为对称的平坦区

图显示了一个圆形的平坦的中央光学区域,周围 360° 被红色的梯度带环绕。这是近视 LVC(LASIK 或 PRK)术后的经典表现。请注意中央区 Ks 是平坦的。图 6-2 显示了有远视 LVC 病史眼的角膜地形图。中央角膜是陡峭的。高度远视患者 LVC 术后可能形成类似于圆锥角膜的外观(图 6-3)。许多 LVC 术后的 IOL 公式,包括 Haigis L 和 Barrett true K,含有适用于远视或近视 LVC 的特定公式,因此正确判定哪种 LVC 手术(近视或远视 LVC)至关重要,才可以选择正确的 IOL 公式。

术前的角膜地形图也很关键,因为一些有既往 LVC 病史的患者会出现不规则角膜散光,影响术后的视觉质量。白内障术前发现此问题并在术前与患者进行讨论交流可以帮助确定患者的术后预期。图 6-4 显示了 15 年前接受过 LASIK 手术的患者的角膜地形图,现在已经形成了影响视轴区域的不规则散光。术后,患者对视力非常失望,并认为她的视力没有通过白内障手术得到改善。图 6-5 显示了以前接受过近视 LASIK 手术的患者的角膜地形图,但现在在视轴上出现了明显的不规则性。该患者最终的未矫正视力(uncorrected visual acuity,UCVA)和最佳矫正视力(best-corrected visual

acuity,BCVA)均不佳。因此早期发现 LVC 后发生角膜扩张也很重要。图 6-6 显示了之前经历过 LASIK 手术的眼,现已发生 LASIK 术后角膜扩张。当发现角膜扩张时,白内障手术医生可以与患者讨论治疗方案,其中包括首先进行白内障手术,未来可能情况下再行角膜交联术,或先进行交联术,然后在数月或数年后再进行白内障手术(取决于白内障的严重程度)。LASIK 术后角膜扩张症的一个挑战是传统的

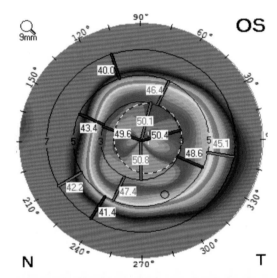

▲ 图 6-3 远视激光原位角膜磨镶术后表现为圆锥角膜形态

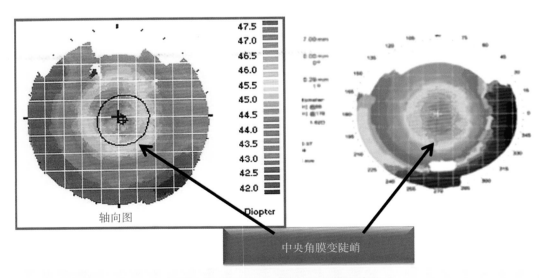

▲ 图 6-2 远视角膜激光原位角膜磨镶术后

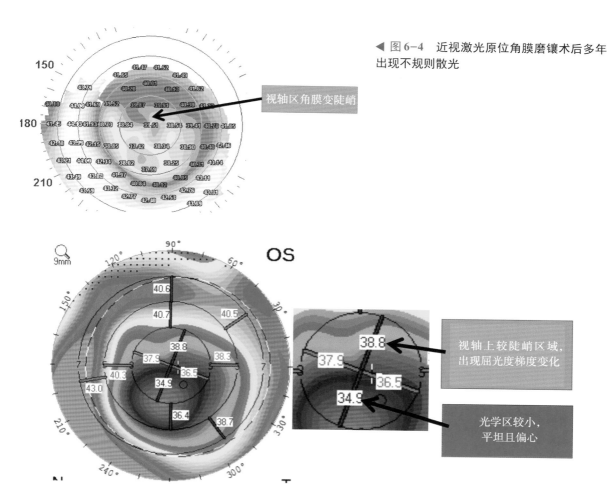

◀ 图 6-4 近视激光原位角膜磨镶术后多年出现不规则散光

视轴区角膜变陡峭

视轴上较陡峭区域，出现屈光度梯度变化

光学区较小，平坦且偏心

▲ 图 6-5 近视激光原位角膜磨镶术后患者视轴上的不规则散光：上部 **38.8D**，下部 **34.9D**

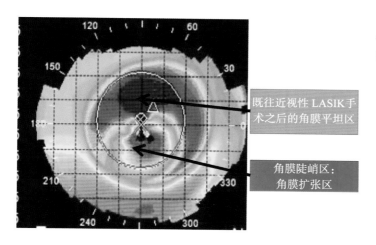

◀ 图 6-6 一位白内障患者的角膜地形图显示其存在激光原位角膜磨镶术后角膜扩张

既往近视性 LASIK 手术之后的角膜平坦区

角膜陡峭区：角膜扩张区

LASIK 术后 IOL 计算公式不再准确，IOL 植入计划转变为与圆锥角膜类似。

LASIK 术后患者的另一个挑战是，一些患者可能在视轴上存在条纹或微皱褶，这会影响术后视力。不同制作角膜瓣的方法产生的微皱褶可能会不同，与飞秒激光制作的皮瓣相比，金属微型角膜刀制作的瓣与微皱褶的产生更为相关。在消融更深的眼睛中，角膜产生微皱褶的风险也会增加。图 6-7 中的裂隙灯检查展示了微皱褶。即使在近视 LASIK 术后具有对称角

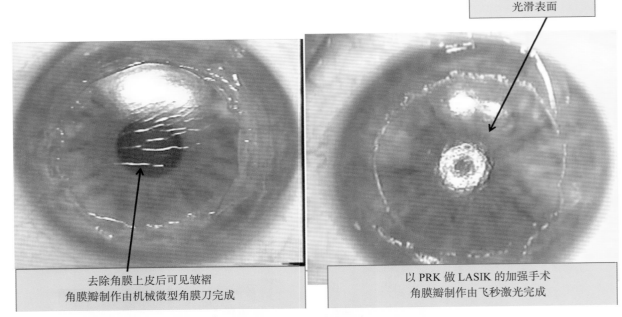

光滑表面

去除角膜上皮后可见皱褶
角膜瓣制作由机械微型角膜刀完成

以 PRK 做 LASIK 的加强手术
角膜瓣制作由飞秒激光完成

▲ 图 6-7　机械刀制瓣的激光原位角膜磨镶术矫正近视患者，角膜瓣上可见微皱褶

膜地形图的眼睛中，也可能存在微皱褶，从而影响视觉质量。虽然矫正老视的人工晶状体可用于有近视 LASIK 病史的患者，但作者的经验表明，与有类似手术史，但在视轴上没有微皱褶的患者相比，前者对术后视力结果的不满意度会增加。

三、优化 LASIK 术后患者的视力预后

即使使用现代公式，计算 LASIK 术后患者的最佳 IOL 屈光度也是一项挑战。术前规划中的一个重要步骤是为 IOL 计算公式提供可靠的角膜曲率值。计划进行白内障手术的患者中有很大一部分患者同时患有眼干燥症，因此需要在进行生物测量之前诊断并治疗干眼病 / 眼表疾病[3]。取得了生物测量参数后，将数据输入到 LASIK 术后最新一代的 IOL 公式中。眼科一些组织的网站免费提供这些公式。例如，美国白内障和屈光手术协会（American Society of Cataract and Refractive Surgery，ASCRS）网站提供数据输入表格，并提供了许多 LASIK 术后 IOL 计算公式。其缺点是将数据从生物测量设备传输到在线计算器时有增加转录错误的风险。目前许多生物测量设备已经集成了 LASIK 术后 IOL 公式，这样有助于避免出现转录错误。其中 Barrett true K 和 Haigis-L 公式提供了最佳的结果[4]。一些手术医生采用术中波前像差测量来帮助优化 IOL 屈光度[4]。然而，即使使用这些工具和技术，一小部分患者最终仍未达目标，因此在术前告知患者可能存在这种潜在风险是必要的。如果患者最终未达目标，他们可以考虑各种手术方案来改善他们的未矫正视力，包括 IOL 置换、背驮式 IOL 或在之前的 LASIK 角膜瓣上进行 PRK 联合使用丝裂霉素 C。当然还可以考虑非手术方案，包括框架眼镜或隐形眼镜。

四、结论

总之，在为需要进行白内障手术的 LVC 术后患者提供优异的视觉质量方面，目前已经取得了重大进展。除了最新的手术技术，IOL 公式可以帮助最大限度地降低术后偏差的风险。当然仔细评估术前的角膜地形图或断层扫描结果

非常重要，这将确定患者是否有先前的近视或远视 LASIK 手术史，以及确定角膜形态是否规则，尤其是在视轴区域。如果发现存在角膜扩张，应该与患者共同讨论这种情况的处理。诊断和治疗眼表疾病也很重要，这有助于手术之前优化生物测量结果。考虑到这些要点，手术医生便可使得患者在白内障手术后获得良好的视力结果。

五、关键点

➢ 术前角膜地形图和（或）断层扫描检查可以确定患者是否经历过近视或远视激光视力矫正手术，以及确定角膜形态规则与否，以及是否存在角膜扩张。

➢ 虽然新的 IOL 计算公式提供了更好的视觉效果，但有激光视力矫正术史的患者，其术后视力仍然会存在明显差异。

➢ 角膜地形图可以发现不规则散光的患者，这种情况会使白内障手术后的视力恢复不佳。

➢ 如果术前角膜地形图发现 LASIK 术后存在角膜扩张，手术医生可以考虑先进行白内障手术，还是先进行角膜交联手术。

➢ 为具有激光视力矫正史的患者开发的 IOL 公式可能无法为 LASIK 术后角膜扩张症患者提供准确的 IOL 屈光度计算。

参 考 文 献

[1] Holladay JT. Consultations in refractive surgery. Refract Corneal Surg. 1989; 5:203

[2] Hamed AM, Wang L, Misra M, Koch DD. A comparative analysis of five methods of determining corneal refractive power in eyes that have undergone myopic laser in situ keratomileusis. Ophthalmology. 2002; 109(4):651–658

[3] Ianchulev T, Hoffer KJ, Yoo SH, et al. Intraoperative refractive biometry for predicting intraocular lens power calculation after prior myopic refractive surgery. Ophthalmology. 2014; 121(1):56–60

[4] Fram NR, Masket S, Wang L. Comparison of intraoperative aberrometry, OCT-based IOL formula, Haigis-L, and Masket formulae for IOL power calculation after laser vision correction. Ophthalmology. 2015; 122(6):1096–1101

Optimizing Suboptimal Results
Following Cataract Surgery
Refractive and Non-Refractive Management
白内障术后欠佳疗效的
优化策略
关于屈光及非屈光的处理

第二篇　屈光加强手术操作
Refractive Enhancement Procedures

第 7 章 基于角膜的手术：散光角膜切开术、LASIK、PRK 和 SMILE

Corneal-Based Procedures: Astigmatic Keratotomy, LASIK, PRK, and SMILE

Jennifer Loh   William B. Trattler   著

王子扬   译

摘 要

本章将聚焦于如何矫正白内障手术后患者的残留屈光不正。虽然 IOL 计算的改进使大部分白内障手术后患者能够获得良好的裸眼视力，但仍有少部分患者会有残留的屈光不正，导致术后视力不满意。患者有多种选择来改善视力，包括框架眼镜、角膜接触镜、眼内手术和角膜屈光手术。本章将重点介绍如何进行术前评估和角膜屈光手术方面的内容，以满足那些希望改善裸眼视力患者的需求。虽然所有手术都会存在一定程度的风险，但角膜屈光手术的风险整体而言偏低，这对于希望改善视力并且理解手术风险的患者来说是一个合适的选择。本章旨在帮助白内障和屈光手术医生对患者进行正确评估和管理，并希望能够带来理想的术后视力。

关键词：LASIK，PRK，SMILE，增强，EBK，白内障手术，人工晶状体

一、概述

本章将介绍通过角膜屈光手术矫正残留屈光不正的问题。并且重点介绍飞秒激光的应用，以及如何通过定制切口实现精确和可预测的结果。该操作的缺点也会着重介绍，因为对于所有需要进一步改善视力的患者而言，角膜修饰类的手术都是不适合的。

二、更好地实现患者对白内障手术的期望

白内障患者对手术后的视力期望非常高，特别是手术前眼部条件比较好的患者。在过去的 20 年中，白内障手术不仅用于恢复视力，也逐渐用于优化视力。术前戴眼镜和角膜接触镜的患者在白内障术后绝大多数都获得了很好的

手术效果，实现了脱镜。但仍有一小部分患者对术后视力效果不满意。如果效果不佳的原因仅仅是白内障手术后的残留屈光不正引起，是可以通过多种手术和非手术的方案来改善提高的。但重要的是要对患者进行评估并确定是否适合进行视力矫正。

在过去 10 年中，白内障手术在减少术后屈光偏差方面已经有所提高。首先发现了很多的白内障患者在手术前就存在干眼症的现象，这种情况会降低术前角膜形态测量的准确性[1]。当术前检查数据有不准确提示时，可以先对患者进行干眼症治疗，并在 2 ～ 4 周后再次进行重复测量（图 7-1，图 7-2）。其次改进了人工晶状体的计算公式。最新一代的公式，包括

Hill-RBF 和 Barrett Universal Ⅱ，可给各种眼轴长度、各种角膜屈光度和前房深度的患者带来较好的预期视力[2]。在过去 10 年中，第三项改进是术中像差测量，其应用可以显著改善术后视力[3]。虽然这些进展均有助于患者获得较好的预期视力，但仍有一小部分患者未达预期目标，对视力结果并不满意。

三、人工晶状体眼患者的术前评估

对于希望改善屈光状态的人工晶状体眼患者的评估，要测量裸眼视力、最佳矫正视力和屈光不正情况。还要通过裂隙灯检查评估是否存在眼表疾病，包括干眼症、角膜着色和睑缘炎。这对于帮助确定患者能否进行屈光修正，

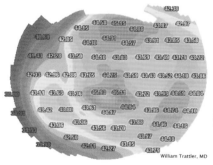

术前角膜地形图

AL: 23.88 mm (SNR =
K1: 44.94 D / 7.51 mm
K2: 46.49 D / 7.26 mm
R / SE: 7.38 mm / 45.72 D
Cyl.: 1.55 D @ 49°
ACD: 3.34 mm

Status: Phakic

TECNIS MF1 ONE ZMB00

A const:	119.3
IOL (D)	REF (D)
20.5	-1.55
20.0	-1.23
19.5	-0.91
19.0	-0.59
18.5	-0.28
8.0	0.03
17.5	0.34

◀ 图 7-1　一位 86 岁女性患者的术前角膜地形图：为行白内障手术的首诊情况

AL: 23.93 mm (SNR =
K1: 43.55 D / 7.75 mm
K2: 43.89 D / 7.69 mm
R / SE: 7.72 mm / 43.72 D
Cyl.: 0.34 D @ 103°
ACD: 3.25 mm

Status: Phakic

TECNIS MF1 ONE ZMB00

A const:	119.3
IOL (D)	REF (D)
22.5	-1.63
22.0	-1.29
21.5	-0.95
21.0	-0.61
20.5	-0.28
20.0	0.05
19.5	0.38

◀ 图 7-2　诊断干眼后 1 个月
局部以糖皮质激素滴眼液滴眼 1 周，联合环孢素滴眼液，每日 2 次，滴眼 1 个月，人工晶状体屈光度测算表现出 2D 的漂移（从 18.5D 变为 20.5D）

或者是否需要针对潜在眼病进行治疗至关重要。如果存在上皮基底膜营养不良并且已影响视觉效果，则可以考虑在处理残留屈光不正之前，先行上皮清创术使角膜形态恢复正常（图7-3）。期间应测量角膜厚度及眼内压（intraocular pressure，IOP）。散瞳检查对于确定后囊膜是否混浊以及IOL位置和中心定位也很重要。可以进行黄斑区OCT检查以明确是否患有黄斑病变，如视网膜前膜、玻璃体黄斑牵拉或其他可能影响患者视力恢复的情况（图7-4）。

角膜地形图或断层扫描检查对准备要通过角膜屈光手术来矫正残留屈光不正的患者非常关键。值得注意的是，即使白内障手术前已经进行了角膜地形图检查，在角膜屈光手术之前需要再次进行角膜地形图检查，因为白内障术后的角膜地形图可能已经发生了改变。角膜地形图将有助于确定患者是否适合进行角膜屈光手术，包括LASIK、小切口微透镜取出术（small incision lenticule extraction，SMILE）、PRK，以及散光角膜切开术（astigmatic keratotomy，AK）。

在检查之后，便可告知患者可选择的方案。首先可以通过使用角膜接触镜或框架眼镜等非手术方式进行矫正。但如果患者希望通过手术来改善他们的视力，则可以向患者介绍关于IOL置换、背驮式IOL和各种角膜屈光手术的内容。通常会有多种治疗方式，需要医患一起探讨相关的风险、收益和视觉期望值，以决定最佳的治疗方案。例如，如果患者此前已经进行过YAG激光后囊膜切开，囊袋属于开放

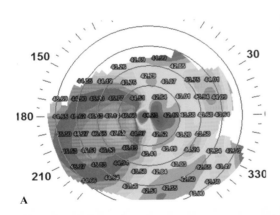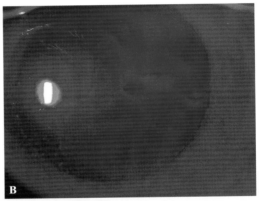

▲ 图 7-3　上皮基底膜营养不良导致不规则散光和最佳矫正视力（BCVA）下降
A. 假晶状体眼患者角膜地形图显示不规则散光，BCVA=20/30，而黄斑部光学相干断层扫描（OCT）结果正常；B. 上皮基底膜营养不良（EBMD）

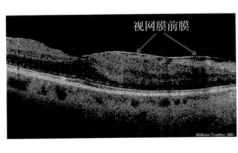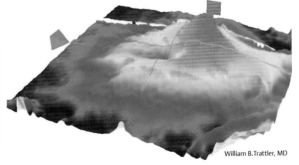

▲ 图 7-4　白内障手术前行光学相干断层扫描，显示视网膜前膜（ERM）

状态，这种情况下进行 IOL 置换的风险要比背驮式 IOL 植入或角膜屈光手术高。再例如患者有 3.0D 的远视并且囊袋完整的情况下，则进行 IOL 置换或背驮式 IOL 是非常有效的，术后视觉效果会比 LASIK、PRK 或 SMILE 更好。确定矫正方式的时候重要的是要明确哪些患者不适合进行角膜屈光手术，包括圆锥角膜患者、透明角膜边缘变性或 LASIK 术后角膜扩张的患者，如果这部分患者对视觉效果不满意，那么 IOL 置换或背驮式 IOL 植入可能是唯一选择。

在大多数情况下，角膜屈光手术是改善患者白内障手术后视力的合适且有效的选择。通常情况下，追求更好的裸眼视力的人工晶状体眼的患者往往仅存在低度数的残留屈光不正，这意味着与进行角膜屈光手术的常规患者相比，前者所需矫正的屈光度较低。这些 IOL 眼患者往往比没有接受过白内障手术的患者年龄大许多。一项回顾性研究发现，因为白内障手术后残留屈光不正而接受 PRK 的患者，平均年龄为 65 岁 [4]。60—70 岁年龄段患者更容易出现干眼症，会影响角膜上皮愈合的速度，但是一旦干眼症得到解决，这些患者在角膜屈光手术后就可以获得较好的结果。

四、角膜屈光手术选择

一旦患者决定继续进行手术治疗，手术医生需要评估患者并且确定哪种角膜屈光手术最为有效。其中一个关键因素就是残留屈光不正的量。如果患者处于近视状态且散光度数低，那么 PRK、LASIK 和 SMILE 是最佳选择。虽然 LASIK 和 SMILE 具有视力恢复非常快速的优势，但缺点是有些白内障手术医生不熟悉这些手术操作。另一方面，与以往的技术相比，PRK 手术的革新可以帮助实现更快速的视力恢复。例如，上皮 Bowman 的角膜磨削术（epithelial Bowman's keratomileusis，EBK）使用新的软塑料刮刀进行上皮切除，在手术后最

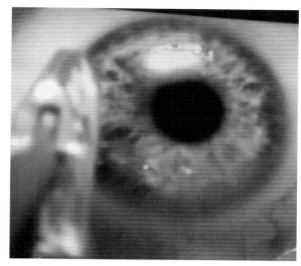

▲ 图 7-5　上皮前弹力层角膜磨镶术表层消融手术操作

初几天内的视力更好，视力恢复更快（图 7-5）。对于先前有过 PRK、LASIK、SMILE 或放射状角膜切开术（RK）病史的患者，PRK 可以是首选，因为对于这些患者而言，PRK 手术可能比 LASIK 或 SMILE 损伤性更小。总之 PRK、LASIK 和 SMILE 手术可以有效矫正 IOL 眼屈光不正，从而改善术后视力。

一些 IOL 患者可能仅残留轻度至中度散光，但是球形球镜等接近目标屈光度。在这种情况下，可以选择角膜松解手术，如 AK 或角膜缘松弛切口。在评估患者是否适合进行角膜松解手术时，重要的是要评估角膜地形图并排除可能患有角膜扩张症状的患者，如出现圆锥角膜等。可以使用刀片手动进行 AK 手术，也可以通过飞秒激光辅助完成。角膜松解手术的优点是视力恢复非常快并且风险非常低。手术通常可以很好地改善视力，但缺点是在短期内患者可能处于欠矫状态，而长期（多年后）看，一些患者可能受切口的持续影响，导致过矫。

五、结论

总之，角膜屈光手术对于进行晶状体置换手术后但仍有残留屈光不正的患者是一种有效

的选择。确定合适的治疗方案至关重要。另外一些可以选择的手术，例如 IOL 置换和背驮式 IOL 植入，对于某些术后屈光不正的患者，以及术前存在圆锥角膜或已经历过角膜屈光手术的患者，会是更好地选择。对于合适的患者，PRK，LASIK，SMILE 和 AK 都是提高裸眼视力的有效工具，适用于对白内障手术和晶状体置换手术后对视力结果不满意的患者。

六、关键点

➢ 对白内障手术后视力不满意的患者需要进行评估，以确定他们是否适合进行角膜屈光手术以改善视力。

➢ 在进行角膜屈光手术之前需要诊断并治疗存在的角膜疾病，如眼表疾病和 EBMD，此后视力和屈光不正可以通过治疗得到改善。

➢ LASIK、SMILE 和 PRK 都是有效的角膜屈光手术，用于改善人工晶状体眼患者的视力。

➢ 上皮 Bowman 的角膜磨削术（EBK）使用新的软塑料刮刀进行上皮切除，在手术后最初几天内便可获得更好的视力，并且与标准 PRK 相比视力恢复更快。

➢ 虽然角膜屈光手术通常是最佳选择，但一些患者可能更适合眼内手术，如背驮式 IOL 植入和 IOL 置换。

参 考 文 献

[1] Trattler WB, Majmudar PA, Donnenfeld ED, McDonald MB, Stonecipher KG, Goldberg DF. The Prospective Health Assessment of Cataract Patients' Ocular Surface (PHACO) study: the effect of dry eye. Clin Ophthalmol. 2017; 11:1423–1430

[2] Melles RB, Holladay JT, Chang WJ. Accuracy of intraocular lens calculation formulas. Ophthalmology. 2018; 125(2):169–178

[3] Hatch KM, Woodcock EC, Talamo JH. Intraocular lens power selection and positioning with and without intraoperative aberrometry. J Refract Surg. 2015; 31(4):237–242

[4] Khell J, Kaiser C, Spektor F, Liss E, Trattler W, Buznego C. Comparative Evaluation of PRK and LASiK for Vision Enhancement After Implantation of Presbyopic IOL; Poster presented at ARVO Annual Meeting; March 2012

第 8 章 人工晶状体置换

Intraocular Lens Exchange

Thomas A. Oetting 著

王洪涛 译

摘 要

本章介绍了由于残留屈光不正等原因需要进行人工晶状体（IOL）置换过程中所遇到的方法、技术和困难。置换的原因包括植入错误度数的 IOL、IOL 偏位和脱位。根据临床情况，要求手术医生熟练掌握人工晶状体置换的各种技术。本章重点介绍了进行人工晶状体置换的适应证和手术医生顺利完成该操作所应该掌握的手术细节。

关键词：IOL 置换，IOL 支架，IOL 偏位，IOL 切开，IOL 取出，IOL 植入

一、概述

当使用了错误度数的 IOL 或由于出现了不能耐受的眩光或畏光，会需要更换 IOL。进行 IOL 置换的情况如下：人工晶状体随着时间的推移而变得混浊；进行性悬韧带松弛引起人工晶状体位置不稳定或半脱位[1]，或随之出现炎症反应、葡萄膜炎、眼内出血或眼压升高等[2]。随着粘连的发展，取出人工晶状体可能比较困难，尤其是在人工晶状体已经植入多年的情况下[3]。本章概述了人工晶状体置换的适应证，重点介绍了人工晶状体取出和囊膜处理的方法，在其他章节还会讨论在没有囊膜支撑下进行人工晶状体植入的技巧。

二、人工晶状体置换术适应证

犹他大学的 Nick Mamalis 博士和他的同事们发表了一篇关于人工晶状体取出适应证的经典论文。在这篇文献中，人工晶状体取出的适应证取决于 IOL 的类型（表 8-1），人最常见的是发生脱位或偏中心的一片式丙烯酸人工晶状体[1]。人工晶状体取出的策略和问题，会根据人工晶状体取出原因的不同而不同。

（一）屈光

植入错位度数的 IOL 是最明确的置换手术指征。虽然向患者解释为什么会植入了错误度数的人工晶状体比较难以启齿，但实际的手术操作却相对容易。手术很简单，因为所有的屈光偏差经常在术后早期就被发现。此时人工晶

表 8-1　根据 IOL 类型不同进行 IOL 取出的情况

IOL 类型	主要手术指征	取出 IOL 的百分比（%）
单片式丙烯酸材料	脱位 / 偏中心	24
多焦点丙烯酸材料	视觉像差	23
三片式硅树脂材料	视觉像差	20
三片式丙烯酸材料	IOL 屈光度错误	19
单片式硅树脂材料	脱位 / 偏中心	6

引自 Mamalis N，Brubaker J, Davis D, Espandar L, Werner L. Complications of foldable intraocular lenses requiring explantation or secondary intervention–2007 survey update. J Cataract Refract Surg 2008;34(9):1584–1591.

状体的襻还没有过度粘连在囊袋上，人工晶状体可以轻松地被从囊袋中取出。取出过程中，襻部处理是置换中最困难的步骤。

Jin 等分析了一系列植入了错误度数 IOL 的案例。他们发现植入错误的最常见原因是对角膜曲率的错误测量，其次是眼轴长度测量不正确，最后是单纯植入了错误的人工晶状体 [2]。手术后时间从 1 天到 14 个月不等，平均为 2.6 个月 [2]。在他们置换人工晶状体的系列病例中，95% 的患者最佳矫正视力超过 20/40[2]。另一种治疗 IOL 度数错误的是进行屈光性角膜手术 [3]。

（二）视觉像差

视觉畸变，如眩光干扰、光晕和眩光幻影是 IOL 置换的常见指征，特别是发生在多焦点人工晶状体患者中 [1]。与植入错误的人工晶状体不同，手术医生等待视觉症状自行缓解的过程也往往会延迟 IOL 取出的时机 [4]，从而导致 IOL 取出困难。晶状体囊膜可能会更多地与人工晶状体粘连，特别是粘连在人工晶状体的襻部。此外，很难确定这些视觉症状是否与人工晶状体、切口或后囊膜有关。

Davision 报道了大量的丙烯酸人工晶状体的病例，并描述了这些常见的方形边缘设计的高光学折射率 IOL 的正、负的眩光幻影 [5]。但是这些视觉像差其实与大多数使用的人工晶状体都有关联，包括圆形边缘的三片式硅胶人工晶状体 [1]。Geneva 和 Henderson 详细描述了治疗负性眩光幻影的困难 [6]。一般来说，正性眩光幻影多与方形边缘设计和高折射率人工晶状体材料有关，其置换策略是用另一种不同材料的人工晶状体替换现有的 IOL。而负性眩光幻影与高指数 IOL 材料和方边设计有关，其策略是将新人工晶状体植入睫状沟内或将光学部夹持于前囊前。

（三）植入于睫状沟内的人工晶状体

理想的适合睫状沟植入的人工晶状体应该有一个大的光学部（6mm 或更大），长而薄的襻部（14mm 或更大），并有光滑的前表面，以减少虹膜刺激。此外，如果患者存在以后进行硅油充填或空气 – 液体置换手术的可能，应避免使用硅胶材料的人工晶状体，因为硅胶 IOL 会因此而产生混浊。美国市场上大多数三片式人工晶状体的襻部都较短（13mm）。我们报道了使用光学部直径为 6.5mm 的 Alcon MA50 三片丙烯酸 IOL 经验，这种人工晶状体植入在眼轴较长的眼内时，会因为 13mm 的襻部长度相对不够，难以确保位置居中 [7]。但是在正常眼轴的眼内，表现还是很好的。

不是所有的 IOL 都适合被植入在睫状沟内。

SPA 人工晶状体的广泛应用也导致其过度被使用，甚至在发生眼内并发症，如后囊膜破裂时，仍然会被植入于睫状沟。David Chang 博士和美国白内障和屈光手术学会（ASCRS）白内障临床委员会曾报道了一系列位置不佳的 SPA 人工晶状体患者[8]。植入于睫状沟内的 SPA 人工晶状体襻部呈厚方形边缘，会导致慢性葡萄膜炎、青光眼和出血等一系列问题。

处理与 SPA 人工晶状体相关问题的策略就是在条件允许的情况下，把较厚的 SPA 襻部从睫状沟取出，通过调位把两个襻都放到囊袋内。但如果眼部条件不好，就将 SPA 人工晶状体取出，植入更适合睫状沟内植入、更大规格的三片式 IOL。在 Chang 等的一系列脱位的 SPA 人工晶状体中，有几例病例存在一个襻位于囊袋中而另一个襻位于睫状沟的现象。在这种情况下，可以先使用眼用黏弹剂将襻部从囊袋内分离出来，再进行 SPA、IOL 取出[8]。Samuel Masket 描述了一种技术（仅个人交流用），简单地切断并取出位于睫状沟内的襻部，将 SPA 剩余部分留在囊袋中。在某些情况下也可以用眼用黏弹剂重新形成囊袋，并将位于睫状沟内的襻部调位植入在囊袋的适当位置。

（四）脱位 / 偏中心人工晶状体

人工晶状体取出最常见的原因是偏中心或脱位[1]。人工晶状体的偏中心是指虽然 IOL 位于正确的平面位置，但不居中。人工晶状体偏中心，尤其是发生在术后早期，往往是由于一个襻位于睫状沟而另一个襻位于囊袋内。少数情况下可能是由于襻部受损，特别是对于常用的 IOL。当所植入的人工晶状体襻部过短（< 12.5mm）时，如果将两个襻部都植入于睫状沟内后，所导致的偏中心更为常见。人工晶状体脱位可能是由于 IOL 位置后移（IOL 移位）所致，这通常是由于晶状体悬韧带的松弛和断裂引起的，可以发生在人工晶状体植入后数年。

通常最好的处理策略是缝合或重新固定现有的人工晶状体（表 8-2），而不是取出。有些情况下利用现有的残留囊膜可以简单地重新定位和缝合 IOL。但更常见的情况是将已偏中心的人工晶状体从残留的囊袋中分离出来，缝合到虹膜或巩膜上，或固定在巩膜层间，如第 14 章所述。有可能的情况下尽量缝合现有的人工晶状体，这通常是最好的方法，因为它最大限度地减少了置换过程对眼的伤害。

最困难的情况之一是 IOL 位于囊袋内，但是晶状体囊袋本身是松弛的，这种情况似乎更常见。在假性晶状体囊膜剥脱、葡萄膜炎、外伤或其他原因导致的悬韧带松弛的患者中尤其明显。在这种情况下，手术医生有 3 种选择：①将人工晶状体和囊袋一起缝合到巩膜上；②从囊袋中取出人工晶状体，仅将 IOL 固定在巩膜或虹膜上；③将人工晶状体取出。所作选择的方式取决于人工晶状体的类型、囊袋中残留晶状体皮质的量及患者的年龄。

（五）UGH 综合征

葡萄膜炎 - 青光眼 - 前房积血（uveitis-glaucoma-hyphema，UGH）综合征的方式与和色素膜和 IOL 的接触有关。UGH 综合征中的葡萄膜炎症是由于人工晶状体（通常是襻部）与虹膜或睫状体接触引起的。前房积血或玻璃体积血来自虹膜、睫状体或房角部血管的偶发性损伤。青光眼则继发于葡萄膜炎、葡萄膜炎的激素治疗、色素播散、出血或对房角结构的直接损伤。

在前房型人工晶状体植入比较普遍的时代，UGH 综合征是仅次于因大泡性角膜病变进行人工晶状体置换的第二常见指征[2]。随着后房型人工晶状体开始成为主流，UGH 综合征变得少见了，但仍然需要重视。植入在睫状沟内的后房型人工晶状体是 UGH 综合征的高危因素，尤其对于悬韧带疏松的患者[7]或对于所植入

表 8-2　人工晶状体（IOL）偏中心

IOL 位置	导致偏中心的常见原因	IOL 置换策略	固定原有 IOL 的策略
两个襻均位于稳固的囊袋内	囊袋皱缩 晶状体襻损坏 两个晶状体襻实际均未位于囊袋内	将 IOL 从囊袋中游离 取出 IOL 新的 IOL 固定于睫状沟	将 IOL 从囊袋中游离出来并缝合于虹膜 调整前囊
两个襻均位于松弛的囊袋内（脱位）	悬韧带松弛	扩大切口取出囊袋和 IOL 将 IOL 从囊袋中游离出来并取出 IOL 新的 IOL 固定于前房	将 IOL/ 囊袋缝合于巩膜 将 IOL 从囊袋中游离缝合于虹膜 将 IOL 从囊袋中游离缝合 / 胶合固定于巩膜
三片式 IOL 一襻位于囊袋内，另一襻位于睫状沟	植入位置不正确	将 IOL 的光学部及一个襻从囊袋中游离出来并取出 IOL 大部，新的 IOL 固定于睫状沟	将 IOL 的光学部及一个襻从囊袋中游离出来，植入于睫状沟
SPA IOL 一襻位于囊袋内，另一襻位于睫状沟	植入位置不正确	将 IOL 的光学部及一个襻从囊袋中游离出来并取出 IOL 大部，新的 IOL 固定于睫状沟	分开囊袋 将两个襻均植入于囊袋内 切断位置不正确的晶状体襻，余下部分位于囊袋内
三片式 IOL 两襻均位于睫状沟	IOL 过小 悬韧带松弛	IOL 往往是游离的 新的 IOL 采用体积较大的三片式	将 IOL 缝合于虹膜 将 IOL 胶合于巩膜（Agarwal 技术） 将 IOL 缝合于巩膜
SPA 两襻均位于睫状沟	植入位置不正确	IOL 往往是游离的 新的 IOL 采用三片式固定于睫状沟，或采用传统的光学部夹持固定法	分开囊袋 将两个襻均植入于囊袋内

SPA. 单片式丙烯酸材料
引自 Oetting TA. Explanting a posterior chamber intraocular lens. In: Agarwal A，Narang P, eds. Phacoemulsification. New Delhi: JayPee Highlights Medical Publisher; 2012:510–515

SPA 人工晶状体襻部设计为宽阔方形的患者[8]。在晶状体悬韧带松弛的情况下，即使后房人工晶状体完全植入在囊袋内，由于人工晶状体活动刺激虹膜也可能导致 UGH 综合征。作者通常会把一个引起 UGH 的后房型 IOL 换成一个前房型 IOL，同样也会把一个引起 UGH 的前房型 IOL 换成一个后房型 IOL。

三、游离囊袋内的人工晶状体

人工晶状体取出的难易程度主要取决于人工晶状体在囊袋内的存留时间。度数错误的人工晶状体，如果在囊袋内植入仅几周时间，是很容易被取出的。但在囊袋内植入多年的人工晶状体则较难取出。此外，在后囊膜完整的患者中取出人工晶状体远比已经用 YAG 激光后囊膜切开的患者容易。当 IOL 植入在睫状沟时，它通常不会粘连在囊膜上，很容易被移除。

把人工晶状体从囊袋内取出的第一步是要在 IOL 和囊袋之间进行分离。作者喜欢使用具有较好黏性和弥散性的 OVD（如 Viscoat），尤其是当后囊膜不完整时。如果人工晶状体，已经在囊袋里植入一段时间（例如，超过 1 年），建议使用 27G 针连接到 Viscoat 注射器，将针的尖端置于前囊膜下，然后注入 OVD 开始分离（图 8-1）。有时作者用显微镊［如显微手术技术（microsurgical technology，MST）双微镊］掀起囊膜允许套管接近并进入前房平面以下，进行钝性分离（图 8-2）。作者也习惯使用一个与 OVD 注射器相连的扁平水分离套管进行钝性分离，因为套管的扁平表面使其更容易进入囊袋和 IOL 之间，并且仍允许 OVD 注入。

在进行人工晶状体游离时，手术医生的大部分注意力应该集中在如何通过黏弹剂来分离人工晶状体的襻部。如果后囊膜完好无损，OVD 可以沿着光学部注入，这样后部附着的光学部很容易被松解。然而游离襻部往往是非常困难的。应大量使用 OVD 进行分离，在前囊和后囊处进行分离，并尽可能在后囊区用黏弹剂进行分离。当确认游离了囊膜与襻部的粘连后，就可以尝试进行顺时针旋转人工晶状体，让 IOL 的襻部与囊膜彻底分离开。如果襻部粘连过紧，就可以切断襻部，以松解人工晶状体。通常断的襻部会先保留在囊袋内，人工晶状体光学部被移除。在光学部取出后，襻部会更容易取出来，因为这种情况下就有一个更好的操作角度来通过前后囊粘连形成的隧道将其取出。

四、人工晶状体取出策略

（一）制作新的 6mm 切口

有时，最有效的方法是简单地做一个 6.0mm 的切口后取出游离的人工晶状体。聚甲基丙烯酸甲酯（PMMA）材料的人工晶状体光学部是一种难以切开的光学材料，切开过程中会产生碎片，因此将其整体去除是最明智的方法。PMMA 人工晶状体一般是使用年代较久的后房人工晶状体、前房人工晶状体和类似 CZ70 的襻部带孔的人工晶状体。PMMA 人工晶状体的光学部直径通常是 6 ~ 7mm，如果手术医生计

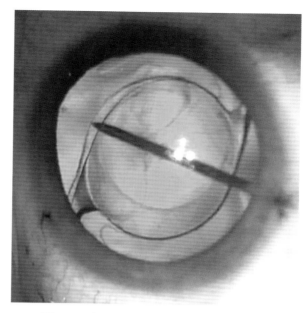

▲ 图 8-1　在 Viscoat 注射器上附着一根 27G 针，用针的尖端插入囊膜下，注入黏弹剂，开始进行黏弹剂分离

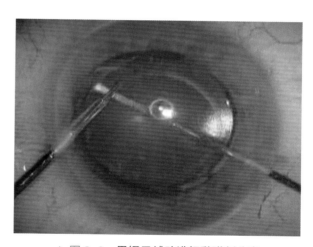

▲ 图 8-2　用镊子辅助进行黏弹剂分离

划进行置换并植入一个前房人工晶状体，那么完成一个大切口是必要的。

良好的短巩膜隧道切口长度约为 6.0mm，非常稳定。作者建议先完成一个球结膜的环形切开，并使用烧灼器烧灼止血。使用一个月形刀片制作一个 1/3 巩膜深度的巩膜隧道，在中央部非常接近角膜缘，在 6mm 的隧道两边位于角膜缘后约 1mm（图 8-3）。切口构建要在进入眼内之前完成，这样制作的隧道闭合会很

紧密。当然，也可以用 10-0 尼龙线间断缝合 2 ～ 3 针将将其密闭。

（二）重新折叠人工晶状体

高折射率的丙烯酸人工晶状体（如 MA60、SA60 和 SNWF）可以通过透明角膜切口用折叠镊在眼睛内重新进行折叠后取出。经典的重折叠技术是通过侧切口在人工晶状体光学面的

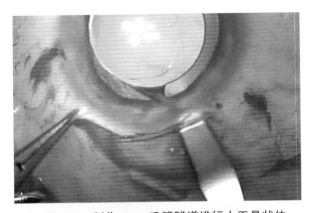

▲ 图 8-3　制作 6mm 巩膜隧道进行人工晶状体取出

下方放置一个压板，通过 3.5mm 的主切口把一个人工晶状体折叠镊伸入前房并放置在人工晶状体光学部的上方（表 8-3）。把压板向上抬起的同时张开折叠镊并下压向人工晶状体光学部，从而完成前房内人工晶状体折叠（图 8-4）。将弥散性的黏弹剂注入人工晶状体光学部的上方和下方，以保护囊膜和角膜内皮。一旦折叠，人工晶状体就可以通过 3.5mm 的主切口取出。重新折叠的人工晶状体只适用于薄的丙烯酸人工晶状体，如单片和三片式的 Alcon 系列人工晶状体，并不适合用于较厚的丙烯酸人工晶状体（如 AR40）及表面过于光滑的人工晶状体，如硅胶的三片式人工晶状体（如 SI30）。

波士顿眼科顾问 Bonnie Henderson 提出了一种有意思的折叠法来完成高折射率的 SPA 人工晶状体的折叠，如 Alcon SN60WF IQ。Henderson 医生介绍的技术是通过 2.5 ～ 3.0mm 的切口牵拉人工晶状体外露的一个襻（用 0.12 或类似大小的有齿镊），同时在眼内用人工晶状体调位钩将光学部向与切口相对 180° 的方向推

表 8-3　取出人工晶状体（IOLs）

IOL 类型	取出技术	举例
SPA AcrySof	在前房内重新折叠；从 3.5 ～ 4.0mm 切口中取出 Henderson 技术（3mm） 在前房中切开（3mm）	SN60WF SA60AT
三片式 AcrySof	在前房内重新折叠；从 3.5 ～ 4.0mm 切口中取出 在前房中切开（3mm）	MA60AT
其他可折叠晶状体（各种材料类型）	在前房中切开（3mm）	AR40 SI30 CQ2015
板式襻（硅树脂或 Collamer 胶原聚合材料）	在前房中切开（3mm） Henderson 技术（3mm）	Nanoflex
钙化混浊的可折叠 IOL	制作 6.0mm 切口	
PMMA	制作 6.0mm 切口	AC IOL

PMMA. 聚甲基丙烯酸甲酯；SPA. 单片式丙烯酸材料
引自 Oetting TA. Explanting a posterior chamber intraocular lens. In: Agarwal A, Narang P, eds. Phacoemulsification. New Delhi: JayPee Highlights Medical Publisher; 2012:510–515

挤（图 8-5）。人工晶状体会发生折叠，并从眼内被拉出来。板状襻的硅胶人工晶状体也可以用类似的方法取出。

（三）切开人工晶状体

有几种方法可以切开人工晶状体，从而使光学部变得足够小，可以通过小切口取出。经典的方法是只切开 2/3 的人工晶状体，使其看起来像"吃豆人"的形状，然后旋转人工晶状

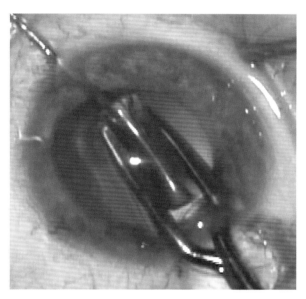

▲ 图 8-4　人工晶状体在眼内进行折叠

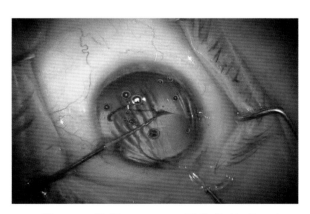

▲ 图 8-5　根据 Henderson 医生的技术，在 2.5 ～ 3.0mm 的切口上（用 0.12 或类似大小的有齿镊子）拉动外露的人工晶状体襻部，同时用一个调位钩将人工晶状体光学部向与切口相对 180° 的方向推挤

体通过切口。更常见的方法是将人工晶状体完全剪切成两部分或三部分，然后逐一取出。作者更倾向使用 Osher 锯齿刀（图 8-6）。可以通过这个切割器来固定人工晶状体的襻部，防止人工晶状体移动。作者也经常使用 MST Duet 显微镊通过穿刺口来夹住人工晶状体，同时用 MST 人工晶状体切割器将其从主切口切开。镊子可以确保在切割人工晶状体的时候不会因为发生倾斜引起角膜损伤（图 8-7）。如果用两者联合操作，可以用 Vannas 剪来切割大部分人工晶状体。

（四）人工晶状体支架

Narang 等描述了一种在人工晶状体置换过程中保护后囊膜的创新方法[9]。首先将新的人工晶状体植入在原人工晶状体下作为支架，可以在切开人工晶状体光学部的同时保护后囊膜。这种方法在激光后囊膜切开术后或其他后囊膜损伤的情况下尤其适用，因为不完整的后囊膜增加了人工晶状体碎片向后坠落的可能性。Amar Agarwal 向大家分享一种 IOL 支架方法（图 8-8），在切开前将三片式人工晶状体放在 SPA 多焦点人工晶状体的下面。

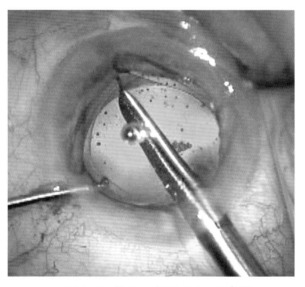

▲ 图 8-6　带 Duet 镊的 Osher 切割器

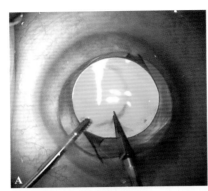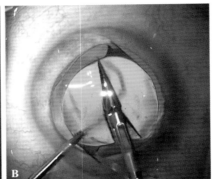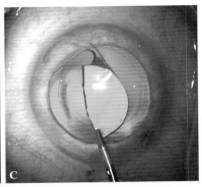

▲ 图 8-7　人工晶状体（IOL）切开术

A 和 B. 用 Duet 镊将 IOL 切成两半；C. Duet 镊将人工晶状体切成两半，取下最后一半

五、植入新的人工晶状体

（一）人工晶状体的选择

即使 IOL 置换并非是由于屈光度的原因，但更换人工晶状体的同时确实也提供了一个修正 IOL 度数的机会。与患者讨论置换后的屈光度是非常重要的。可以通过回溯所有的资料（特别是角膜曲率测量），来寻找屈光误差的原因，因此通过人工晶状体置换能够达到一个意

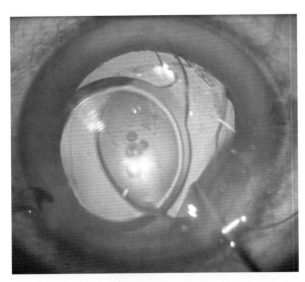

▲ 图 8-8　人工晶状体（IOL）支架

用于人工晶状体置换，在多焦点人工晶状体下植入三片式人工晶状体，然后切开多焦点人工晶状体并取出。三片式人工晶状体作为支架，防止后囊损伤（图像由 Amar Agarwal 提供）

想不到的屈光效果。通常情况下，还可能发现一段缺失的历史信息（测量前戴着硬性隐形眼镜），或者一个书写错误（从设备转录到公式），从而可以清楚地解释术后的屈光偏差。作者的经验是，新的人工晶状体屈光度的误差大约是眼镜折射误差的 1.5 倍。例如，如果眼镜屈光不正是 2D 的近视，则人工晶状体的屈光度应降低约 3D。

（二）植入新的人工晶状体

其他章节将概述在有限的囊膜支撑下完成人工晶状体植入的技术。值得提醒读者的是，虽然有一些技术可以帮助在没有囊膜支撑的情况下完成人工晶状体植入（如纤维蛋白胶粘固定的人工晶状体、虹膜缝合的人工晶状体等），但没有证据表明这些技术优于一个植入良好的前房型 IOL[10]。理想状态下，IOL 的位置应该是在囊袋内，或者将三片式 IOL 襻部置于睫状沟，光学部位于囊袋内[7]。

囊袋或睫状沟内注入常规黏弹剂。囊袋完全打开之前，人工晶状体已经被游离了，所以囊袋会需要进行进一步的分离。囊袋完全打开后，如果存在囊袋收缩或轻微的悬韧带脆弱的情况，可以考虑手术植入囊袋张力环（CTR）。当植入多焦点人工晶状体时，居中性是特别重要的，CTR 会有助于防止散光型人工晶状体发

生旋转。作者考虑到目前或后期可能发生的悬韧带脆弱情况的病例会使用 CTR，并选择传统的三片式人工晶状体，将襻部植入在睫状沟，光学部向后嵌入囊袋内。

六、结论

对于眼前段医生来说，掌握人工晶状体置换技术是非常重要的。人工晶状体置换的适应证包括植入错误屈光度的人工晶状体、发生视觉异常（如光晕、眩光和视觉困难）、人工晶状体偏中心/脱位、人工晶状体发生混浊和出现 UGH 综合征等。一般来说，如果对现有的人工晶状体进行调位固定，要比人工晶状体置换更安全。随着时间的推移，人工晶状体从囊袋中

取出会变得越来越困难，因为囊袋与襻部的粘连会越来越紧。人工晶状体可以通过一个小切口从眼内取出，方法是折叠或切开人工晶状体，也可以简单地通过一个大切口取出。

七、关键点

➤ SPA 人工晶状体是最常见的被置换的 IOL。

➤ 屈光性 IOL 置换最常见于术后 2 个月内。

➤ 人工晶状体置换最困难的部分是将襻部从囊袋中游离出来。

➤ 激光后囊切开术使人工晶状体置换更加困难。

➤ 可以考虑使用人工晶状体支架技术。

参考文献

[1] Mamalis N, Brubaker J, Davis D, Espandar L, Werner L. Complications of foldable intraocular lenses requiring explantation or secondary intervention–2007 survey update. J Cataract Refract Surg. 2008; 34(9):1584–1591

[2] Oetting TA. Uveitis-glaucoma-hyphema (UGH) syndrome. In: Randleman and Ahmed, eds. Intraocular Lens Surgery. New York, NY: Thieme Publisher; 2016:112–116

[3] Oetting TA. Explanting a posterior chamber intraocular lens. In: Agarwal A, Narang P, eds. Phacoemulsification. New Delhi: JayPee Highlights Medical Publisher; 2012:510–515

[4] Jin GJ, Crandall AS, Jones JJ. Intraocular lens exchange due to incorrect lens power. Ophthalmology. 2007; 114(3):417–424

[5] Davison JA. Positive and negative dysphotopsia in patients with acrylic intraocular lenses. J Cataract Refract Surg. 2004; 26:1346–1355

[6] Geneva II, Henderson BA. The complexities of negative dysphotopsia. Asia Pac J Ophthalmol (Phila). 2007; 6(4):364–371

[7] Kemp PS, Oetting TA. Stability and safety of MA50 intraocular lens placed in the sulcus. Eye (Lond). 2015; 29(11):1438–1441

[8] Chang DF, Masket S, Miller KM, et al. ASCRS Cataract Clinical Committee. Complications of sulcus placement of singlepiece acrylic intraocular lenses: recommendations for backup IOL implantation following posterior capsule rupture. J Cataract Refract Surg. 2009; 35(8):1445–1458

[9] Narang P, Steinert R, Little B, Agarwal A. Intraocular lens scaffold to facilitate intraocular lens exchange. J Cataract Refract Surg. 2014; 40(9):1403–1407

[10] Wagoner MD, Cox TA, Ariyasu RG, Jacobs DS, Karp CL, American Academy of Ophthalmology. Intraocular lens implantation in the absence of capsular support: a report by the American Academy of Ophthalmology. Ophthalmology. 2003; 110(4):840–859

第9章　背驮式人工晶状体

Piggyback Intraocular Lens

Johnny L. Gayton　Riley N. Sanders　Val Nordin Sanders　**著**

王洪涛　**译**

摘　要

本章讨论了背驮式人工晶状体（IOL）的适用性，包括计算背驮式 IOL 屈光度的方法、植入技术及其优缺点。1992 年，第一例同期背驮式人工晶状体植入术（IOL）采用囊袋 / 睫状沟技术在 1 例小眼球患者的眼内进行。为了改进计算结果，将程序修改为囊袋 / 囊袋定位。这导致了人工晶状体之间混浊的发生。为了预防这一并发症，手术技术回到原来的囊袋 / 睫状沟的人工晶状体定位。由于改进的人工晶状体植入技术和计算方法，目前很少进行同期背驮式人工晶状体操作。二期背驮式 IOL 植入是一种更为常见的矫正方法，可用于矫正人工晶状体眼的屈光不正和视功能障碍，并可使患者术后具有多聚焦性。

关键词： 同期背驮式 IOL，二期背驮式 IOL，有效晶状体位置，折射率公式，晶状体间混浊，IOL 眼屈光不正

一、起源

1992 年，一名 31 岁男性患双侧先天性小眼球，急需治疗。他被佐治亚州雇用，他们最近为他的职位规定了裸眼视力 20/60 的视力要求。眼镜处方为 +19.25+0.25×054（右眼）和 +19.52+0.25×145（左眼），双眼的最佳矫正视力为 20/50。他患有轻度核性白内障和屈光性弱视。经检查，眼轴长分别为右眼 15.80mm 和左眼 15.50mm。右眼角膜屈光度为 46.50D，左眼角膜屈光度为 46.50/47.25D。使用 Sanders–Retzlaff–Kraff（SRK）/T 公式进行了计算，结果

显示需要约 46D 的 IOL 植入才能实现术后正视。在 20 世纪 90 年代，人工晶状体的屈光度范围被限制在 10～30D，只适用于正常眼轴长度范围。我们无法找到一家制造商愿意或能够为这些小眼球患者生产如此高度数的人工晶状体。

经过深思熟虑，为他提供了植入两枚 IOL 的方案，即一枚三片式平凸面的人工晶状体，平面向前植入在囊袋内，另一枚三片式平凸面人工晶状体，平面向后植入在睫状沟内。经过仔细考虑和征求第二意见后，他同意了，因为这是他唯一的选择。先在后面植入一个 25.0D 的人工晶状体，然后再在前面植入一个 20.0D

的人工晶状体。因为作者严重低估了所需的人工晶状体的屈光度，这导致了第一次术后背驮式人工晶状体需要进行置换。将 20D 的透镜换成 30D 的人工晶状体，最终得到的屈光度为+1.75，+1.00×95。根据第一只眼睛的结果，在另一只眼睛上分别在后部植入了一枚 28.0D 的人工晶状体，在前部植入一枚 30.0D 的人工晶状体。术后的屈光度为 –1.25，+1.00×60，最佳矫正视力 20/50。他的双眼裸眼视力是 20/60，他能够继续工作直到退休。由此诞生了背驮式人工晶状体植入（图 9–1）[1]。

二、屈光因素

以第一种情况为例，现有的人工晶状体计算公式对于极长或极短的眼睛是不准确的。现有的 A 超技术在长眼轴眼和短眼轴眼也没有那么精确。短眼轴眼的测量误差会导致屈光不正的放大。当时领先的人工晶状体度数顾问（Holladay 和 Hill）开始分析这些早期结果，并在现有的计算公式中取得重大进展。Jack Holladay 博士和 Jim Gills 博士建议将两个人工晶状体都植入在囊袋里，通过控制有效人工晶状体位置来提高 IOL 度数的准确性。由于晶状

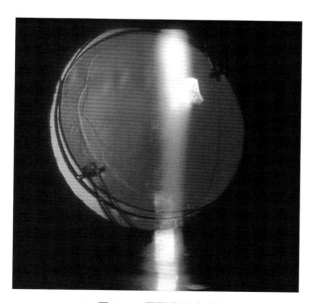

▲ 图 9–1　同期背驮式术后

体囊袋比 IOL 大许多，这种操作是很容易做到的。随着双 IOL 囊袋内定位和人工晶状体计算软件的发展，术后屈光结果的可预测性得到了显著提高。Holladay R IOL 顾问专门为同期和二期背驮式手术创建了一个计算模块（屈光趋势公式）。在 Holladay R 的开发之前，在我们的实践中，13% 接受背驮式人工晶状体植入的眼睛需要二次人工晶状体置换来矫正屈光不正。因为存在需要进行 IOL 置换的可能，高度远视患者进行该手术需要谨慎。要先选择非优势眼进行手术，这样可以通过术后的屈光结果来计划优势眼的手术方案。

高度数的聚甲基丙烯酸甲酯（PMMA）人工晶状体在 20 世纪 90 年代末开始普及，但背驮式 IOL 仍然是很好的选择。高度数人工晶状体的光学部有明显的像差，并且植入时需要更大的切口。此外由于难以精确测量，仍然存在需要进行 IOL 置换的可能。当两个背驮式人工晶状体的中心正确对齐时，它们确实比单个高度数人工晶状体能够提供更好的光学质量。此外，在屈光矫正时，更换睫状沟植入的人工晶状体比更换囊袋内植入的人工晶状体更为安全。

三、手术并发症

在远视眼的眼睛上进行手术存在固有的并发症，因为前房越浅，手术操作空间越小。玻璃体内的压力增高、后囊破裂、虹膜脱出、脉络膜渗漏、房水迷流等均有报道[2]。为了减少虹膜脱出的可能性，角膜隧道应该更靠前，静脉注射甘露醇也应该考虑使用。作者建议先做一个侧切口和一个颞部自闭的角膜切口。超声乳化切口的构建要求使进入前房的内口在角膜缘前 2mm。刀片从角膜缘开始，通过基质隧道，通过 Descemet 膜进入。这个 2mm 长的隧道对于避免虹膜脱出很重要。在前房内填充足量黏弹剂后进行囊膜切开，否则会增加囊膜纵向裂开的风险。一旦发生囊膜放射状裂开对小

眼球的危害是极大的。

远期并发症

此后背驮式 IOL 手术越来越受欢迎，并开始在世界各地实施。在 3 年的时间里这项技术获得了成功，并发症通常与残留屈光不正有关。Douglas Koch 告诉作者，他观察到人工晶状体之间有细胞生长的病例 [3]。此后作者也逐渐观察到 IOL 层间出现混浊的情况，并发症不仅包括出现的远视屈光转变，还包括背驮式人工晶状体之间混浊所致的明显视力下降（图 9-2），Joel Shugar 博士也注意到了这一点。

我有两例患者取出的丙烯酸人工晶状体发现融合现象（图 9-3）。他们被送到 David Apple 博士的眼科病理研究所进行分析。在背驮式晶状体之间的不透明膜状物质的组织病理学鉴定为残留的再生皮质和增殖的晶状体上皮细胞，以及囊泡样细胞。病例检查和后囊膜下白内障和典型的"珍珠"型后囊膜混浊（posterior capsule opacification，PCO）的病理极为相似。两组伴有 ILO 的人工晶状体经过分析均与两枚后房型人工晶状体经较小的撕囊口植入囊袋有关，其边缘与前方的人工晶状体光学部边缘发生了 360° 重叠。此外，这些人工晶状体材料是 AcrySof，前方人工晶状体的前表面与前囊边缘，以及后方的人工晶状体的后表面与后囊膜之间都发生了生物性黏附 [4]。相对密闭的空间将人工晶状体固定在一个封闭的微环境中，细胞只能聚集在 IOL 之间的空间内。

四、晶状体间混浊的治疗

Joel Shugar 博士研究表明只有当前囊与前 IOL 的前表面被 360° 覆盖时，晶状体上皮细胞才会在背驮式人工晶状体之间迁移生长 [5]。就像在混凝土裂缝中生长的草。残留的晶状体上皮细胞会沿阻力最小的道路移行。当一枚人工晶状体在囊袋里，一枚人工晶状体在睫状沟时，就很少出现这种问题。当两枚人工晶状体都在囊袋内时，大直径的撕囊孔使前囊膜没有与前部人工晶状体发生 360° 接触，也不会出现这种问题。这两种方法可以预防和治疗人工晶状体间的混浊。

当时，我们有 167 例背驮式 IOL 的病例，随访了 2 年或更长时间。有 35 例发生了人工晶状体层间混浊（ILO），23 例接受了治疗。其中 11 眼用 Nd:YAG 激光进行囊膜切开（图 9-4，图 9-5）；3 只囊膜切开的眼，治疗后人工晶状体之间混浊物质吸收，前方的人工晶状体复位入睫状沟 [6]；3 只眼需要将两枚人工晶状体都取出；3 只眼的前方人工晶状体能够重新调位到

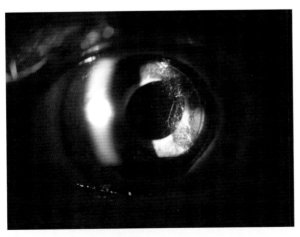

▲ 图 9-2　密集的人工晶状体间质膜形成

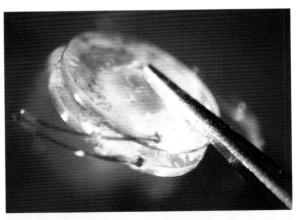

▲ 图 9-3　取出的人工晶状体融合在一起（图像由 MD. 的 David Apple 提供）

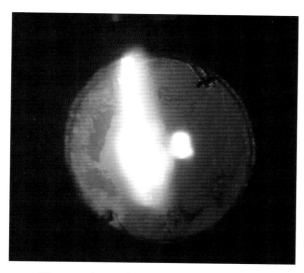

▲ 图 9-4　人工晶状体之间混浊（YAG 激光治疗前）

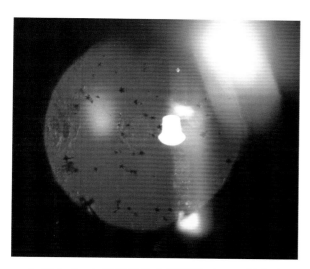

▲ 图 9-5　人工晶状体之间混浊（YAG 激光治疗后）

睫状沟；2 只眼更换了前方的人工晶状体；1 只眼更换了前方的人工晶状体；并做了囊膜切除和粘连松解。没有统一明确的治疗方法，因为每个患者都有独特的情况。一旦我们确定了并发症的原因，如果前囊膜覆盖在最前方的人工晶状体表面，我们就可以用 YAG 激光进行预防性治疗，以防止 ILO 的发生。虽然我们可以成功处理 ILO 的问题，但如果能够完全避免是最好的。

五、预防晶状体间混浊

为避免 ILO 的发生，可以选择以下 3 种方法植入背驮式人工晶状体。

• 前、后人工晶状体都植入囊袋内，撕囊孔要大于前方人工晶状体的光学面直径。

• 将后方的人工晶状体完全植入袋内，前方的人工晶状体襻植入袋内，光学部则置于撕囊口外。

• 后方的人工晶状体植入在囊袋内，前方的人工晶状体植入睫状沟。这是最普遍和最容易做到的。按照这个操作，再仔细清除晶状体皮层，就可以预防 ILO。

在解决 ILO 的问题后，背驮式人工晶状体重新流行起来，主要用于治疗人工晶状体眼屈光不正的方法。较小的屈光偏差一般使用三片式硅胶人工晶状体。较大的屈光偏差可以使用光滑边缘的三片式丙烯酸酯人工晶状体。IOL 折射率越高，光学部就越薄。较高屈光度的硅胶人工晶状体更容易造成瞳孔阻塞。背驮式人工晶状体瞳孔阻滞的治疗方法是行周边虹膜切开术或背驮式人工晶状体取出。边缘光滑的人工晶状体有利于防止发生虹膜色素脱落和色素播散。由于测量精度、人工晶状体的计算和术中像差的改进，以及高屈光度人工晶状体的的出现，现在已经很少采用同期背驮式人工晶状体植入的方法了。当进行背驮式人工晶状体植入术时，应选择前方的人工晶状体屈光度，使其能够随着需要增加或减少度数。

二期背负式应用

尽管白内障患者对术后屈光度的期望值很高，但大多数患者对术后 –2.0 ～ +1.0D 的屈光偏差还是能够耐受良好，中度的远视、近视、散光等屈光不正，可以使用通过 LASIK、SMILE 或 PRK 进行矫正[7]。一项回顾性研究表明，LASIK 手术可以使 93% 的病例达到和预期目标相差 0.5D 球面等效的效果，二期背驮式人工晶状体植入可以有 65% 的病例达到，而 IOL 置换则只有 31% 的病例可以达到[8]。LASIK 可能是最精确的方法，也是最低风险的方法，但并非所有的患者都适合。

从对于眼表的影响而言，人工晶状体类手术是较好的选择。但由于手术本身的风险，人工晶状体置换很少用于单纯的屈光残留，而多采用背驮式人工晶状体睫状沟植入来处理屈光偏差。

尽管生物测量技术的发展已经在很大程度上降低了眼轴长度测量的误差，但对于进行过屈光手术[PRK、放射状角膜切开术（radial keratotomy，RK）、LASIK]或穿透性角膜移植术（penetrating keratoplasty，PKP）的患者，如何获得角膜曲率测量的精确结果一直是一种挑战。术中使用像差测量（ORA 系统；Wave Tec 视觉）可以显著降低人工晶状体眼增强率（表 9-1），二期背驮式人工晶状体屈光度可以根据当前的折射度计算，因此比人工晶状体置换更容易预测。Holladay IIR 软件提供了简单的计算，屈光度数可以通过乘以 1.5（残留屈光度 + 期望，患者残留屈光度为 +3.0D，期望屈光度

为 -0.5D；选择屈光度为 $1.5 \times 3.5 = +5.25D$）。当估算近视误差时，公式为用 1.2 代入[9]。

多焦人工晶状体和 Toric 人工晶状体的使用越来越受到欢迎，尤其是在欧洲。屈光参差、散光、人工晶状体术后老花眼均采用二期背驮式人工晶状体植入进行治疗。目前，有三家公司专门生产低度数的人工晶状体，用于二次睫状沟植入。这些镜片分别是 Sulcoflex（Rayner Intraocular Lenses Ltd.，East Sussex，UK）、Add-On（HumanOptics，Erlangen，Germany）和 1stAdd-On（1stQ GmbH，Mannheim，Germany）。有非球面单焦点、多焦点、Toric 和多焦 Toric IOL。用屈光性多焦点人工晶状体来增强术后效果是令人期待的。背驮式多焦点人工晶状体的可行性为希望进一步提高视力的患者打开了一扇门。植入在睫状沟的人工晶状体不太容易偏中心，但如果患者受到多焦光学像差的困扰，可以将其取出[10]。

在有 PKP[11]、RK[12] 和 LASIK 手术史的患者中，背驮式人工晶状体长期以来被认为是治疗残留屈光不正的首选治疗方法。受损的角膜组织能够耐受角膜缘放松切口（limbal relaxing incision，LRI）或 PRK，但治疗效果的预测性

表 9-1　矫正人工晶状体眼屈光不正的注意事项

背驮式人工晶状体相较于激光视力矫正的优势	背驮式人工晶状体相较于 IOL 置换的优势	激光视力矫正的优势	IOL 置换相较于背驮式人工晶状体的优势
较少干眼	更精确	更精确	发生瞳孔阻滞的风险更低
无角膜瓣相关并发症	局部麻醉下更易于操作	无手术室（OR）费用	发生色素播散的风险更低
发生眼表问题的风险降低	发生囊袋撕裂及玻璃体溢出并发症的风险较低	眼内并发症的风险最低	
通常医保可覆盖，设备较费用较低	手术时间较短	矫正散光更容易	
	角膜内皮损害的风险较低		

IOL. 人工晶状体

远比植入睫状沟的人工晶状体差。Toric 人工晶状体也可以是一个很好的选择，特别是对于术中像差测定可以使用的患者。背驮式人工晶状体的另一种应用是年龄组为儿童的患者。当儿童必须接受白内障手术时，屈光不正会随着眼睛的生长而继续向近视方向漂移。相对低度数人工晶状体可以植入在睫状沟，一旦眼球完全发育，屈光消失，就可以将其取出 [9, 13]。

六、继发的背驮式人工晶状体并发症

虹膜对二期背驮式人工晶状体的光学夹持可发生在术后早期。这在接受硅胶人工晶状体的患者中最为常见。很大可能是这种人工晶状体的形状和厚度的原因。术后立即使用缩瞳药，并且避免在植入术后最初几个月进行散瞳，可以最大限度地减少这种并发症的发生。光学夹持可在裂隙灯下经局部麻醉后处理。可以用一根 30G 针通过自闭的方式插入前房，将人工晶状体的光学部推压回后房，然后滴入毛果芸香碱滴眼液，直到瞳孔直径小于光学部直径为止。术后几个月要继续使用毛果芸香碱滴眼液 [14]。

七、结论

综上所述，既往背驮式人工晶状体植入手术发展的主要原因现在已经不多见了。这是因为有了更高质量的人工晶状体和更精确的计算度数的方法。二期背驮式 IOL 植入手术仍然很常见。在美国通常被用来矫正人工晶状体的球镜偏差，特别是像差较差的情况下。在美国以外的地方，它们被用来为人工晶状体眼患者提供多焦性帮助、纠正散光、矫正球镜偏差。希望这些背驮式人工晶状体的改进有一天能得到更广泛的应用。尽管背驮式 IOL 植入手术被广泛认为是安全有效的，但也会存在并发症。正确的术前评估和患者同意及术后密切的随访是成功的关键。

八、关键点

➤ 良好的手术技术对于成功的同期和二期背驮式人工晶状体植入至关重要。

➤ 二期背驮式人工晶状体植入术可提高白内障手术患者屈光期望。

➤ 适当的术前评估、同意和随访是获得成功和最佳手术结果的关键。

➤ 手术后患者的人工晶状体屈光度计算比较困难，通常这些患者对白内障手术后屈光结果的要求更高。

➤ ILO 通常是可以避免的，如果发生，也可以接受治疗。

参 考 文 献

[1] Gayton JL, Sanders VN. Implanting two posterior chamber intraocular lenses in a case of microphthalmos. J Cataract Refract Surg. 1993; 19(6):776–777

[2] Utman SAK. Small eyes big problems: is cataract surgery the best option for the nanophthalmic eyes? J Coll Physicians Surg Pak. 2013; 23(9):653–656

[3] Jackson DW, Koch DD. Interlenticular opacification associated with asymmetric haptic fixation of the anterior intraocular lens. Am J Ophthalmol. 2003; 135(1):106–108

[4] Gayton JL, Apple DJ, Peng Q, et al. Interlenticular opacification: clinicopathological correlation of a complication of posterior chamber piggyback intraocular lenses. J Cataract Refract Surg. 2000; 26(3):330–336

[5] Shugar JK, Keeler S. Interpseudophakos intraocular lens surface opacification as a late complication of piggyback acrylic posterior chamber lens implantation. J Cataract Refract Surg. 2000; 26(3):448–455

[6] Gayton JL, Van der Karr M, Sanders V. Neodymium:YAG treatment of interlenticular opacification in a secondary piggyback case. J Cataract Refract Surg. 2001; 27(9):1511–1513

[7] Artola A, Ayala M, Claramonte P, Perez-Santonja J, Alió JL. Photorefractive keratectomy for residual myopia after cataract surgery. J Cataract Refract Surg. 1999; 25:1456–1460

[8] Fernandez-Buenaga R, Allio JL, Perez Ardoy AL, Pinill-Cortes L. Resolving refractive error after cataract surgery: IOL exchange, piggyback lens, or LASIK. J Cataract Refract Surg. 2013; 10:676–683

[9] Rubenstein J. Piggyback IOLs for residual refractive error after cataract surgery. Cataract Refract Surg Today. 2012. Available at: https://crstoday.com/articles/2012-aug/piggyback-iolsfor-residual-refractive-error-after-cataract-surgery

[10] Hoffman R. Sulcoflex IOLs Offer future options for refractive enhancements. 2010. Available at: https://www.eyeworld.org/

[11] Paul RA, Chew HF, Singal N, Rootman DS, Slomovic AR. Piggyback intraocular lens implantation to correct myopic pseudophakic refractive error after penetrating keratoplasty. J Cataract Refract Surg. 2004; 30(4):821–825

[12] Hill WE. Refractive enhancement with piggybacking IOLs. In: Chang DF, ed. Mastering Refractive IOLs: The Art and Science. Thorofare, NJ: Slack Inc; 2008;792–793

[13] Boisvert C, Beverly DT, McClatchey SK. Theoretical strategy for choosing piggyback intraocular lens powers in young children. J AAPOS. 2009; 13(6):555–557

[14] Gayton JL, Sanders V, Van Der Karr M. Pupillary capture of the optic in secondary piggyback implantation. J Cataract Refract Surg. 2001; 27(9):1514–1515

第 10 章　Toric 人工晶状体

Toric Intraocular Lens

Eric Clayton Amesbury　　Kevin M. Miller　著

王子扬　译

摘　要

白内障手术医生对超声乳化联合 Toric 人工晶状体植入术后的屈光不正要有充分准备。本章将讨论如何避免和处理术后屈光不正的一些技巧，并提供临床实例用于说明。

关键词：晶状体，IOL 植入，散光，超声乳化术，白内障，白内障摘除术，屈光手术，角膜，人工晶状体

一、概述

临床上相当一部分白内障患者存在显著的角膜散光。白内障手术的同时可以矫正散光，改善术后视力并减少对矫正眼镜的依赖。除了在陡峭轴位和外周角膜进行松弛切口（peripheral corneal relaxing incisions，PCRIs）外，Toric 人工晶状体植入可以较好地进行散光矫正。白内障手术医生应该准备好如何处理环曲面 IOL 植入后的屈光不正结果。本章将讨论如何避免和处理术后屈光不正的一些技巧，并提供临床实例用于说明。

二、术前规划

Toric 人工晶状体植入的术前规划需要评估存在的角膜状况，判断这可能会影响角膜曲率和屈光结果的因素，包括干眼症、翼状胬肉、Fuchs 角膜营养不良、Salzmann 结节变性、圆锥角膜、角膜移植术后、巩膜扣带术后和上皮基底膜营养不良等。在进行生物测量和选择 IOL 之前，需要识别和治疗这些疾病，使之有足够的时间来提起处理角膜和眼球表面的情况。

球面 IOL 屈光度计算不准确则会对 Toric IOL 植入的结果产生不良影响。虽然部分相干干涉法的光学生物测量技术对于眼球轴长的测量已经变得越来越准确，但是大多数设备中的角膜曲率测量对于确定总角膜屈光力的检测并不精确。对于经历过角膜屈光手术的眼睛，这些设备的检测准确性较低。圆锥角膜和其他角膜扩张症也会影响生物测量的准确性。此外，具有不规则散光的眼睛不适合用 Toric IOL 进行治疗。

应使用角膜地形图和断层扫描来识别这些

状况，可以作为光学生物测量法的补充方法对角膜屈率进行检查。手动角膜曲率测量也可用于结果比较。在完成 IOL 计算和选择之前需要寻找多种测量方法保证结果的一致性。与角膜曲率测量一样，眼球轴长测量也可能会有误差。光学生物测量不能穿透致密的白内障，因此偶尔也可能需要借助超声波检查。接触式超声波测量过程中的角膜压迫使得眼球轴长偏短，浸润式测量技术则可避免这个问题。过长或过短的眼睛对于 IOL 屈光度的准确计算是种挑战。使用"第三代"公式时，长眼轴（>26mm）需要额外的矫正因子。需要除眼轴和角膜曲率之外例如前房深度的计算公式，可以帮助提高准确性。SRK/T、Haigis、Barrett Universal Ⅱ、Holladay Ⅱ 和 Olsen 公式，对眼轴大于 26 mm 和 IOL 屈光度仅为 6.0D 或更高度近视患者的术后屈光结果预测较佳[1]。同样，对于短眼轴（<20mm），Hoffer Q 公式似乎比 SRK/T 更为准确，但仍需要进一步研究。Kapamajian 和 Miller 提出了对需要负屈光度 IOL 的眼睛也可以矫正[2]。

三、Toric 屈光度计算

早期的 Toric IOL 计算器已被证明不如大家想象的那么准确。一些错误来源于忽略了顶点对 Toric IOL 屈光度计算的影响。使用 Barrett Toric 人工晶状体计算器进行 Toric IOL 计算，或使用矢量分析添加到 Alcon 或 Holladay 计算器的 AbulafiaKoch 矫正法，这些方法据报道术后 77% ～ 78% 可达到预测散光屈光度偏差在 ±0.50D 的效果[3]。如果不直接测量角膜后表面散光，通常会高估顺规（with-the-rule，WTR）散光，低估逆规（against-the-rule，ATR）散光[4]。即使补偿角膜后表面的影响，我们也建议在计划进行 Toric 人工晶状体植入时欠矫 WTR 散光和过矫 ATR 散光。术后 0.3D 的残余 WTR 散光对于年龄有关的术后散光漂移

是可以接受的，并且对裸眼视力没有影响。此外准确估计手术引起的散光（surgically induced astigmatism，SIA）对计算很重要。我们建议切口宽度为 2.4 ～ 2.75mm 时使用 0.4D 的 SIA，降低较小切口的估计值。

四、手术注意事项

为防止眼球旋转性的影响，在术前准备期间进行手工标记：患者坐直，在 6 点钟位置完成单个角膜缘标记或在 3 点钟和 9 点钟位置处完成两个角膜缘标记。此外，将解剖特征与术中图像进行比较的术中导航系统（Alcon Laboratories Verion 和 ORA，Zeiss CALLISTO Eye，Clarity Medical Systems HOLOS IntraOp 和 TrueVision Systems TrueGuide）也是很有用的辅助手段。这些数字平台具有额外的功能，如 PCRI 的术中导航和手术切口定位。有些还能够进行术中像差测量。手工标记时，线确认用于 Toric 人工晶状体定位的目标子午线，再借助角膜压力环在术中进行标记。在一项研究中发现使用该方法的平均 IOL 定位误差约为 5%[5]。为尽量减少定位误差，必须注意避免让标记点扩散，并仔细地将眼睛的视轴与手术显微镜光轴对齐。在将 IOL 植入并旋转到目标轴位之后，仔细去除黏弹剂以降低术后 IOL 旋转的可能性。要避免术后前房变浅的情况，以免产生 IOL 旋转。手术最后一步，应该最终检查 IOL 与目标轴位的对齐情况。在小瞳孔患者，当取出瞳孔扩张器后，虹膜收缩会限制 IOL 定位的可视化，因此，植入 Toric IOL 的相对禁忌证。要提醒患者术后不要接触或摩擦眼睛，以避免引起 IOL 发生旋转。囊袋张力环的植入可以减少近视眼大囊袋中 Toric IOL 旋转的可能性。

五、屈光误差结果

在对侧眼手术之前，要明确先做手术的眼效果不理想的原因。这个过程需要从全面的检

查开始。除以往合并的眼部疾病，还应排除常见的术后并发症，如炎症和伤口延迟愈合等。此外还应确诊并治疗后囊膜混浊和黄斑囊样水肿。

晶状体源性散光会增加"全眼"散光并反映在术前屈光度中。但是术前散光规划中仅考虑了角膜散光。术后除了 IOL 或 Toric IOL 的偏心或倾斜，不应该再有其他原因的晶状体源性散光。

IOL 制造商允许存在 ±0.25D 的球镜屈光度误差范围，当与其他偏差叠加时，可能对视觉产生显著影响。IOL 倾斜、偏中心、植入位置偏差等均可能影响 Toric IOL 的有效屈光度。圆形且居中的撕囊，且大小刚好可以覆盖 IOL 的前缘是理想的情况，可以提供更可靠的结果数据，这也是手术医生进行数据分析的基础。使用矢量分析 Toric IOL 计算器，如 Barrett 在线计算器是有帮助的。

如果 Toric IOL 定位的目标子午线的计算和标记确定是正确的，就应该排除术后 IOL 的旋转的情况。可以通过散瞳后裂隙灯进行检查，要注意当头部完全直立时，Toric IOL 上的定位标记方向。连接到裂隙灯或像差测量仪的标记线可以帮助识别其轴位。术后早期的旋转对于早期平板形 Toric IOL 襻影响较大，特别是那些襻的长度比较短的患者。这类襻部很光滑，往往会旋转移位到囊袋的长轴上。相比而言，开环设计的 IOL 襻旋转频率较低。文献中关于偏位 Toric IOL 对柱镜屈光偏差的影响观点各有不同，通常认为，对于每一度轴位的偏差会导致角膜平面上的散光矫正效果降低约 3%。

六、处理残留屈光不正

非手术治疗方式包括佩戴矫正眼镜或软性角膜接触镜。不建议使用硬性角膜接触镜。

应根据具体情况考虑是否需要进行 IOL 调位。残留的柱镜度的大小很重要。如果 Toric IOL 在角膜平面的柱镜度较低，轴位偏差小于 5° 时，重新调位 IOL 的必要性不大。必须考虑到再次手术干预及眼内手术的风险。如果残留屈光度较大，即使很小的轴位偏差也会显著降低视觉结果，则需要进行重新调位。

用于矫正 Toric 人工晶状体植入术后屈光偏差的手术方案包括角膜屈光手术（松解切口、LASIK 和 PRK 等）、IOL 调位、IOL 置换和背驮式 IOL 植入。考虑残留散光的手术矫正时，评估晶状体囊袋的状态是很重要的。角膜屈光手术不依赖于完整的囊袋。通过角膜屈光手术可以有效地矫正低度数的残留屈光不正。在进行手术之前，我们建议等待 3 个月直至屈光状态稳定。PCRI 可以矫正高达 2.5D 柱镜的混合散光，可以使用手动刀片或飞秒激光辅助进行[6]。

较高度数的屈光不正则可以通过 IOL 调位或置换来采用。这种方法需要有完整的囊袋矫正，并且最好在术后早期进行，以避免囊膜纤维化。如果在一期手术时进行了前囊膜抛光，术后纤维化程度会减少并且更容易进行 IOL 的操作。如果残留等效球镜（SE）屈光偏差小于 0.5D，则可以考虑 Toric IOL 调位。尽可能尝试重新打开原来的切口。目的是将 Toric IOL 与术后角膜柱镜的陡峭轴对齐，而不是术前计算的原始目标子午线。当 SE 大于 0.5D 或 IOL 本身出现问题时，应进行 Toric IOL 置换。对于偏差大于 1D 的单纯近视或远视屈光偏差，可以考虑背驮式 IOL 植入进行矫正。与 IOL 置换相比，该方法造成 IOL 屈光度错误、囊袋破裂、玻璃体丢失和黄斑囊样水肿的风险均较低，色素播散风险也较低。关于背驮式 IOL，我们建议使用三片式、圆边硅凝胶材料的 IOL，例如 Staar AQ5010V，以避免发生纤维化和晚期远视漂移。但在悬韧带松弛的情况下，背驮式 IOL 植入降低 IOL 有效屈光度，导致显著的远视漂移。

七、临床实例

为了更好总结本章内容，我们列举了3例Toric人工晶状体植入后存在术后问题的患者。每个病例的情况不同，需要不同的处理方法。

（一）病例1：通过PRK增加视力

该患者有近视LASIK史，此后进行了双眼白内障摘除联合Toric人工晶状体植入术。患者在几个月前行Nd：YAG激光囊膜切开术，现主诉双眼视物模糊。检查发现双眼的中央后囊切开口都较小，周边囊膜仍有混浊，且右眼IOL上有几个小凹陷坑。在行双眼激光囊膜切开扩大后，眩光敏感度和夜间视力都得到改善。在随访时，患者愿意进行屈光矫正以改善未矫正远视力（uncorrected distance visual acuity，UDVA）。检查显示右眼UDVA为20/30的，左眼为20/25。右眼屈光不正为 –1.75 ± 0.50 × 144，矫正远视力（corrected distance visual acuity，CDVA）为20/15⁻¹。左眼的验光结果为 –1.75 ± 0.50 × 116，CDVA为20/20⁺²。角膜厚度测量分别为440μm和486μm。术前Pentacam角膜地形图（图10-1）。在讨论了这些结果后，我们决定进行左眼PRK增强以改善UDVA。如果患者无法适应所产生的单眼视觉，我们将在此后的某个时间对右眼再进行相同的操作以平衡两只眼觉。PRK术后1个月，患者对结果感到满意，并适用单眼视觉。UDVA右眼为20/40，左眼为20/15。左眼的残留屈光度为 –0.25 ± 0.50 × 030，CDVA不变为20/15。

讨论：在这种情况下，由于后囊膜不完整，IOL置换并不是一个好的选择。它不仅增加患者视网膜脱离和黄斑囊样水肿的风险，而且也不能进行Toric IOL置换，因此患者只会改善球镜偏差，但柱镜偏差会增加。即使在第一次手术后15年，LASIK操作也很容易进行，但术后上皮向内生长的风险会很高，并且手术会使后基质床变得更薄，从而有发生角膜扩张的风险。所以PRK是最合理的选择，因为它可以在不影响Toric矫正的情况下，减少近视偏差，并维持角膜的生物力学。

（二）病例2：Toric人工晶状体旋转

该患者有右眼巩膜扣带术治疗外伤性视网膜脱离的历史。随后发生巩膜扣带移位，棱镜未能解决斜视和复视的问题。随着时间的

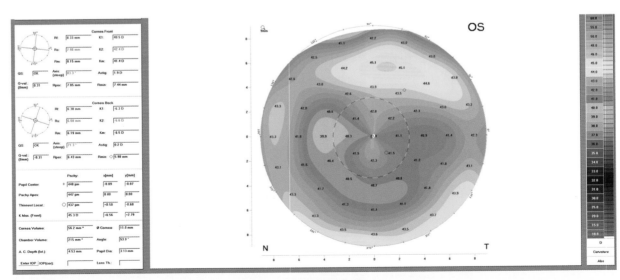

▲ 图 10-1　屈光性角膜切削术增强手术前的角膜地形图

推移，由于发生了白内障，患者对双眼视觉问题的困扰反倒减少。就诊时，右眼 CDVA 为 20/400，具有中度外斜视；左眼 UDVA 为 20/100^{-2}，右眼显然验光为 –5.25D 球镜；左眼为 –4.75 + 1.75 × 097。裂隙灯生物显微镜检查显示右眼为 4 级棕色白内障，伴有轻度虹膜晶状体震颤和瞳孔散大不良。由于白内障密度高，不能进行部分相干干涉测量，因此通过 A 型超声检查确定眼轴长度。Pentacam 角膜地形图显示右眼角膜前表面散光 3.3D、轴位 98.6°（图 10–2），角膜总散光 3.5D、轴位 99.5°。Alcon Toric 屈光度计算需要一个 98° 的 SN6AT8（图 10–3）。右眼进行了白内障超声乳化摘除联合和 Toric IOL 植入，以达到正视为目标。手术后 3 周，UDVA 为 20/80^{+2}，显然验光为 –2.25 ± 2.25 × 142，CDVA 为 20/25。角膜地形图基本没有变化。检查发现，Toric 光学部的轴位位于 80° 而不是 98°。如果通过 IOL 置换矫正 –1.125D（SE）近视屈光不正，那么双眼屈光参差会更严重，因此我们决定将 Toric IOL 旋转到正确的轴向。调位 1 个月后，UDVA 为

20/30^{-2}。右眼的显然验光为 –1.00 + 0.75 × 010，CDVA 为 20/25^{+2}。黄斑区光学相干断层扫描检查显示为正常的解剖结构。左眼 UDVA 为 20/100^{-2}，患者选择进行了白内障摘除术及 Toric IOL 植入，术后 UDVA 为 20/15^{-1}。患者对单眼视力感到满意，并且没有因右眼外斜视产生的复视而感到困扰。

讨论：在囊袋是完整的，并且不需要改变 IOL 的球镜屈光度或 Toric 部分屈光度的情况下，在白内障手术后相对短的时间内进行 Toric IOL 调位是一种合理的手术选择方案。另一种方法是角膜松解切口，使角膜柱镜的轴向与 Toric 柱镜的轴向一致。也可以进行角膜屈光手术，但必须是混合散光矫正，结果并不理想。如果后囊已经不完整，松解切口或角膜屈光手术将是更合理的选择。

（三）病例 3：Toric 人工晶状体置换

患者双眼视物模糊，右眼视力更差。否认重要眼部病史。右眼 CDVAs 为 20/40，左眼为 20/25，右眼验光为 +0.25，+ 2.50 × 005，左眼

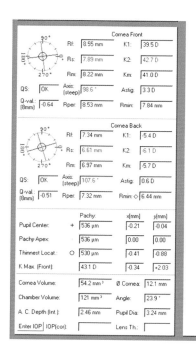
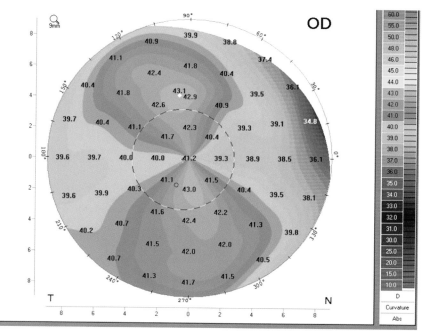

▲ 图 10–2　白内障摘除术前角膜地形图

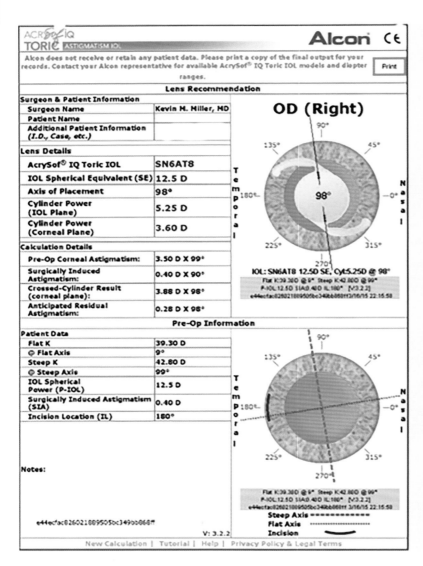

◀ 图 10-3　白内障摘除术前的 Alcon Toric 人工晶状体计算器

为 +0.25，+3.25×175。裂隙灯显微镜发现双眼存在混合型年龄相关性白内障。Pentacam 角膜地形图显示以前未发现的双眼圆锥角膜，呈轻度不对称的蝴蝶结型散光（图 10-4，图 10-5）。两只眼睛的轴位都没有偏斜。右眼中央角膜厚度为 473μm，左眼为 433μm。患者拒绝选择硬性隐形眼镜，由于角膜散光只是轻度不对称，因此我们仍然决定选择双眼植入 Toric 人工晶状体。Alcon Toric 计算结果为右眼使用 SN6AT7（图 10-6）。手术后第 8 天，UDVA 为 20/30。手术后两周，患者主诉视力下降，UDVA 下降到 20/60，显然验光为 –3.00 + 3.25×138，DCVA 为 20/25^{+1}。在检查时，IOL 上的 Toric 标记定向为 108°，而目标子午线为 130°。经过进一步观察，UDVA 稳定在 20/80^{-2}，并且基本保持不变。我们选择置换 IOL 而不是旋转 IOL，因为除了可以改善术后角膜散光外，还可以纠正近视屈光不正。Berdahl & Hardten Astigmatism Fix 计算器如图 10-7 所示。Barrett Toric 计算器如图 10-8 所示，进行了 Toric IOL 置换。通过虹膜恢复器将原 IOL 在眼内重新折叠，并通过略微扩大的超声乳化手术切口取出。将 Alcon SN6AT9 IOL 植入并定位在 130°。左眼进行白内障摘除联合 Toric 人工晶状体植入，术后 UDVA 20/30^{-1}，伴有一些残留柱镜，但患者对结果表示满意。此后进行了 Nd：YAG 激

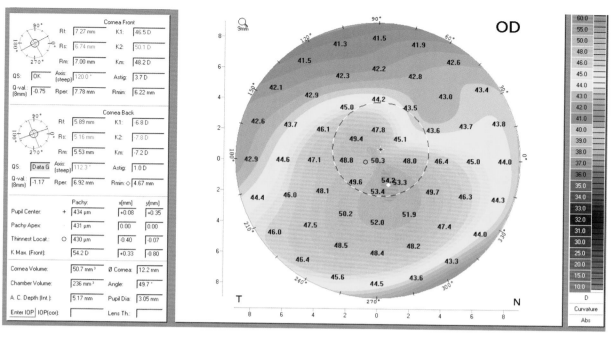

▲ 图 10-4　角膜地形图，右眼

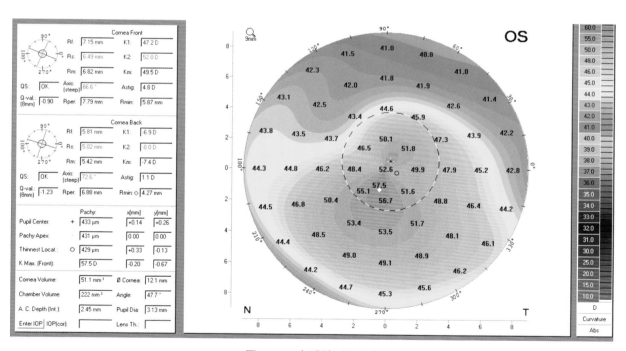

▲ 图 10-5　角膜地形图，左眼

光囊膜切开术。在右眼 IOL 置换术后 1 个月，最终的 UDVA 右眼为 20/25[+1]，左眼 20/25[+2]。明显减小了屈光不正，仅在近处阅读时需要戴眼镜。

　　讨论：在这种情况下矫正右眼术后屈光不正的应该选择角膜激光矫正术或 IOL 置换术。IOL 调位并不能减少眼球的球面或散光偏差。鉴于白内障术后间隔时间短，囊袋完好无损，而且患者的角膜为圆锥角膜相对较薄，IOL 置换则是首选方案。

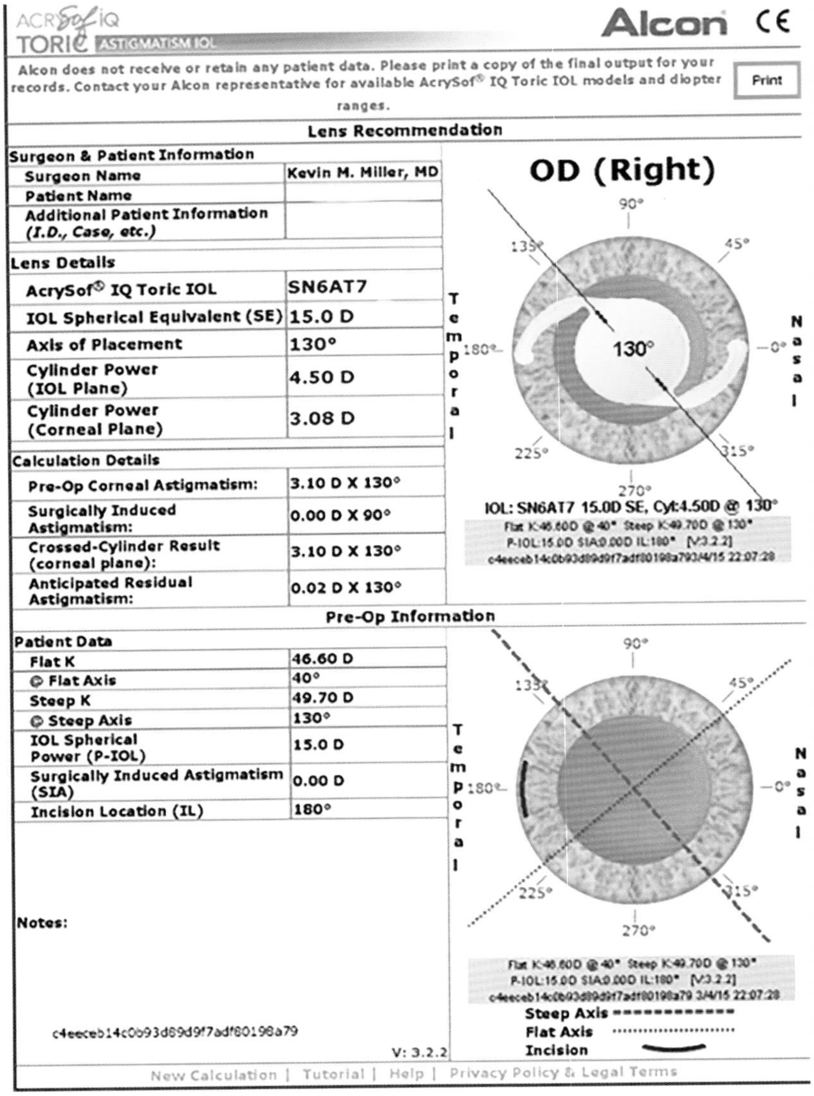

ACRYSof IQ TORIC ASTIGMATISM IOL   Alcon CE

Alcon does not receive or retain any patient data. Please print a copy of the final output for your records. Contact your Alcon representative for available AcrySof® IQ Toric IOL models and diopter ranges.

Print

Lens Recommendation

Surgeon & Patient Information

Surgeon Name	Kevin M. Miller, MD
Patient Name	
Additional Patient Information (I.D., Case, etc.)	

Lens Details

AcrySof® IQ Toric IOL	SN6AT7
IOL Spherical Equivalent (SE)	15.0 D
Axis of Placement	130°
Cylinder Power (IOL Plane)	4.50 D
Cylinder Power (Corneal Plane)	3.08 D

Calculation Details

Pre-Op Corneal Astigmatism:	3.10 D X 130°
Surgically Induced Astigmatism:	0.00 D X 90°
Crossed-Cylinder Result (corneal plane):	3.10 D X 130°
Anticipated Residual Astigmatism:	0.02 D X 130°

Pre-Op Information

Patient Data

Flat K	46.60 D
Flat Axis	40°
Steep K	49.70 D
Steep Axis	130°
IOL Spherical Power (P-IOL)	15.0 D
Surgically Induced Astigmatism (SIA)	0.00 D
Incision Location (IL)	180°

Notes:

c4eeceb14c0b93d89d9f7adf80198a79

V: 3.2.2

OD (Right)

IOL: SN6AT7 15.0D SE, Cyl:4.50D @ 130°
Flat K:46.60D @ 40° Steep K:49.70D @ 130°
P-IOL:15.0D SIA:0.00D IL:180° [V:3.2.2]
c4eeceb14c0b93d89d9f7adf80198a79 3/4/15 22:07:28

Flat K:46.60D @ 40° Steep K:49.70D @ 130°
P-IOL:15.0D SIA:0.00D IL:180° [V:3.2.2]
c4eeceb14c0b93d89d9f7adf80198a79 3/4/15 22:07:28

Steep Axis = = = = = = = = = =
Flat Axis ....
Incision

New Calculation | Tutorial | Help | Privacy Policy & Legal Terms

◀ 图 10-6　白内障摘除术前的 **Alcon Toric 人工晶状体计算器，右眼**

八、关键点

➢ Toric IOL 适用于矫正规则角膜散光而不是不规则散光。患有不规则散光的患者在 Toric IOL 植入后效果不佳。

➢ 将角膜散光中和晶状体源性散光区分开至关重要。

➢ 在计算可矫正的散光大小时，应考虑到手术引起的散光。

➢ 角膜的精确参考标记应在手术前，且患者处于直立坐姿时进行。

➢ 在手术结束时必须将眼科黏弹剂从眼睛中完全吸除，并检查 IOL 定位的情况。

Berdahl & Hardten Toric IOL Calculator Results

Physician Name:
Physician Email:

Patient Name:
Patient Eye: Right Eye
Originally Calculated IOL Axis (Degrees): 118

Entered Data

	Sphere	Cylinder (plus power)	Axis (Deg)
Toric Lens		3.08	110
Current Refraction (+cyl)	-2.75	4.00	145

Calculated Results

	Sphere	Cylinder (plus power)	Axis (Deg)
Ideal Position of the Toric		3.08	130
Expected Residual Refraction (+cyl)	-2.12	2.74	130

◀ 图 10−7　Toric IOL 置换术前的 Berdahl & Hardten Fix calculation 计算器，右眼

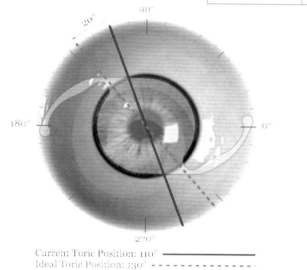

Rotating the Toric IOL 160° Clockwise should minimize the astigmatism.

Current Toric Position: 110° ———
Ideal Toric Position: 130° - - - - - - - - - - -

BARRETT TORIC CALCULATOR　　K INDEX 1.3375　　K INDEX 1.332

Patient Data　Toric IOL Calculator Guide

+VE CYLINDER　　-VE CYLINDER

Patient:

Flat K: 46.62@ 40 Steep K: 51.14@ 130

A Constant/LF: 119.3 / 2.04　AL: 23.63 ACD: 3.59

Induced Astigmatism (SIA): .1 D @ 180 Degrees

Surgeon: Kevin M. Miller, MD

IOL Power	Toric Power	Refraction - (S.E.Q.)
15.5 (Biconvex)	T9	-0.71 S.E.
15.0 (Biconvex)	T9	-0.40 S.E.
14.5 (Biconvex)	T9	-0.09 S.E.

Toric Power	IOL Cylinder	Residual Astigmatism
T8	5.25	-1.32 Cyl Axis 42
T9	6	-0.88 Cyl Axis 42

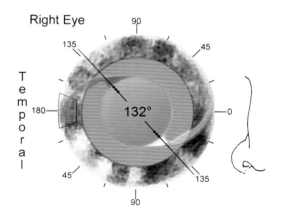

Recommended IOL: 15 D　T9　Axis 132
Cylinder Power: IOL Plane 6 D ~ Corneal Plane 3.52 D
Target Refraction:
0.05 sph. / -0.88 cyl Axis 42 Degrees

▲ 图 10−8　Toric IOL 置换术前的 Barrett Toric 人工晶状体（IOL）计算器，右眼

第
二
篇

屈光加强手术操作

[1] Abulafia A, Barrett GD, Rotenberg M, et al. Intraocular lens power calculation for eyes with an axial length greater than 26.0mm: comparison of formulas and methods. J Cataract Refract Surg. 2015; 41(3):548–556

[2] Kapamajian MA, Miller KM. Efficacy and safety of cataract extraction with negative power intraocular lens implantation. Open Ophthalmol J. 2008; 2:15–19

[3] Abulafia A, Koch DD, Wang L, et al. New regression formula for toric intraocular lens calculations. J Cataract Refract Surg. 2016; 42(5):663–671

[4] Koch DD, Jenkins RB, Weikert MP, Yeu E, Wang L. Correcting astigmatism with toric intraocular lenses: effect of posterior corneal astigmatism. J Cataract Refract Surg. 2013; 39(12):1803–1809

[5] Visser N, Berendschot TTJM, Bauer NJC, Jurich J, Kersting O, Nuijts RMMA. Accuracy of toric intraocular lens implantation in cataract and refractive surgery. J Cataract Refract Surg. 2011; 37(8):1394–1402

[6] Rückl T, Dexl AK, Bachernegg A, et al. Femtosecond laserassisted intrastromal arcuate keratotomy to reduce corneal astigmatism. J Cataract Refract Surg. 2013; 39(4):528–538

第 11 章　高端人工晶状体及相关问题

Premium Intraocular Lenses and Associated Problems

Elizabeth Yeu　Mario J. Rojas　著

王子扬　译

摘　要

本章重点介绍高端和先进的老视矫正型人工晶状体（presbyopia-correcting intraocular lenses，PCIOLs），以求得到最优的手术效果。讨论了各种 IOL 平台和选择，包括可调节、多焦点、景深延长（extended depth of focus，EDOF）IOLs 及老视矫正型 Toric IOL。这些 IOL 的概述机制及光学特性的局限性，并回顾了相关 IOL 性能的文献。防范胜于补救，是 PCIOLs 患者选择和准备过程的要点。在术前要设定适当的预期值、留出足够的时间、了解患者个性化特征（身高、近视力需求等）这些和正确的诊断、健康的黄斑和稳定的眼表条件一样重要。本章介绍了术后如何对不甚满意的患者进行评估和处理，重点强调了达到患者最满意结果需要的各类治疗方案。人工晶状体植入术后不满意的常见原因包括未达到目标屈光度、发生了有主观症状的眼表疾病、后囊膜混浊及一系列 IOL 相关问题。本章回顾了各种诊断和治疗方法，包括增视性角膜屈光手术、IOL 置换及背驮式 IOL 的选择和时机。

关键词：高端 IOL，多焦点 IOL，EDOF IOL，可调节 IOL，老视矫正型 IOL，术后 IOL 意外情况处理

一、概述

多焦点人工晶状体（multifocal intraocular lens，MFIOL）的最大挑战是如何处理术后视力不佳，或尽管在 Snellen 的表上有 20/20 的视力，但视觉质量不佳的情况。本章的重点是详细讨论多焦点、可调节和其他类型高端 IOLs 相关的差别和问题。

二、老视矫正型人工晶状体

老视是一种年龄相关疾病，表现为视近物的能力逐渐降低。这种情况出现在大多数老龄

化人口，并随着年龄的增长而加重。白内障手术不仅可以改善患者最佳矫正视力，而且还可能满足患者对未矫正远距离、中距离和近距离视力的需求。目前的 IOL 选择范围和各项操作技术都在不断改进，随着选择的增加，使我们能够在白内障手术后实现患者裸眼视力范围的最大化。了解市场上每种高端人工晶状体的作用机制，以及它们如何处理入射光线，对于满足每位患者选择最佳高端 IOL 的需求是非常重要的。

在深入了解各种高端人工晶状体的优点和不足之前，要先注意单焦点人工晶状体的一些不足。一些研究表明，单焦点对照组可以揭示一些值得注意的主观结果。据报道，植入单焦点人工晶状体的患者中会有 3% ～ 8% 有足够的裸眼近视力来阅读报纸印刷品。此外也有研究报道了轻度正性幻影眩光的发生，如眩光、晕圈和夜视症状等。负性幻影眩光也是发生在植入单焦点人工晶状体患者中的临床上值得注意的视觉障碍，表现为一过性的"新月形"的"视力缺失"[1]。目前有两组老视矫正型 IOL 应用比较广泛：可调节型 IOL 和 MFIOLs。虽然他们各自的设计存在一些不是，但评估和处理的总体方法是类似的。

调节型人工晶状体已经上市超过 10 年，并且已经体现了 Helmholtz 可调模式所提出的理念。调节型 IOL，如 Crystalens、Tetraflex 和 1CU（1 Component Unit），其设计和目的是使 IOL 柔韧到足以弯曲并发生向前移位，从而达到调节功能。从理论上讲，向前移位可以达到一种假调节状态，通过增加晶状体的有效屈光力，来解决中等距离和近距离的视力问题，这方面 Heatley 等做得非常出色，从数学层面证明了如何通过提高有效假性调节来实现 1D 屈光度的调节[2]。最近一项研究通过眼前节成像发现，调节型 IOL 的轴向移位很小，并且在许多情况下，镜片在调节作用下发生了向后移动[3]。

类似的研究使用了超声生物显微镜（ultrasonic biomicroscopy，UBM）技术显示平均调节幅度为 0.44 ± 0.24D，相当于 0.25 ～ 0.75D 的调节范围[4]。在临床上术后近视力是可变的，缺乏足够假性调节幅度的患者会导致结果不满意。这种不一致的近视力结果通过一项大型 Meta 分析得到证实，该分析回顾了 4 项随机临床试验（randomized clinical trial，RCT）使用的是 1CU 和 AT-45 IOL，结果观察到相当大的个体变异性，近视力范围有从 1.3 ～ 6 Jaeger 单位和 0.12 logMAR 的改进[5]。

调节型 IOL 的剪切设计确实降低了视功能障碍程度，例眩光、光晕或闪光。Takakura 等报道了一项大型 Meta 分析，该分析回顾了两项 RCT，每项均显示眩光或对比敏感度无显著差异[6]。通过这种合理的光学系统和可选的 Toric 选项，可调人工晶状体对于希望改善裸眼远视力（uncorrected distance visual acuity，UCDVA）的患者、但能理解裸眼近视力（uncorrected near visual acuity，UCNVA）可能受到限制，且不希望发生其他视觉障碍风险的患者来说，是最佳选择。从手术医生的角度来看，降低后囊膜混浊和囊膜纤维化的发生至关重要，因为两者是可调 IOL 所需近视力的长期不利因素，更不用说所谓的 Z 综合征。在 Z 综合征中，囊袋沿着襻 - 光学部的轴向发生压缩，导致 IOL 发生不对称折叠。IOL 的不对称拱形类似于 Z，从而引起光学部倾斜，导致彗差产生，增加了近视和散光。对于不明显或高度怀疑的病例，诊断设备（如 NIDEK OPD Ⅲ 或 iTrace），可能有助于确定 IOL 倾斜或 Z 综合征。囊袋的纤维硬化会限制 IOL 的轴向运动，降低可调节能力。术后早期在 1 个月行后囊膜切开术，可预防囊膜纤维化引起的并发症。如果确实发生了 Z 综合征，可以使用 Nd:YAG 激光切开前囊和（或）后囊，甚至可以放置囊袋张力环，可以有效地缓解这种并发症[7]。

直到 2005 年，MFIOL 都是采用严格的屈光技术进行设计的，这种设计有其局限性，其代表是第一代的衍射型晶状体。早期几代 MF IOL 植入术后夜间驾驶出现眩光和晕圈是常见现象，随着 IOL 光学区域之间非球面过渡等改进技术的出现，这种现象得到改善[8]。尽管存在视觉障碍，但 UCNVA 都可以得到保证。新一代的低度增加型多焦点 IOL 降低了夜视不良的情况[9, 10]，改善了整体视觉质量，并提高了中间视力。一些研究显示，低度增加型 IOL 与 + 4.0D 的 IOL 相比，减少了视觉障碍[11]。MFIOL 的不良主诉是意料中的，一些客观研究已经预测到了这些现象。植入 + 2.75D 或 + 3.25D 的患者，与植入 + 4.00D 的患者相比，术后满意度总体上得到了改善[12]。

低度增加型多焦点 IOL 可以有效地提供中距离和近距离视力需求，植入最低增加度的 MFIOL 患者也可以实现完全摘镜的效果[9, 10, 13]。为研究不同 MFIOL 术后近视力的满意度，Mastropasqua 等报道了一项前瞻性非随机单盲性观察研究，患者双眼植入 Restor SN6AD1 + 3.0D 或 Restor SV25T0 + 2.5D，或者双眼分别植入这两种 IOL。使用国家眼科研究所的屈光不正生活质量（National Eye Institute's Refractive Error Quality of Life instrument，NEI RQL42）的调查问卷，结果显示，双眼联合使用不同类型的人工晶状体可以产生更好的预期效果，并且对比敏感度没有差异[12]。对于任何 MFIOL，患者对近视力与中距离视力需求的不同，可能同样 20/20 情况下，有些患者满意而有些并不满意的原因。

最近有关于 MFIOL 或可调节 IOL 植入术后患者的一项回顾性研究，MF IOL 植入患者中 29 名（59%）患者主诉远近距离都有视物模糊，可调节 IOL 植入的患者中 50 眼（68%）有这种情况[14]。Vega 及其同事进行的一项研究表明，各种类型的 MFIOL 都可能导致视觉障

碍。与 ZKB00 + 2.75 相比，SV25T0 + 2.5 术后光晕更小但更强烈。在瞳孔大小从 3.0mm 增加到 4.5mm 时，SV25T0 + 2.5 这种情况更加明显（图 11-1）[15, 16]。

三、景深延长型人工晶状体

目前的衍射型人工晶状体属于景深延长（extended depth of focus，EDOF）类，是在对传统 MFIOL 修正的基础上形成的。TECNIS Symfony 就是一个例子，它是双凸面非瞳孔依赖的衍射型 IOL，并结合了消色差的衍射表面和小阶梯光栅设计。有研究对 EDOF 人工晶状体与其非球面单焦点的相应 IOL 比较显示，在 EDOF 组的所有病例中双眼可获得 0.20 或更高（Snellen's 20/30）的未校正中距

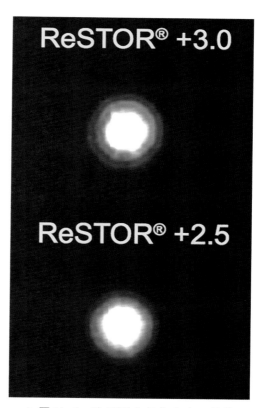

▲ 图 11-1　这是两个多焦点人工晶状体（MFIOL）在 5mm 瞳孔中接受前照灯的体外模拟。如图所示，有更大附加的 IOL ReSTOR 3.0 比有较弱附加 IOL ReSTOR 2.5，更宽的光晕和眩光轮廓

离视力（uncorrected intermediate visual acuity, UIVA）和近视力，且对比敏感度无显著性差异（$P \geq 0.156$），眼部光学质量参数（$P \geq 0.084$）也无显著差异[17]。

在 Cochener 等进行的大样本研究中，患者双眼植入 EDOF，其中一组接受正视眼的度数设置，另一组设置成微小单视（非主导眼球目标 –0.50D 或 –0.75D）。微小单视设置会增加 UIVA 和 UCNVA。据报道，超过 90% 的患者没有或有轻度晕圈、眩光、星芒或其他视觉现象[18]。EDOF IOLs 非常适合那些主要利用中距离视力的患者。EDOF IOL 使用得越来越广泛并且还增加了 Toric 功能，这对许多患者和手术医生都很有吸引力。

（一）防范胜于补救

理想情况下，详细的术前评估和管理可以降低术后意外情况的发生，其术前和术后的评估和治疗非常相似。目前的老视矫正的光学系统并不完美，且影响术后最佳矫正视力（best-corrected visual acuity, BCVA）的其他眼部疾病也会导致患者对于术后效果不满意。因此，全面彻底地评估应从患者病史开始，包括发病时间、准确的诊断和眼表优化的具体细节等，详细的生物显微镜检查有助于发现眼表疾病（ocular surface disease, OSD），以及角膜和黄斑病变。光学相干断层扫描（optical coherence tomography, OCT）检查可以及时发现黄斑病变。

位于角膜前的泪膜层必须提供稳定的泪膜 – 角膜界面，任何形式的 OSD 都可能导致泪膜破裂时间（tear breakup time, TBUT）加快和（或）点状上皮病变，这反过来又是引起屈光不正和术后不满意的潜在来源。除了传统的眼表检查方法，如 TBUT 和裂隙灯检查（slit-lamp examination, SLE），现在我们对眼表的评估方法增加了许多，包括新的技术例如泪液渗透压测试和睑板腺造影。Epitropoulos 及其同事发现，

在泪液渗透压升高的患者中，平均角膜曲率值和角膜前表面散光的变异性会有显著增加，这会导致 IOL 屈光度计算产生明显偏差[19]。这些类似的临床诊断评估适用于白内障术前和术后。尽管人工泪液的使用有时足以可以改善的情况，我们的治疗和处理远不止这些，还可以进行临时或长期的泪点封闭[20]。治疗睑板腺疾病（meibomian gland disorder, MGD）可采用热敷眼睑及 ω– 脂肪酸补充剂进行眼睑按摩。此外，热脉冲疗法具有更持久的治疗效果，疗效可持续超过 12 个月，比传统的每天 2 次温热疗法更有效[21]。口服多西环素或局部使用阿奇霉素有助于 MGD 的辅助治疗。其他干眼症治疗包括 0.05% 的环孢素，经批准可用于增加泪液分泌，5% 的剂量浓度则用于缓解干眼症的症状[22, 23]。

诊断性成像模式为白内障评估提供了重要信息，并且还有助于识别眼部病变。Placido 角膜地形图通常用于确定角膜散光和屈光度，此外 Placido 环的成像还可以反映眼表的情况。如不规则图像和冲刷泥浆样（washed-out mires）图像通常提示存在干眼症或其他角膜病变导致图像质量变差。这种不规则的图像可能会导致角膜屈光度识别错误，包括屈光度大小和散光的轴向。此外，通过散瞳检查和 OCT 成像来评估视神经或黄斑疾病对于追求先进设计技术的 IOL（advanced-technology IOL, ATIOL）患者尤其重要，因为视力恢复受限和对比敏感度降低都会导致术后视觉质量不佳。

在选择 MFIOL 时，患者的期望往往是难以预测并处理的，因此了解患者的需求对于选择合适的 MFIOL 至关重要。在现代社会，我们在工作、社交生活更频繁的依赖电脑，因此改善中距离视力的需求是非常迫切的。当选择正确的 MFIOL 时，确定每个患者的中距离视力与近视力之间的"近距离视野"（close vision）需求是非常重要的。其他针对患者的具体考虑因素包括其特定的近视力活动，如使用数字阅

读器与报纸及患者的身高等，这会影响阅读的手臂跨度。

（二）解决不满意的术后患者

白内障手术后效果不佳可能是多种原因造成的。在植入任何 ATIOL 之前和之后，必须进行全面彻底的检查。影响视力的原因有前房（anterior chamber，AC）炎症、黄斑病变［如年龄相关性黄斑变性（age-related macular degeneration，ARMD）或黄斑囊样水肿（cystoid macular edema，CME）］、OSD、残留屈光不正、IOL 的相关问题（视觉质量差、视觉障碍和 IOL 脱位）。生物显微镜检查可用于诊断 OSD、炎症、IOL 居中性和（或）Toric IOL 的位置。导致患者对 MFIOL 不满意的三个最常见问题是后囊膜混浊（posterior capsular opacification，PCO）、OSD 和残留屈光不正 [17]。视觉质量相关问题也很常见，包括夜视障碍、暗视（即需要更多的阅读光线）或中央视觉质量下降（有学者称之为"蜡状视觉"）。

在考虑任何手术干预之前，应对 OSD 进行评估和彻底的治疗。Woodward 等认为，由于干眼症导致的患者不满意可高达 15%。由于角膜基底膜营养不良（anterior basement membrane dystrophy，ABMD）、翼状胬肉和 Salzmann 结节变性（Salzmann's nodular degeneration，SND）引起的角膜病变都可能导致测量不准确，从而导致术后屈光不正。OSD 处理方法如前所述。此外，必要时可以使用无防腐剂的药品治疗 OSD，如地塞米松（在美国合成）或 Loteprednol Etabonate 软膏。外用非甾体类抗炎药（NSAID）虽然也会使点状角膜炎恶化，但小剂量的局部使用则可缓解干眼症，还能提供必要的抗炎作用。某些角膜疾病则必须通过手术治疗，包括用于 ABMD 和 SND 的浅表角膜切除术或用于翼状胬肉的翼状胬肉切除术。

Woodward 等认为 PCO 是患者不满意的最常见原因，占比接近 60%[20]。解决 PCO 需要完整的视觉时间表，从术后第 1 天开始，第 1 周至第 3 个月。如果患者在术后早期阶段对视力不满意，则必须严格评估进行囊膜切开术的利弊，特别是对于植入 MFIOLs 的患者，因为这会对将来屈光变化情况更难评估。在患者已经从手术中恢复并且排除了影响视力的其他因素，即 OSD 和 PCO 之后，应该开始关注和管理残留屈光不正。由于术前生物测量不准确性或受当前可用的计算公式的限制，会导致 IOL 屈光度和（或）Toric IOL 屈光度的选择不准确。如果偏差来源于屈光因素，校正方法包括激光视力矫正（laser vision correction，LVC），背驮式 IOL 植入和 IOL 置换。一些研究表明使用激光矫正具有极好的成功率 [24, 25]。IOL 置换也是可以选择的方法。Kamiya 等回顾了 50 例 IOL 置换病例，均表现出了优异的结果。在这项研究中，最常见原因是对比敏感度降低（18 只眼，36%），其次是因为出现了光学现象（17 只眼，34%）[26]。

矫正人工晶状体眼残留屈光不正的另一种手术选择是植入背驮式 IOL。背驮式人工晶状体最严重的并发症是两个晶状体光学部之间发生混浊，称为晶状体间混浊。确切的机制尚不清楚，当 2 个 IOL 同时植入袋中时会容易发生。但在位于睫状沟中的 IOL 和第二枚位于囊袋内的 IOL 之间尚未报道过这种晶状体间混浊。目前选择背驮式人工晶状体不是很多，特别是在美国。具有负屈光度及低度正屈光度以校正低度近视和远视的 IOL 包括 J & J Vision Sensar AR40 M（范围 –10.0 ～ 1.5D，AR40E 2.0 ～ 5.5D），这是三片式疏水性丙烯酸酯单焦 IOL，光学直径为 6.0mm，总直径为 13.5mm，光学部圆边设计；Rayner SulcoFlex（范围 –7.0 ～ +7.0），一片式生物相容性亲水性丙烯酸酯 IOL，具有 Toric 和多焦点型，可用于睫状沟放置，直径 6.5mm，总直径 14.0mm。

Rayner SulcoFlex 未能用于美国[27]（https：//www.humanoptics.com/en/）。

一些高端人工晶状体具有 Toric IOL 可以选择，但术后残留的散光会引起患者的不满。如果残留散光小于 1.25D，并且患者有混合散光，可以进行手动角膜松解切口（CRIs），飞秒激光弧形角膜切开术（FLAKs）也是一个很好的选择，特别是在如果有散光矫正不足且陡峭子午线与 Toric IOL 的子午线紧密吻合的情况下。作者已经注意到，当发生过矫和轴向不吻合时，将 CRIs 或 FLAKs 放置在 Toric IOL 所在的相对轴向上会产生更复杂的光学变化，这会影响最终的视觉质量。LVC 和 Toric IOL 旋转也是解决残留散光的一种选择。一些软件程序，如 Holladay IOL Consultant Software 或 iTrace 中的一个，以及在线资源 www.astigmatismfix.com，可以帮助手术医生确定是否需要进行 Toric IOL 旋转以中和残留的散光误差。当残留散光的偏差达 1.50D 或更高时，偏差大小超出了弧形切口的矫正能力，可以选择 Toric IOL 旋转、IOL 置换或 LVC。当等效球镜偏差较高时，LVC、背驮式 IOL 和 IOL 置换是可选择的治疗方法（http://astigmatismfix.com）。

最后一个考虑因素是瞳孔大小，对 IOL 居中的高敏感性和对 Kappa 角的不耐受。关于瞳孔大小评估的主要挑战在于，手术后瞳孔大小通常与术前测量值不一致。因此，手术后的小瞳孔将限制大多数多焦点 IOL 的近视力效果，而术后的大瞳孔则会增加不良光学现象。氩激光虹膜成形术一直被认为是减轻 IOL 偏心的首选治疗方法，可以通过精心规划来解决瞳孔大小问题。此外，还可以用环戊酸盐治疗小瞳孔，溴莫尼定治疗大瞳孔[28]。

设计先进的 IOL 提高了手术医生通过白内障手术矫正远距离、中距离和近距离视力的能力。凭借高端人工晶状体的不同选择，手术医生真正可以通过 IOL 选择来满足患者的期望和需求。对于视力障碍患者而言，因为改善近视力的需求不高可调节 IOL 已被证明是一种很好的选择。双焦 MFIOL 和 EDOF 已经证明可以满足远距离、中距离和近距离视力的需求。这些类型的 IOL 可提供不同的个性化选择，来达到出色的混合视觉效果，包括远距离和更好的中距离视觉。使用这些 IOL 的手术医生会面临术前和术后的各种挑战，但掌握处理方法即可满足患者达到他们的高期望值。在我们持续追求为白内障患者提供老视矫正型 IOL 的过程中，很明显我们正在扩大患者可使用的选择范围。拥有所有不同类型的方案，了解并向患者解释每种 IOL 可能存在的缺陷，有助于减少虽然视力达到 20/20 但仍不满意患者的数量。

四、关键点

➤ 讨论了各种老视矫正 IOL 平台，包括它们的 Toric 选项。

➤ 详细讨论了术前评估，包括诊断技术、OSD 管理、临床检查，以帮助优化患者的术后结果。

➤ 讨论了设定适当期望值和足够沟通时间的重要性。

➤ 讨论了对不满意患者或屈光不正结果的术后评估和管理。

[1] Pepose JS. Maximizing satisfaction with presbyopia-correcting intraocular lenses: the missing links. Am J Ophthalmol. 2008; 146(5):641–648

[2] Heatley CJ, Spalton DJ, Boyce JF, Marshall J. A mathematical model of factors that influence the performance of accommodative intraocular lenses. Ophthalmic Physiol Opt. 2004; 24(2):111–118

[3] Marcos S, Ortiz S, Pérez-Merino P, Birkenfeld J, Durán S, Jiménez-Alfaro I. Three-dimensional evaluation of accommodating intraocular lens shift and alignment in vivo. Ophthalmology. 2014; 121(1):45–55

[4] Stachs O, Schneider H, Beck R, Guthoff R. Pharmacologicalinduced haptic changes and the accommodative performance in patients with the AT-45 accommodative IOL. J Refract Surg. 2006; 22(2):145–150

[5] Ong HS1. Evans JR, Allan BD. Accommodative intraocular lens versus standard monofocal intraocular lens implantation in cataract surgery. Cochrane Database Syst Rev. 2014; 1:CD009667

[6] Takakura A, Iyer P, Adams JR, Pepin SM. Functional assessment of accommodating intraocular lenses versus monofocal intraocular lenses in cataract surgery: metaanalysis. J Cataract Refract Surg. 2010; 36(3):380–388

[7] Page TP, Whitman J. A stepwise approach for the management of capsular contraction syndrome in hinge-based accommodative intraocular lenses. Clin Ophthalmol. 2016; 10:1039–1046

[8] Forte R, Ursoleo P. The ReZoom multifocal intraocular lens: 2-year follow-up. Eur J Ophthalmol. 2009; 19(3):380–383

[9] Kretz FT, Gerl M, Gerl R, Müller M, Auffarth GU, ZKB00 Study Group. Clinical evaluation of a new pupil independent diffractive multifocal intraocular lens with a + 2.75 D near addition: a European multicentre study. Br J Ophthalmol. 2015; 99(12):1655–1659

[10] Kretz FT, Koss MJ, Auffarth GU, ZLB00 Study Group. Intermediate and near visual acuity of an aspheric, bifocal, diffractive multifocal intraocular lens with + 3.25 D near addition. J Refract Surg. 2015; 31(5):295–299

[11] Lubiński W, Gronkowska-Serafin J, Podborączyńska-Jodko K. Clinical outcomes after cataract surgery with implantation of the Tecnis ZMB00 multifocal intraocular lens. Med Sci Monit. 2014; 20:1220–1226

[12] Mastropasqua R, Pedrotti E, Passilongo M, Parisi G, Marchesoni I, Marchini G. Long-term visual function and patient satisfaction after bilateral implantation and combination of two similar multifocal IOLs. J Refract Surg. 2015; 31(5):308–314

[13] Kim JS, Jung JW, Lee JM, Seo KY, Kim EK, Kim TI. Clinical outcomes following implantation of diffractive multifocal intraocular lenses with varying add powers. Am J Ophthalmol. 2015; 160(4):702–9.e1

[14] Gibbons A, Ali TK, Waren DP, Donaldson KE. Causes and correction of dissatisfaction after implantation of presbyopiacorrecting intraocular lenses. Clin Ophthalmol. 2016; 10:1965–1970

[15] Vega F, Millán MS, Vila-Terricabras N, Alba-Bueno F. Visible versus near-infrared optical performance of diffractive multifocal intraocular lenses. Invest Ophthalmol Vis Sci. 2015; 56(12):7345–7351

[16] Carson D, Hill WE, Hong X, Karakelle M. Optical bench performance of AcrySof® IQ ReSTOR®, AT LISA® tri, and FineVision® intraocular lenses. Clin Ophthalmol. 2014; 8:2105–2113

[17] Pedrotti E, Bruni E, Bonacci E, Badalamenti R, Mastropasqua R, Marchini G. Comparative analysis of the clinical outcomes with a monofocal and an extended range of vision intraocular lens. J Refract Surg. 2016; 32(7):436–442

[18] Cochener B, Concerto Study Group. Clinical outcomes of a new extended range of vision intraocular lens: international multicenter concerto study. J Cataract Refract Surg. 2016; 42(9):1268–1275

[19] Epitropoulos AT, Matossian C, Berdy GJ, Malhotra RP, Potvin R. Effect of tear osmolarity on repeatability of keratometry for cataract surgery planning. J Cataract Refract Surg. 2015; 41(8):1672–1677

[20] Woodward MA, Randleman JB, Stulting RD. Dissatisfaction after multifocal intraocular lens implantation. J Cataract Refract Surg. 2009; 35(6):992–997

[21] Blackie CA, Coleman CA, Holland EJ. The sustained effect (12 months) of a single-dose vectored thermal pulsation procedure for meibomian gland dysfunction and evaporative dry eye. Clin Ophthalmol. 2016; 10:1385–1396

[22] Allergan, Inc. Restasis [package insert]. Irvine, CA: Allergan, Inc; 2013

[23] Sheppard JD, Torkildsen GL, Lonsdale JD, et al. OPUS-1 Study Group. Lifitegrast ophthalmic solution 5.0% for treatment of dry eye disease: results of the OPUS-1 phase 3 study. Ophthalmology. 2014; 121(2):475–483

[24] Piñero DR, Ayala Espinosa MJ, Alió JL. LASIK outcomes following multifocal and monofocal intraocular lens implantation. J Refract Surg. 2010; 26(8):569–577

[25] Muftuoglu O, Prasher P, Chu C, et al. Laser in situ keratomileusis for residual refractive errors after apodized diffractive multifocal intraocular lens implantation. J Cataract Refract Surg. 2009; 35(6):1063–1071

[26] Kamiya K, Hayashi K, Shimizu K, Negishi K, Sato M, Bissen-Miyajima H, Survey Working Group of the Japanese Society of Cataract and Refractive Surgery. Multifocal intraocular lens explantation: a case series of 50 eyes. Am J Ophthalmol. 2014; 158(2):215–220.e1

[27] Manzouri B, Dari M, Claoué C. Supplementary IOLs: monofocal and multifocal, their applications and limitations. Asia Pac J Ophthalmol (Phila). 2017; 6(4):358–363

[28] Alio JL, Plaza-Puche AB, Férnandez-Buenaga R, Pikkel J, Maldonado M. Multifocal intraocular lenses: an overview. Surv Ophthalmol. 2017; 62(5):611–634

Optimizing Suboptimal Results
Following Cataract Surgery
Refractive and Non-Refractive Management
白内障术后欠佳疗效的
优化策略
关于屈光及非屈光的处理

第三篇　非屈光性的增强操作
Nonrefractive Enhancement Procedures

第 12 章　眩光幻影及手术处理

Dysphotopsias and Surgical Management

Samuel Masket　Nicole R. Fram　著

董　喆　宋旭东　译

摘　要

　　由于眩光幻影（dysphotopsias）是一种主观现象，因此很难预测哪些患者在经历一次常规手术后会出现眩光幻影。有些患者可能特别容易发生眩光幻影或对眩光幻影特别敏感，可能需要额外的手术治疗。光学部反向嵌顿（reverse optic capture）、背驮式人工晶状体植入术和人工晶状体睫状沟植入可以用于缓解术后负性眩光幻影。正性眩光幻影常与人工晶状体光学部边缘较厚及人工晶状体材料的高屈光指数有关，对药物治疗没有反应的这类患者通常需要进行 IOL 置换。

　　关键词：眩光幻影，正性眩光幻影，负性眩光幻影，光学部反向嵌顿，二期光学部反向嵌顿，昼光，眩光

一、概述

　　负性眩光幻影（negative dysphotopsia，ND）是白内障手术后一种不希望发生的光学现象。经常被患者形容为出现颞侧阴影。相反，正性眩光幻影（positive dysphotopsias，PD）的特征是出现光条纹、闪光感或星芒状闪光。这两种眩光幻影对视力的质量和手术的成功率都有显著的影响。即使手术顺利，也会造成患者对手术效果的持续不满意。考虑到 ND 和 PD 在病因和处理上的不同，治疗方法，应该将其分开考虑。然而，这两种情况往往可能同时存在。

二、负性眩光幻影

　　ND 最初被 Davison 描述为颞侧视野中的暗影，是一种不受欢迎的光学现象，往往出现在并没有并发症的白内障手术后。在现代白内障手术中，IOL 是被植入在前囊连续环形撕开的囊袋中[1, 2]。许多种类的 IOL 植入后都曾出现 ND[2, 3]，但在撕囊技术出现前未见报道，也未见与人工晶状体植入位置有相关性。ND 的病因尚不清楚，可能是多因素的，有几种发生机制。Holladay 等在他们的研究中初步报道，使用光线追踪法发现方形边缘设计的人工晶状体、术后后房深度增加、较小的瞳孔直

径、IOL 屈光指数高等因素可能是发生 ND 的原因 [4]。在最近的一项研究中，Holladay 等再次运用光线追踪进行了研究，对他们原有的理论进行了修正。在新的研究中，鼻上方的囊膜折叠、IOL 光学部形态、IOL 高屈光度、高度 Kappa 角、小瞳孔、非球面设计的光学部等都成为可能引起 ND 的原因；IOL 光学边缘特征和虹膜 – 光学部距离不再作为主要的影响因素 [5]。有意思的是，他们最近的观察结果与我们最初的临床研究结果更为一致，我们的研究结果表明折叠的鼻侧前囊与 ND 的发生有关 [2, 5]。

在将闪光症状归因于持续性的 ND 之前，需要进行诊断性检查，如视野检查和充分散瞳后的眼底检查等，以排除同时存在的眼部疾病。遗憾的是，目前没有针对 ND 的有效治疗方法。虽然初步报道显示颞部角膜切口也是 ND 的病因之一 [6]，但上方切口的患者中也有发生 ND 的情况 [7]。既往有文献将后房深度、瞳孔大小、IOL 屈光指数、IOL 材质、光学部边缘设计等作为 ND 的诱因 [4]。Vámosi 等认为单纯的 IOL 囊袋内置换不会增加 ND 的症状，经超声生物显微镜检查测得的后房深度也不是引起 ND 的主要因素 [8]。但是，在 IOL 置换中，IOL 睫状沟植入会增加 ND 的症状。尽管 ND 的发生可能是多因素的，我们认为 ND 可能发生在任何材料的 IOL 植入后，IOL 囊袋内植入后引起后房深度增加，出现了持续性存在的 ND，但囊袋内 IOL 置换并不能改善症状。一系列的发现说明，前囊 –IOL 间的相互作用可能是引起 ND 的一个病因学因素 [2, 4]。

用来解决 ND 的手术方法有二期背驮式 IOL 植入、反向 IOL 光学部嵌顿和（或）二期 IOL 睫状沟植入，这些方法被认为可以减轻 ND 的症状。虽然 ND 引起视觉障碍的严重性并没有到必须进行手术治疗的程度，但仍然会引起一部分患者的不安，并会有明确的抱怨。

目前为止，在睫状沟植入的 IOLs 患者或植入前房型人工晶状体（ACIOLs）的患者中，尚无发生 ND 的情况。在研究中，我们发现 ND 只发生在囊袋内植入 IOL 的患者中，并在这部分患者的前撕囊孔部分折叠覆盖在 IOL 的前表面 [2]。此外，我们不认为角膜切口在持续性的 ND 中起影响性作用 [6]。

鉴于以上情况，并且和我们的研究相一致的结果是，有两种手术方法对于减轻 ND 是有效的，即反向光学部嵌顿及二期植入背驮式 IOL。而取出之前的 IOL，然后在囊袋内植入一枚不同材料、形状或边缘设计的 IOL 这种囊袋内 IOL 置换则显示是无效的。这个结论和 Vámosi 等的研究结果是一致的 [2, 8]。

作为一种有效的手术方法，反向光学部嵌顿可作为症状明显的患者的二次手术方法或作为一种主要预防措施。对于第一只眼手术顺利但有明显症状的患者，其第二只眼手术时可以采用这种预防性措施。但需要注意的是，ND 的症状不一定是双眼的。

对于有症状的患者，如果前囊切开孔直径不是很小，或者没有因为术后纤维化变得过厚或过僵硬，可以进行二次反向光学部嵌顿的操作。手术时，可以先将前囊与下方的光学部用黏弹剂钝性分离（图 12-1）。然后用 Sinskey 钩（或其他小的器械）将前囊口牵拉开，同时将光学部边缘抬起、使囊口边缘滑至光学部下方（图 12-2）。在 180° 间隔的颞侧重复此操作，最后将襻部留在囊袋内（图 12-3 至图 12-6）。

一期预防性地进行光学部反向嵌顿的操作多用于有症状患者的对侧眼手术时。成功与否很大程度上取决于前囊撕囊口的大小及居中性。因为 IOL 的襻留在囊袋内，这种操作基本不会引起视觉症状；但是理论上会产生不同程度的轻微的近视改变。该操作不会引起虹膜摩擦，但在植入背驮式 IOL 的患者中有发生虹膜摩擦的报道。

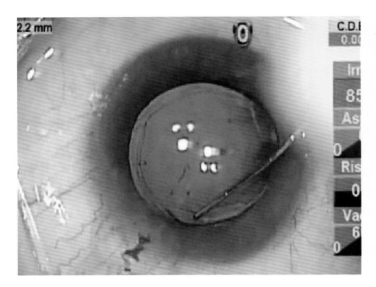

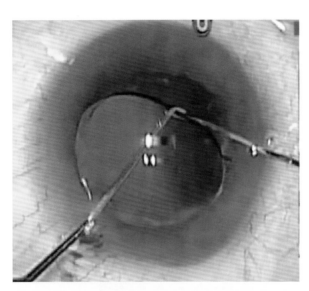

▲ 图 12-2　用黏弹剂分离光学部和囊膜后，将 Sinskey 钩伸入前囊膜的下方

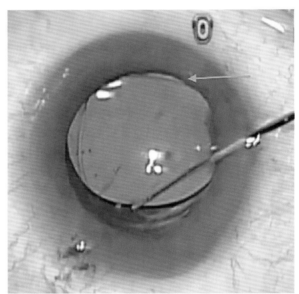

▲ 图 12-3　鼻侧光学部完成嵌顿（箭）后，将颞侧光学部边缘抬高至前囊口的上方

　　另一个用于解决 ND 症状的方法是植入背驮式 IOL，如 Ernest 最初报道的[9]。这种方法是在囊袋内的 IOL 的上方，在睫状沟内植入另一枚 IOL。结果显示，覆盖第一枚 IOL 的光学部 - 囊膜连接可以减轻 ND 的症状。理论上是因为背驮式 IOL 的植入减小了虹膜后表面至 IOL 前表面的距离，引起了后房向后塌陷。但我们的研究表明，后房的深浅与 ND 的症状无关[8]。我们倾向使用三片式硅胶或水凝胶的 IOL。考虑到产生的屈光不正，所植入的背驮式 IOL 的度数要做一下确定，远视屈光不正将 IOL 的度数乘以 1.5，近视屈光不正则乘以 1.2。比如，在 2D 的远视患者，需要在睫状沟植入 +3.0D 的 IOL。

　　最近有关于通过对鼻侧前囊膜进行 Nd:YAG 激光切开来减轻 ND 症状的报道[10, 11]。但如果改善效果不确定的话，会给后期的治疗操作带来不便。此外，目前没有标准来说明需要切开多少范围的前囊膜才可以缓解 ND 的症状。

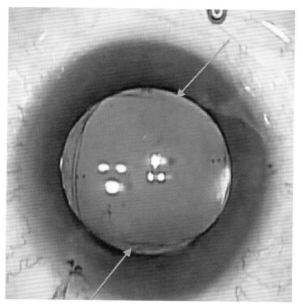

▲ 图 12-4　完成光学部的嵌顿后，鼻侧及颞侧的边缘位于前囊的上方（箭），襻部仍然留在囊袋内

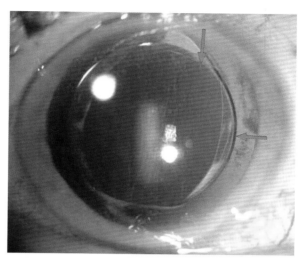

▲ 图 12-6　裂隙灯显示的二次 ROC 图像，光学部覆盖了鼻侧囊膜（箭）

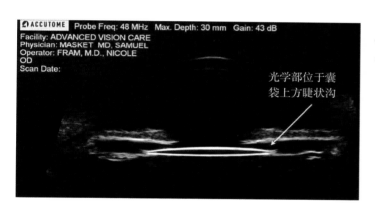

◀ 图 12-5　超声生物显微镜检查（UBM）显示了光学部位于囊袋上方的反向嵌顿

此外，Henderson 等认为在植入单片式 IOL 时，如果将襻调整至水平位，术后早期发生 ND 的症状会比襻在垂直位的轻[12]。虽然这个研究结果很令人高兴，但研究结果还显示这种差异在术后一个月就不明显了[12]。尽管我们没有研究他们的具体技术，但是我们对单片水平植入的 IOL 进行了后续的观察。为了了解持续存在的 ND 症状，这是很有必要的。Mahar 报道了 3 例患者 3 只眼的情况，这 3 例患者都是植入了单片式的丙烯酸酯的 IOL，襻是水平放置的[13]。结果显示对于持续存在的 ND 症状，仅通过襻的位置的调整是无效的，但确实会减轻早期的症状。

三、正性眩光幻影

据患者描述，PD 表现出光条纹、闪光感或星芒状闪光等。这可能是由光学部边缘或光学部表面的内反射所引起[14, 15, 16, 17, 18]。因此 PD 的发生与 IOL 的材料、光学部的大小、光学部屈光指数、光学部曲率大小、表面反射，及边缘设计等有直接关系。比较典型的是，PD 与厚的方边设计、较高的屈光指数、较低的曲率及较高的表面反射有关[15, 16, 17, 18]。和 ND 不同，使用缩瞳药后患者会有症状改善，尤其是在暗光线的环境下。对于 PD 的药物治疗包括浓度为 0.15% 的酒石酸溴莫尼定，此外还可以使用稀释的毛果芸香碱滴眼液，常用浓度为 0.5%。虽然表面缩瞳药会有效，但也可能引起过敏或其他并发症。

当缩瞳药无效而症状需要进一步治疗缓解的时候，最有效的就是 IOL 置换了。这种情况下，可以选用低屈光指数、大光学直径及较薄的圆形边缘设计的 IOL。但是，目前美国没有完全圆形边缘设计的 IOL。因此最可行的手术方法是换用其他材料的 IOL。

和 ND 不同的是，PD 的患者主要的特点是有周边光弧、光晕或中央闪光感的主诉。有时候 PD 和 ND 是可以同时存在的，两种光学症状会交错出现[1]。PD 的发生原因比 ND 相对明确，其中公认的原因有 IOL 光学部的光线内反射、IOL 的方形边缘截面，以及高屈光指数的扁平 IOL 前曲面[17, 18]。当 ND 和 PD 同时存在的时候，一定要区分两种情况后再选择矫正方法。换用其他材料的 IOL 适用于 PD，光学部反向嵌顿或 IOL 睫状沟植入适用于 ND。

对于同时存在 ND 和 PD 的患者，一定要仔细鉴别症状，要对疑似病因进行有意义的讨论，并提出可行性的治疗计划。

四、关键点

➢ 区分 ND 和 PD 很重要。前者表现为颞侧新月形的暗影，后者表现为光条纹、闪光感或畏光。

➢ 眩光幻影在术后早期会比较明显，数月后会缓解。只有长期持续存在的眩光幻影才需要手术治疗。

➢ 二期光学部反向嵌顿的操作、背驮式 IOL 植入，及 IOL 睫状沟植入主要用于缓解 ND 症状。

➢ 当缩瞳药物治疗 PD 不能有效时，通常会进行 IOL 置换。

参考文献

[1] Davison JA. Positive and negative dysphotopsia in patients with acrylic intraocular lenses. J Cataract Refract Surg. 2000; 26(9):1346–1355

[2] Masket S, Fram NR. Pseudophakic negative dysphotopsia: Surgical management and new theory of etiology. J Cataract Refract Surg. 2011; 37(7):1199–1207

[3] Trattler WB, Whitsett JC, Simone PA. Negative dysphotopsia after intraocular lens implantation irrespective of design and material. J Cataract Refract Surg. 2005; 31(4):841–845

[4] Holladay JT, Zhao H, Reisin CR. Negative dysphotopsia: the enigmatic penumbra. J Cataract Refract Surg. 2012; 38(7):1251–1265

[5] Holladay JT, Simpson MJ. Negative dysphotopsia: Causes and rationale for prevention and treatment. J Cataract Refract Surg. 2017; 43(2):263–275

[6] Osher RH. Negative dysphotopsia: long-term study and possible explanation for transient symptoms. J Cataract Refract Surg. 2008; 34(10):1699–1707

[7] Cooke DL. Negative dysphotopsia after temporal corneal incisions. J Cataract Refract Surg. 2010; 36(4):671–672

[8] Vámosi P, Csákány B, Németh J. Intraocular lens exchange in patients with negative dysphotopsia symptoms. J Cataract Refract Surg. 2010; 36(3):418–424

[9] Ernest PH. Severe photic phenomenon. J Cataract Refract Surg. 2006; 32(4):685–686

[10] Cooke DL, Kasko S, Platt LO. Resolution of negative dysphotopsia after laser anterior capsulotomy. J Cataract Refract Surg. 2013; 39(7):1107–1109

[11] Folden DV. Neodymium:YAG laser anterior capsulectomy: surgical option in the management of negative dysphotopsia. J Cataract Refract Surg. 2013; 39(7):1110–1115

[12] Henderson BA, Yi DH, Constantine JB, Geneva II. New preventative approach for negative dysphotopsia. J Cataract Refract Surg. 2016; 42(10):1449–1455

[13] Mahar PS. Negative Dysphotopsia after Uncomplicated Phacoemulsification. Pak J Ophthalmol.. 2013; 29(1):53–56

[14] Holladay JT, Lang A, Portney V. Analysis of edge glare phenomena in intraocular lens edge designs. J Cataract Refract Surg. 1999; 25(6):748–752

[15] Masket S. Truncated edge design, dysphotopsia, and inhibition of posterior capsule opacification. J Cataract Refract Surg. 2000; 26(1):145–147

[16] Masket S, Geraghty E, Crandall AS, et al. Undesired light images associated with ovoid intraocular lenses. J Cataract Refract Surg. 1993; 19(6):690–694

[17] Franchini A, Gallarati BZ, Vaccari E. Computerized analysis of the effects of intraocular lens edge design on the quality of vision in pseudophakic patients. J Cataract Refract Surg. 2003; 29(2):342–347

[18] Erie JC, Bandhauer MH, McLaren JW. Analysis of postoperative glare and intraocular lens design. J Cataract Refract Surg. 2001; 27(4):614–621

第13章 大泡性角膜病变及角膜内皮移植

Bullous Keratopathy and Endothelial Keratoplasty

Jonathan K. Kam　Jacqueline Beltz　著

董　喆　译

摘　要

内眼手术后持续的角膜基质水肿伴有上皮大泡样改变被称之为角膜失代偿或大泡性角膜病变，会引起白内障术后视力恢复不良。提前甄别有角膜失代偿风险的患者，可以为预防不良后果提出适当的建议，并为出现的不良后果提供相应的处理意见。该章节描述了大泡性角膜病变的临床特征，以及如何鉴别发生大泡性角膜病变的高危患者。并讨论了对这些患者施行手术所需要进行的思考，如手术前的检查、IOL 的选择，以及适当改进的白内障手术方法。本章还将讨论大泡性角膜病变的诊断和治疗。

关键词： 大泡性角膜病变，角膜水肿，内皮细胞丢失，内皮营养不良，内皮移植，Descemet 膜撕除自动刀取材内皮移植术（DSAEK），Descemet 膜角膜内皮移植术（DMEK）

一、概述

内眼术后持续性存在的角膜基质水肿合并角膜上皮大泡样改变称之为大泡性角膜病变。无晶状体性大泡性角膜病变（aphakic bullous keratopathy，ABK）或假晶状体性大泡性角膜病变（pseudophakic bullous keratopathy，PBK）的诊断需要取决于眼内的晶状体情况。该疾病的特点是眼部的疼痛和视力的损害是由于角膜内皮引起的。ABK 和 PBK 是引起白内障术后视力损伤的重要原因，也是进行角膜移植手术的适应证[1]。

角膜内皮功能衰竭的常见原因包括既往内眼手术史、角膜内皮营养不良或角膜植片失败。此外还有一些不常见的原因，如外伤、闭角型青光眼、虹膜角膜内皮综合征等。尽管内眼手术操作都会在一定程度上引起角膜内皮丢失，但一些特殊的情况尤其会增加角膜内皮大量丢失的风险，如既往的眼部外伤、复杂的白内障手术、残留的晶状体碎片、眼前段毒性综合征（toxic anterior segment syndrome，TASS）、位置不稳定的 IOL 或眼内的青光眼引流装置等。

无论有无危险因素，大泡性角膜病变都

会导致白内障术后视力恢复不理想。如果患者存在发生大泡性角膜病变的风险，术前的磋商、手术的设计对于取得术后的最佳效果有重要意义。一旦大泡性角膜病变发生了，患者的满意与否取决于术前良好的沟通和正确的处理。如果已存在角膜内皮功能衰竭的情况，那通常情况下白内障手术需要和角膜内皮移植（endothelial keratoplasty，EK）手术同时进行。要是仅打算进行白内障手术，那一定要调整白内障的操作以减少进一步的角膜内皮细胞丢失。如果角膜内皮细胞功能发生持续衰竭，那需要进行二期的 EK 手术。本章的重点内容包括明确危险因素、做好术前准备工作、调整白内障手术方法、选择合适的 IOL、诊断并处理白内障术后的大泡性角膜病变。

二、明确危险因素

对于白内障手术，术前仔细检查角膜情况是很重要的。甄别出有风险的患者，可以提前做出对增加的手术风险、潜在的不良后果及发生不良后果时应对处理。

术后确定角膜内皮情况的重要因素包括角

术前需要考虑的情况

- 角膜小滴
- 假性剥脱综合征（pseudoexfoliation，PXF）
- 闭角型青光眼
- 晶状体密度
- 角膜内皮营养不良
  - Fuchs 角膜营养不良
  - 先天性遗传性角膜营养不良
  - 后极性多形性角膜营养不良
  - X- 连锁角膜内皮营养不良
- 术后感染
  - 单纯疱疹病毒
  - 带状疱疹病毒
  - 巨细胞病毒
- 内眼手术后
  - 既往内眼手术的次数、类型及复杂程度
- 眼外伤后
- 虹膜角膜内皮综合征

膜小滴和（或）角膜内皮计数或形态的异常。既往内眼手术史、急性闭角型青光眼、眼部外伤或既往严重的角膜感染都是危险因素，需要进一步明确。术前的裂隙灯检查是进行白内障类型及密度检查的常规步骤，并且可以发现特殊有风险的眼部情况。因此可能发现导致术后角膜水肿的危险因素。

角膜小滴是 Descemet 膜（descemet membrane，DM）上的小赘生物，是由于基底膜增生所致（图 13-1）。发生在周边时虽然与正常老化改变有关，但被认为是病理性的。如果发生在角膜中央区域，则认为和 Fuchs 内皮营养不良有关（Fuchs' endothelial corneal dystrophy，FECD）。在 FECD 患者，角膜小滴通常伴有进行性的角膜内皮丢失及角膜水肿[2]，并且这些情况会因以后的内眼手术进一步加重。

在散瞳情况下，角膜小滴可以通过后照法得到最明确的确定（图 13-2）。角膜小滴是呈凹陷的内皮细胞，有时被描述为像被击打过的金属外观。角膜小滴可以是零星的、弥散的，也可以是融合的。融合的角膜小滴较零散分布对视力的影响更大。角膜水肿会伴有可见的 DM 皱褶，弥散性雾状外观，微囊样改变或混浊。

假性剥脱综合征由于会增加手术并发症，所以是一个重要的危险因素，此外在合并异常 DM 的情况下，也会增加角膜内皮丢失的风险[3]。早期确定这些危险因素，有利于白内障术前和患者有较好的沟通，并且有利于选择适合的手术方法、选择合适的 IOL，以及尽早考虑是否联合角膜内皮移植手术。

医生和患者要就白内障和角膜内皮疾病的严重性进行沟通。晨起模糊随后逐渐变清晰的症状，以及夜间开车困难的症状提示会有角膜内皮疾病的存在。重视患者对视力的要求，并对白内障和角膜疾病的临床综合情况的分析有助于决定手术方式是进行白内障手术还是联合进行角膜内皮移植。

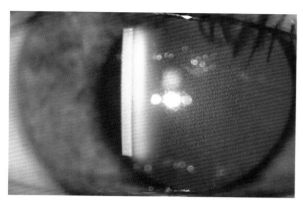

▲ 图 13-1　角膜小滴的裂隙灯照片

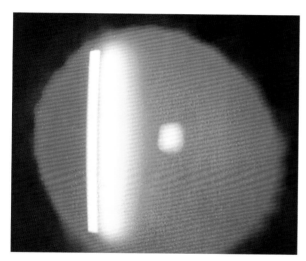

▲ 图 13-2　裂隙灯后照法显示的角膜小滴

三、术前检查

一旦患者被认为存在角膜内皮功能衰竭的风险，术前就需要进一步的详细检查，需要测量并记录中央角膜的厚度。角膜内皮显微镜有一定的优势，不仅可以量化风险，还有助于和患者的沟通。此外还需要考虑角膜内皮细胞的密度和形态（图 13-3 至图 13-5）。

术前检查
• 中央角膜厚度
• 角膜内皮显微镜
• 生物学测量
• 角膜地形图 / 地形图
• 手动角膜曲率计

对选择单纯白内障手术还是联合手术的影响因素
• 每个特性的严重性和相互影响
• 症状（早晨模糊）
• 患者的视力要求
• 角膜小滴的程度及影响
• 增加的或不对称的角膜厚度
• 上皮或基质水肿

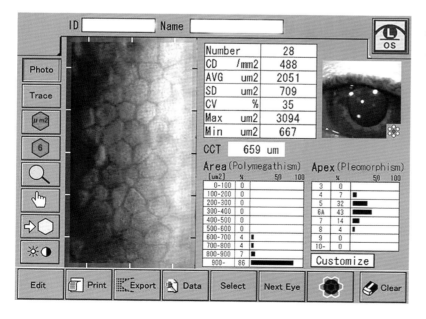

◀ 图 13-3　1 例患者的角膜内皮显微镜下呈现的内皮细胞计数低、多形态性高

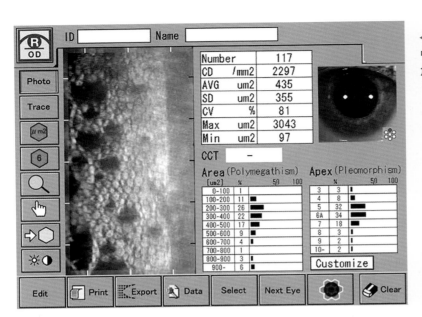

◀ 图 13-4　角膜内皮显微镜显示中周部的角膜小滴，其间有健康的角膜内皮细胞

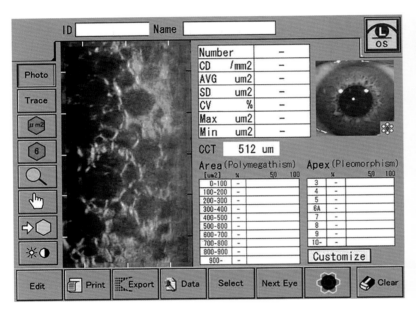

◀ 图 13-5　角膜内皮显微镜显示更多的中央区域的角膜小滴，其间正常内皮细胞已很少

在有内皮疾病的背景下，生物测量的准确性往往降低，会引起 IOL 度数选择的困难。有角膜失代偿可能的患者，生物学测量越早越好，最好是在角膜疾病进行性发展之前测量。也可以和对侧眼进行比较，后者内皮往往是正常状态。有角膜内皮疾病的眼，其角膜曲率测量值的量化比较困难，尤其是散光轴位很难确定。建议多使用几种方法来测量角膜曲率。本文重点介绍了影响单纯白内障手术和联合白内障手术的各种因素。

四、人工晶状体选择

已存在角膜内皮疾病的患者，其白内障术前很难获得准确的测量数据，因此 IOL 度数选择会比较困难，并且存在手术对角膜内皮功能及术后屈光度数影响的不确定性。此外，如果患者后期需要进行角膜内皮移植，角膜屈光度还会进一步发生改变，这种改变是很难预测的。

通常要考虑的是 IOL 的类型、材料及度数。一般会选择单焦点 IOL。多焦点 IOL 及可调节

IOL 在有角膜内皮疾病的患者中不建议使用。环曲面人工晶状体可能有一定的适用性，但应根据测量的准确性和可重复性认真考虑。亲水性材料在接触空气或气体后有发生混浊的可能性。曾有几例病例报道了使用亲水性 IOL 的患者在进行角膜内皮移植术后发生了 IOL 混浊[4]。因此在有可能进行内皮移植的患者中尽量避免使用亲水性材料的 IOL。

EK 与不同程度的远视漂移有关。发生机制是多因素的，包括形成的凹透镜状态，以及进行 Descemet 膜撕除自动刀取材内皮移植术（DSAEK）和 Descemet 膜角膜内皮移植术（DMEK）时无法预计的角膜脱水程度有关。在 DSAEK 后会发生 1.5D 等效球镜的远视漂移[5]，在超薄 DSAEK[6] 及 DMEK[7] 后发生的远视漂移度数相对较低。但漂移的范围很大，很难预测。在白内障联合内皮移植的手术中，如果进行的是 DMEK，目标屈光度定为 -0.5 ~ -0.75D；如果是 DSAEK 或超薄 DSEAK，目标屈光度定为 -0.75 ~ -1.5D。如果进行的是单纯白内障手术，也需要考虑远视漂移的可能，因为这些患者有日后进行内皮移植的可能。为了降低术后远视的可能性，在选择度数时预留近视目标度数。

五、手术思考

对于有手术风险的患者，应该选择能最大限度减少角膜内皮丢失的手术操作。

在进行白内障超声乳化手术的时候，要在虹膜平面进行操作，并尽可能减少术中能量的使用，以尽可能减少内皮细胞丢失。对于硬核白内障，选择使用弥散性和内聚性都好的黏弹剂，并使用软壳技术。在术后 3 个月的时候检查角膜内皮，发现其丢失程度要比仅使用内聚性好的黏弹剂低[8, 9]。使用先进的超声技术，如使用扭动超声技术，可以减少能量的使用[10, 11]。在中等硬度的核中，通过劈核钩对晶状体核块

进行逐一劈开乳化是非常有效的方法[12]。尽管近期有许多不同的超声手柄及针头应用于白内障手术，但对于内皮细胞丢失影响的差异都不是很大[13]。对于非常硬的核，手法小切口白内障操作（manual small-incision cataract surgery, MSICS）会更合适。但是也有随机对照研究发现超声乳化手术和 MSICS 在内皮细胞丢失方面没有显著性差异。较之 MSICS，超声乳化手术术后的裸眼视力更好，手术引起的散光更小[14, 15, 16]。就这些情况而言，还要考虑操作技术的适合与否、手术的熟练程度和手术经验，毕竟手术最重要的是避免并发症的发生。

有些灌注液可能会影响角膜内皮细胞的丢失，影响因素包括灌注持续时间、使用的量以及化学组成成分等。有研究在术后 6 个月的观察中发现，使用平衡盐溶液（balanced salt solution, BSS）和使 Ringer 乳酸灌注液对于角膜内皮的影响没有显著差异[17]。像 BSS Plus（碳酸氢钠谷胱甘肽溶液）这样的灌注液和房水的成分相似，理论上应该有优势，但是 Lucena 等发现，BSS Plus 和 Ringer 溶液相比，对于角膜内皮丢失的影响无显著差异[18]。

一些药物，如麻醉药、散瞳药及抗生素等在白内障术中是经常使用的。为防止角膜毒性，一定要明确使用的浓度。术后 3 个月检查发现，0.1 ~ 0.3ml 的不含防腐剂的利多卡因对于角膜内皮无影响，但再高浓度的则会有影响[19]。

飞秒激光辅助的白内障手术（femtosecond laser-assisted cataract surgery, FLACS）可以降低超声乳化白内障时使用的累计能量[20]。但从远期情况看，FLACS 是否比传统白内障手术能显著降低内皮细胞的丢失还不能确定[21, 22, 23]。一项前瞻性的队列研究显示，白内障术后 1 天和 3 周时 FLACS 组的角膜水肿较传统手术明显少。在术后 6 个月时两组没有明显差别，但是激光辅助完成的角膜切口比手法进行的角膜切口引起的角膜内皮细胞减少要明

[23]。另一项9个随机对照组和15个队列的研究则显示，FLACS 较传统超声乳化手术在降低角膜内皮损伤方面更安全有效[24]。但这项研究的随访时间仅到术后3个月。

白内障手术并发玻璃体丢失的情况会增加角膜内皮丢失，并会增加角膜水肿的发生率[25]。残留在前房的碎片也会导致角膜失代偿[26]。在囊袋支撑不完整时，一定要考虑 IOL 的植入位置。一项对照研究显示，在发生并发症的白内障手术中，植入前房型 IOL 的角膜失代偿率为12.4%，而植入睫状沟的发生率为10.8%，无显著差异[27]（此处译者有不同意见：IOL 睫状沟植入角膜失代偿的发生率较前房型 IOL 明显降低）。

（一）大泡性角膜病变的诊断

角膜水肿多发生在白内障术后早期，多数可以恢复。但如果不能恢复且在术后4周进一步加重，则发生大泡性角膜病变的可能性会增加。

对于意外出现的大泡性角膜病变的病例，例如患者并没有潜在的危险因素或手术顺利的情况下，需要进行鉴别诊断。DM 脱离是可逆的，及时诊断很重要。DM 脱离在裂隙灯检查后可以诊断，表现为出现两个前房空间，特别是使用强光窄裂隙光带进行检查时更明显。前节光学断层扫描（anterior segment ocular coherence tomography，ASOCT）可以显示脱离的情况。通过注入空气泡可以使其复位。手术过程和在同一手术室内进行手术的其他手术患者的情况则有助于排除眼前段毒性综合征（endothelial toxicity or toxic anterior segment syndrome，TASS）。

大泡性角膜病变的鉴别诊断
• DM 脱离
• 角膜内皮毒性反应 /TASS
• 升高的眼内压
• 眼内炎

升高的眼内压会引起角膜微囊样的水肿，当眼内压降到正常后，可以恢复透明。眼内炎则会伴有和一般眼部感染一样的眼部疼痛。

（二）大泡性角膜病变的临床特征

大泡性角膜病变可以通过病史和检查进行诊断。视力逐渐下降，病情逐渐加重是典型表现。大泡破裂的时候会有异物感或疼痛感，此外还会有畏光感。检查可见角膜增厚、DM 褶皱、囊泡样改变（图13-6至图13-8）。厚度测量可见增加的角膜厚度，尽管角膜水肿时影像不清晰，但仍可以通过角膜内皮显微镜见到角膜内皮细胞密度降低，并可见角膜小滴。ASOCT 也可以用来进行角膜厚度测量并明确有无 DM 瓣。

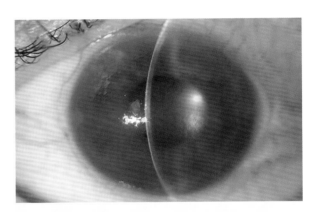

▲ 图 13-6 裂隙灯下的大泡性角膜病变及后房型 IOL

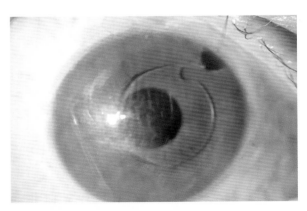

▲ 图 13-7 裂隙灯下的角膜内皮失代偿及位置不好的前房型 IOL

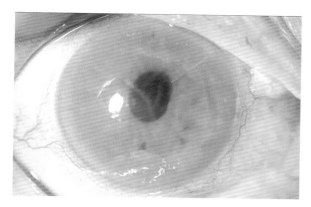

▲ 图 13-8 裂隙灯下的角膜内皮失代偿及前房内的青光眼引流装置

六、大泡性角膜病变的处理

初期的治疗多是保守性的。但如果 3 个月仍没有明显的改善，保守治疗可能就不太有效了。局部使用抗生素滴眼液用于预防感染。局部点用激素性滴眼液有利于在术后早期减少炎性反应。表面高渗盐溶液（氯化钠 5%）的使用有利于减轻角膜水肿，缓解眼部症状。此外需要控制眼内压，但要尽量避免使用碳酸酐酶抑制剂，后者可能会加重角膜水肿的程度[28]。如果症状明显，可以使用角膜绷带镜帮助缓解症状。在保守治疗无效的情况下，如果还有恢复视力的可能，可以进行角膜内皮移植。但如果视力恢复的可能性低，可以尝试进行光学治疗性的角膜切除术（phototherapeutic keratectomy，PTK）或 Gunderson 瓣治疗。如果残留的晶状体核块或位置不稳定的 IOL 加重了炎症反应或角膜内皮细胞的丢失，就需要手术取出残留晶状体核块或 IOL。

七、角膜内皮移植

如果术后 4 周的时候角膜仍然水肿，就需要请角膜专家进行会诊了。尽管角膜手术需要在术后 3 个月后再进行，但早期的会诊对后续的治疗是很有帮助的。术前需要向患者解释沟通，选择最佳时机进行手术。

DSAEK 是目前治疗大泡性角膜病变的金标准操作。与穿透性角膜移植比较，具有减少术中风险、增加术后视力、降低排斥概率、快速恢复视力的优势（图 13-9，图 13-10，图 13-11，图 13-12）[29]。2006 年，Melles 为了进一步提高术后视力，提出了 DMEK[30]。和

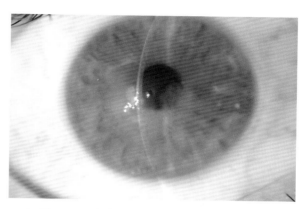

▲ 图 13-9 大泡性角膜病变的术前外观

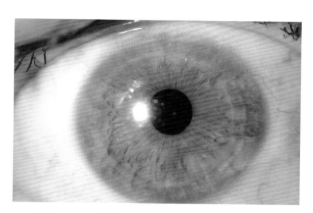

▲ 图 13-10 同一眼的 DSAEK 术后的外观

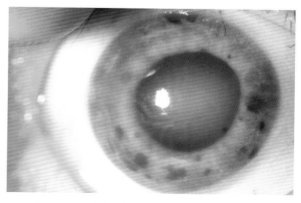

▲ 图 13-11 植入青光眼引流装置眼的白内障及角膜失代偿

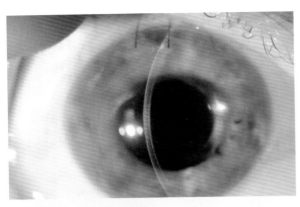

▲ 图 13–12　同一眼白内障手术联合 DSAEK 术后 1 周的情况

DSAEK 相比，DMEK 术后视力恢复更快[31, 32]，恢复的视力也更好[31, 32, 33]，并且排斥的概率更低[31, 34, 35]。但是 DMEK 仍然没有 DSAEK 普及，原因是前者的技术要求更高，操作难度更大，会增加术中及术后的风险[36]。

　　2011 年，有假设认为 DSAEK 使用的供体角膜组织更薄，与较厚的供体组织相比，术后的恢复视力更好[37]。为验证该假设，Busin 设计了前瞻性的研究方法，命名为 UT–DSAEK[6]。研究表明，仅仅厚度因素不能说明对视力的影响，但是基质形状和厚度的不规则可能是重要影响因素，植片的基质成分越少，这种不规则性越低[38]。一些技术现在被外科医生和眼库使用，以重复获得可重复预设置的"UT"厚度和平面轮廓的 DSAEK 移植[6, 39]。

　　每一例患者都需要个性化选择最适合的 EK 方法。选择最佳方法的相关因素包括患者情况、医生情况、眼库情况。其中患者情况包括生活背景、合并的眼部疾病情况及恢复视力的可能性。居住比较偏远，或者无力进行后续随访的患者最好进行风险较低的 DSAEK 或 UT–DSAEK，而不是选择并发症可能较多的 DMEK。同样，DSAEK 或 UT–DSAEK 更适合需要同期进行 IOL 置换、植入青光眼引流管或无晶状体眼等复杂病例。DMEK 更适合于视力恢复愈后好的病例，或者排斥可能性高度病例。医生的情况也很重要，尤其是要考虑 DMEK 的学习曲线[36]。眼库的情况也是非常重要的，如对植片的预处理能力。

　　EK 术后的视力恢复一般都是很好的，术后 6 个月视力恢复到 20/20 的比例很高，尤其是进行 UT–DSAEK 和 DMEK 的患者[6, 40, 41]。白内障术后发生大泡性角膜病变的患者选择 EK 手术会得到视力恢复。

八、关键点

➤ 大泡性角膜病变是白内障术后视力恢复不理想的原因之一。

➤ 术前的检查包括病史、检查及辅助检查（如角膜内皮镜检查）。

➤ 在白内障术后有发生大泡性角膜病变的病例，需要选择可以减少角膜内皮丢失的手术方法。

➤ 初期的治疗多是保守治疗。

➤ 对于需要手术治疗的患者，EK 手术往往可以使大泡性角膜病变的患者术后得到较好的视力恢复。

参考文献

[1] Eye Bank Association of America. 2015 Eye Banking Statistical Report 2015. Washington, DC: Eye Bank Association of America. Available at: www.restoresight.org. Accessed August 2017

[2] Weiss JS, Møller HU, Lisch W, et al. The IC3D classification of the corneal dystrophies. Cornea. 2008; 27 suppl 2:S1–S83

[3] Wirbelauer C, Anders N, Pham DT, Wollensak J. Corneal endothelial cell changes in pseudoexfoliation syndrome after cataract surgery. Arch Ophthalmol. 1998; 116(2):145–149

[4] Neuhann IM, Neuhann TF, Rohrbach JM. Intraocular lens calcification after keratoplasty. Cornea. 2013; 32(4):e6–e10

[5] Scorcia V, Matteoni S, Scorcia GB, Scorcia G, Busin M. Pentacam assessment of posterior lamellar grafts to explain hyperopization after Descemet's stripping automated endothelial keratoplasty. Ophthalmology. 2009; 116(9):1651–1655

[6] Busin M, Madi S, Santorum P, Scorcia V, Beltz J. Ultrathin descemet's stripping automated endothelial keratoplasty with

the microkeratome double-pass technique: two-year outcomes. Ophthalmology. 2013; 120(6):1186–1194

[7] Price MO, Giebel AW, Fairchild KM, Price FW, Jr. Descemet's membrane endothelial keratoplasty: prospective multicenter study of visual and refractive outcomes and endothelial survival. Ophthalmology. 2009; 116(12):2361–2368

[8] Arshinoff SA. Dispersive-cohesive viscoelastic soft shell technique. J Cataract Refract Surg. 1999; 25(2):167–173

[9] Miyata K, Nagamoto T, Maruoka S, Tanabe T, Nakahara M, Amano S. Efficacy and safety of the soft-shell technique in cases with a hard lens nucleus. J Cataract Refract Surg. 2002; 28(9):1546–1550

[10] Kim D-H, Wee W-R, Lee J-H, Kim M-K. The comparison between torsional and conventional mode phacoemulsification in moderate and hard cataracts. Korean J Ophthalmol. 2010; 24(6):336–340

[11] Leon P, Umari I, Mangogna A, Zanei A, Tognetto D. An evaluation of intraoperative and postoperative outcomes of torsional mode versus longitudinal ultrasound mode phacoemulsification: a meta-analysis. Int J Ophthalmol. 2016; 9(6): 890–897

[12] Park J, Yum HR, Kim MS, Harrison AR, Kim EC. Comparison of phaco-chop, divide-and-conquer, and stop-and-chop phaco techniques in microincision coaxial cataract surgery. J Cataract Refract Surg. 2013; 39(10):1463–1469

[13] Khokhar S, Aron N, Sen S, Pillay G, Agarwal E. Effect of balanced phacoemulsification tip on the outcomes of torsional phacoemulsification using an active-fluidics system. J Cataract Refract Surg. 2017; 43(1):22–28

[14] Gogate P, Ambardekar P, Kulkarni S, Deshpande R, Joshi S, Deshpande M. Comparison of endothelial cell loss after cataract surgery: phacoemulsification versus manual small-incision cataract surgery: six-week results of a randomized control trial. J Cataract Refract Surg. 2010; 36 (2):247–253

[15] Bhargava R, Sharma SK, Chandra M, Kumar P, Arora Y. Comparison of endothelial cell loss and complications between phacoemulsification and manual small incision cataract surgery (SICS) in uveitic cataract. Nepal J Ophthalmol. 2015; 7(14):124–134

[16] Zhang JY, Feng YF, Cai JQ. Phacoemulsification versus manual small-incision cataract surgery for age-related cataract: meta-analysis of randomized controlled trials. Clin Experiment Ophthalmol. 2013; 41(4):379–386

[17] Nayak BK, Shukla RO. Effect on corneal endothelial cell loss during phacoemulsification: fortified balanced salt solution versus Ringer lactate. J Cataract Refract Surg. 2012; 38(9): 1552–1558

[18] Lucena DR, Ribeiro MS, Messias A, Bicas HE, Scott IU, Jorge R. Comparison of corneal changes after phacoemulsification using BSS Plus versus Lactated Ringer's irrigating solution: a prospective randomised trial. Br J Ophthalmol. 2011; 95(4): 485–489

[19] Eggeling P, Pleyer U, Hartmann C, Rieck PW. Corneal endothelial toxicity of different lidocaine concentrations. J Cataract Refract Surg. 2000; 26(9):1403–1408

[20] Abell RG, Kerr NM, Vote BJ. Toward zero effective phacoemulsification time using femtosecond laser pretreatment. Ophthalmology. 2013; 120(5):942–948

[21] Conrad-Hengerer I, Al Juburi M, Schultz T, Hengerer FH, Dick HB. Corneal endothelial cell loss and corneal thickness in conventional compared with femtosecond laser-assisted cataract surgery: three-month follow-up. J Cataract Refract Surg. 2013; 39(9):1307–1313

[22] Krarup T, Holm LM, la Cour M, Kjaerbo H. Endothelial cell loss and refractive predictability in femtosecond laser-assisted cataract surgery compared with conventional cataract surgery. Acta Ophthalmol. 2014; 92(7):617–622

[23] Abell RG, Kerr NM, Howie AR, Mustaffa Kamal MA, Allen PL, Vote BJ. Effect of femtosecond laser-assisted cataract surgery on the corneal endothelium. J Cataract Refract Surg. 2014; 40 (11):1777–1783

[24] Chen X, Chen K, He J, Yao K. Comparing the curative effects between femtosecond laser-assisted cataract surgery and conventional phacoemulsification surgery: a meta-analysis. PLoS One. 2016; 11(3):e0152088

[25] Canner JK, Javitt JC, McBean AM. National outcomes of cataract extraction. III. Corneal edema and transplant following inpatient surgery. Arch Ophthalmol. 1992; 110(8): 1137–1142

[26] Bohigian GM, Wexler SA. Complications of retained nuclear fragments in the anterior chamber after phacoemulsification with posterior chamber lens implant. Am J Ophthalmol. 1997; 123(4):546–547

[27] Chan TC, Lam JK, Jhanji V, Li EY. Comparison of outcomes of primary anterior chamber versus secondary scleral-fixated intraocular lens implantation in complicated cataract surgeries. Am J Ophthalmol. 2015; 159(2):221–6.e2

[28] Wirtitsch MG, Findl O, Heinzl H, Drexler W. Effect of dorzolamide hydrochloride on central corneal thickness in humans with cornea guttata. Arch Ophthalmol. 2007; 125 (10):1345–1350

[29] Lee WB, Jacobs DS, Musch DC, Kaufman SC, Reinhart WJ, Shtein RM. Descemet's stripping endothelial keratoplasty: safety and outcomes: a report by the American Academy of Ophthalmology. Ophthalmology. 2009; 116(9):1818–1830

[30] Melles GR, Ong TS, Ververs B, van der Wees J. Descemet membrane endothelial keratoplasty (DMEK). Cornea. 2006; 25(8):987–990

[31] Guerra FP, Anshu A, Price MO, Price FW. Endothelial keratoplasty: fellow eyes comparison of Descemet stripping automated endothelial keratoplasty and Descemet membrane endothelial keratoplasty. Cornea. 2011; 30(12):1382–1386

[32] Tourtas T, Laaser K, Bachmann BO, Cursiefen C, Kruse FE. Descemet membrane endothelial keratoplasty versus descemet stripping automated endothelial keratoplasty. Am J Ophthalmol. 2012; 153(6):1082–90.e2

[33] Guerra FP, Anshu A, Price MO, Giebel AW, Price FW. Descemet's membrane endothelial keratoplasty: prospective study of 1-year visual outcomes, graft survival, and endothelial cell loss. Ophthalmology. 2011; 118(12):2368–2373

[34] Anshu A, Price MO, Price FW, Jr. Risk of corneal transplant rejection significantly reduced with Descemet's membrane endothelial keratoplasty. Ophthalmology. 2012; 119(3): 536–540

[35] Dapena I, Ham L, Netuková M, van der Wees J, Melles GR. Incidence of early allograft rejection after Descemet membrane endothelial keratoplasty. Cornea. 2011; 30(12):1341–1345

[36] Terry MA. Endothelial keratoplasty: why aren't we all doing Descemet membrane endothelial keratoplasty? Cornea. 2012; 31(5):469–471

[37] Neff KD, Biber JM, Holland EJ. Comparison of central corneal graft thickness to visual acuity outcomes in endothelial keratoplasty. Cornea. 2011; 30(4):388–391

[38] Rudolph M, Laaser K, Bachmann BO, Cursiefen C, Epstein D, Kruse FE. Corneal higher-order aberrations after Descemet's membrane endothelial keratoplasty. Ophthalmology. 2012; 119(3):528–535

[39] Villarrubia A, Cano-Ortiz A. Development of a nomogram to achieve ultrathin donor corneal disks for Descemet-stripping automated endothelial keratoplasty. J Cataract Refract Surg. 2015; 41(1):146–151

[40] Dapena I, Ham L, Droutsas K, van Dijk K, Moutsouris K, Melles GR. Learning curve in Descemet's membrane endothelial keratoplasty: first series of 135 consecutive cases. Ophthalmology. 2011; 118(11):2147–2154

[41] Rodríguez-Calvo-de-Mora M, Quilendrino R, Ham L, et al. Clinical outcome of 500 consecutive cases undergoing Descemet's membrane endothelial keratoplasty. Ophthalmology. 2015; 122(3):464–470

第14章　脱位的人工晶状体及囊袋：关于人工晶状体的复杂问题

Malpositioned Intraocular Lens and Capsular Bag: Intraocular Lens Complex Issues

Amar Agarwal　著

董　喆　宋旭东　译

摘　要

　　脱位的 IOL 及 IOL- 囊袋复合物需要能够被及时发现并进行必要的手术处理，包括 IOL 取出、调位，或二期固定。本章节突出了 IOL 旋转、偏中心及脱位等这些引起术后视力不理想的问题。本章除了讨论囊袋 –IOL 的复杂问题外，还会有关于人工晶状体调整的操作技术和进行病例管理方面的内容。

　　关键词： 脱位的 IOL，偏中心，胶黏 IOL，IOL 支架，IOL 置换，半脱位，调位，晶状体囊袋 –IOL 复合体，IOL 取出

一、脱位的人工晶状体

（一）概述

　　IOL 脱位可以是 IOL 轻度偏中心，也可以是 IOL 完全脱位至眼后段。尽管 IOL 的脱位发生率仅为 0.2%～3%[1, 2, 3, 4, 5, 6, 7, 8, 9]，但没有临床意义却实际存在的 IOL 偏中心发生率可以达 25%，有临床意义的 IOL 偏中心发生率可达 3%[10, 11]。偏中心程度严重的 IOL 可以表现为瞳孔区仅可见一小部分 IOL 的光学部（图 14-1）。根据 IOL 脱位的程度，患者的症状表现为视力下降并伴有黄斑囊样水肿（cystoid macular

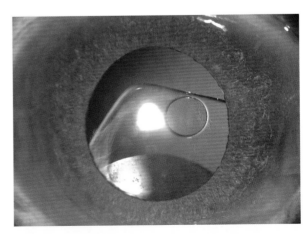

▲ 图 14-1　明显的 IOL 偏位，瞳孔区几乎看不到光学部

edema，CME）、玻璃体炎症、角膜失代偿、继发性青光眼和视网膜病变等并发症。IOL 脱位可以是在第一次手术后早期发生，也可以发生在术后任何阶段，这主要取决于引起的因素、病因及诱发因素。

（二）处理

对脱位 IOL 的处理要考虑许多因素，既有发生的时间、发生的病因，还有发生脱位的程度及 IOL 的类型。手术医生需要决定是进行复位或固定，还是进行 IOL 置换。这种情况下三片式 IOL 有显著的优势，不管光学部有无夹持，都可以调位并植入睫状沟。如果进行睫状沟固定的条件不允许，这种三片式 IOL 的襻可以外引出并插入巩膜兜间，用纤维蛋白胶进行粘连完成在巩膜层间固定（图 14-2 至图 14-4）。

（三）IOL 调位

如果可能进行调位，该方法的明显优势就是可以选择合适的 IOL 手术入路以保证前房的密闭。IOL 调位所需要的具体策略由 IOL 的类型及其在眼内的情况决定。在 IOL 旋转不到位的病例，如一个襻在囊袋内，另一个襻在囊袋外的情况下，简单的方法就是将黏弹剂注入囊袋及前房内，然后再将 IOL 全部旋转至囊袋内。

偏中心的情况往往与后囊膜破裂（posterior capsule rupture，PCR）是相伴的，这种情况下，选择所植入 IOL 的类型和手术医生选择最适宜的手术方法一样，都是关键因素。

1. 一片式 IOL

术中发生 PCR 的情况下，如果 PCR 的范围较小，在进行玻璃体切除后，术者会在囊袋内植入单片式 IOL。尽管这样可以在当时满足要求，但术后随访会发现出现了 IOL 偏位。如果手术当时通过平坦部路径进行玻璃体切除则可以将 IOL 及囊袋后房的玻璃体切除净。后房减压可以减少 IOL 后方向前的力量，有利于囊袋的稳定。充分的玻璃体切除后，就可以将

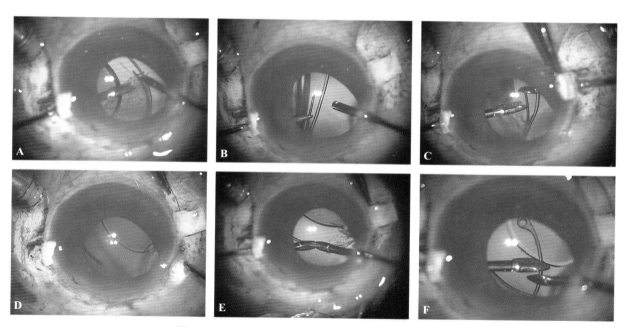

▲ 图 14-2　植入囊袋张力环情况下的三片式 IOL 偏中心

A. 植入囊袋张力环后偏中心的 IOL，可见完整囊袋；B. 完成 180° 相对的板层巩膜瓣，并进行相应部位的巩膜切开，方法同巩膜层间胶黏固定，用镊子抓住一个襻，进行纤维化的囊膜及周围黏附的玻璃体切除；C. 完成全部皮质及囊膜的切除，在将襻取出的过程中使用双手接力的方法完成，并抓住襻的头端；D. 在巩膜切开的位置将襻的头端取出；E. 抓住囊袋张力环后使用双手接力的方法握持张力环的一端；F. 双手接力法

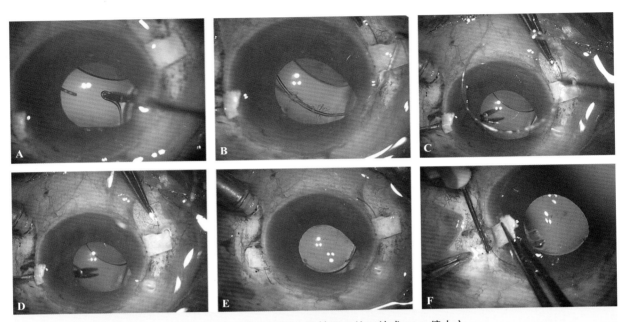

▲ 图 14-3 植入囊袋张力环情况下的三片式 IOL 偏中心

A. 张力环的头端被握持以便取出；B. 张力环被从角膜切口拉出；C. 取出张力环；D. 镊子抓住外露的襻部；E. 两个襻都置于外部；F. 用 26G 的针完成巩膜兜

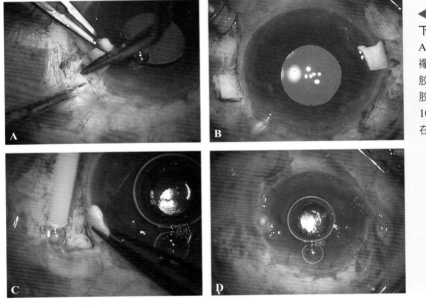

◀ 图 14-4 植入囊袋张力环情况下的三片式 IOL 偏中心

A. 将外露的襻插入巩膜兜；B. 两个襻都插入了巩膜兜；C. 将纤维蛋白胶涂在巩膜瓣下方；D. 用纤维蛋白胶将巩膜瓣以及结膜切口封闭，用 10-0 号线将角膜隧道切口缝合，并在前房注入空气泡

IOL 旋转入位了，甚至可以尝试一下光学部夹持的操作，当然这在一片式 IOL 中操作有点难度。如果一片式 IOL 偏位，且 PCR 的范围比较大，那就只能进行 IOL 取出了。

2. 三片式 IOL

在 PCR 发生的情况下，三片式 IOL 既可以植入囊袋内，也可以植入睫状沟。在 IOL 偏位

的情况下，三片式 IOL 进行囊袋内或睫状沟的调位既安全也方便操作，可以减少 IOL 置换的发生（图 14-2 至图 14-4）。

（四）IOL 置换或取出

如果调位不能很好地解决 IOL 偏中心或脱位的问题，就需要再次进行手术。再次植入的

IOL 类型取决于偏中心发生的原因。

如果发生了 IOL 的光学部 – 襻部连接处的损伤或襻部折断的情况，需要进行 IOL 取出和置换；如果发生偏中心的原因是 IOL 损坏引起，可以更换同一类型的 IOL；但如果是不能耐受多焦点 IOL 所致，就需要将多焦点 IOL 更换为单焦点 IOL。

伴有 PCR 的 IOL 偏中心，取出一片式 IOL 后植入三片式 IOL。进行睫状沟植入时，可以选择性地进行光学部夹持的操作，也可以不进行。

用于 IOL 置换的 IOL 支架技术

通过这项操作技术[16]，将原 IOL 从囊袋移至前房，再将合适的 IOL 植入囊袋。

(1) 后囊膜完整的情况下：原 IOL 被从囊袋中浮起并移至前房内。在其下方植入新的 IOL 并旋转入囊袋内，完成调位。用 IOL 剪将上方浮起的 IOL 横断剪开，后房新植入的 IOL 可以用作挡在后囊前面的支架。将被剪开的 IOL 取出前房。在将 IOL 剪开的过程中，囊袋内 IOL 使囊袋保持持续扩张的状态，因此在剪开的操作中不会损伤后囊膜。

(2) 在后囊膜破裂的情况下：经平坦部完成破损囊膜下方的玻璃体切除，再从角膜缘切口将 IOL 抬高至前房。新的 IOL 植入囊袋后可以堵住后囊膜破口，防止玻璃体的脱出。这种方法在后囊破口不大的情况下有效，如后囊进行过 YAG 激光切开。在后囊破口较大的情况下，原 IOL 被切开取出，将新的 IOL（一般选择三片式），植入睫状沟，或者可以通过胶黏技术固定在巩膜层间[12, 13, 14, 15]。

在 IOL 已植入囊袋内数月甚至数年的情况下，将其从囊袋内置换出来，需要仔细打开囊袋，成功使用支架技术保护后囊膜或避免后囊膜破裂情况下的玻璃体脱出。在将 IOL 襻转出囊袋的时候一定要非常小心，以免对囊袋施加过多的压力。

发生 IOL 偏中心且缺乏足够囊袋支撑的情况下，需要将 IOL 完全取出，再进行二期 IOL 植入。完成巩膜隧道切口，作者倾向于构建 L 形切口，较之线性巩膜切口，前者不会引起散光。构建 L 形隧道，需要用游标卡尺进行 3mm 的标记，然后完成 L 形巩膜切口（图 14-5A）。沿着 L 形的标记，用月形刀完成隧道制作，并向两侧、向前扩大至完成 6mm 宽的隧道（图 14-5B 至 D）。L 形的切口有利于维持前房的稳定，并且 L 形的设计使巩膜内的张力维持的比较好，因此 IOL 的取出及植入操作更加容易。L 形切口因其创面结构被认为优于传统的线性切口，根据 Drew 的理论，瘢痕组织在水平轴和垂直轴上都有收缩的趋势，因此切口长度和宽度相等的切口是最具散光稳定性的。

IOL 被取出后，三片式 IOL 被植入眼内（图 14-6）。用镊子抓住前襻后将其引出巩膜切口。后襻植入眼内后，通过双手接力的方法从另一侧巩膜切口处引出。两个襻分别被插入由 26G 针头完成的两侧的巩膜兜中，并在巩膜切口处进行玻璃体切除。用纤维蛋白胶完成巩膜瓣和结膜切口的密闭。

（五）无套袖管道辅助下沉的 IOL 悬浮技术

Ashvin Agarwal 医生发明了这项技术，在处理下沉的 IOL 之前，吸引管的套袖被移除（图 14-7）。取下硅胶套袖后，管道可扩大的孔径更宽，有助于在 IOL 周围形成更有效的负压吸力[17]。

在这项操作中，完成玻璃体切除后，将无套袖的吸引套管与玻切管道连接，将负压设置到 300mmHg，并将切割功能关闭。由于 IOL 下沉在视网膜的表面，可以将无套袖的吸引套管直接对准光学部后开始负压吸引，整个过程可以通过脚踏控制完成。脚踏的线性控制有助

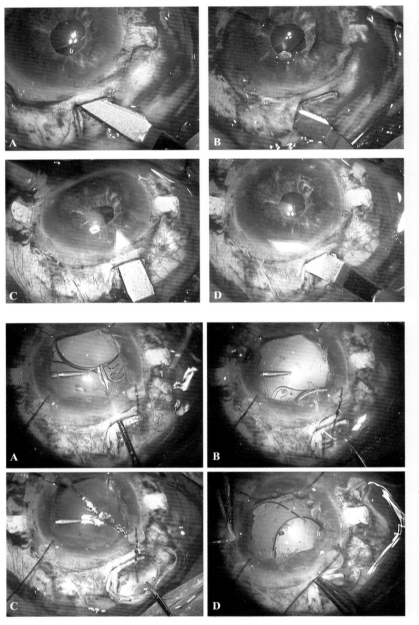

▲ 图 14-5 用于偏中心 IOL 取出的 L 形切口

A. 用游标卡尺完成一个 L 形的 3mm×3mm 的标记，完成对应的两个巩膜板层瓣制作，用于纤维蛋白胶黏操作；B. 用月形刀完成 L 形巩膜隧道的分离。水平直径 6mm 的 IOL 可以被从这个隧道取出；C. 用角膜刀打开切口；D. 用角膜刀扩大 L 形的巩膜层间切口以形成瓣膜结构

▲ 图 14-6 用于偏中心 IOL 取出的 L 形切口

A. 从切口伸入反向镊抓住一片式 IOL，用虹膜拉钩拉开瞳孔以保证充分的手术视野；B. 取出 IOL；C. IOL 被完全取出；D. 植入三片式 IOL 进行巩膜层间固定

于在操作过程中根据需要增加负压。套管与光学部表面的无效对位会降低负压的效果。IOL 被从视网膜前提起至中等散大的瞳孔区域的前部玻璃体内。显微镜下反向植入镊从角膜切口进入玻璃体腔，在直视下抓住 IOL；在镊子抓住 IOL 后套管从眼内撤出。根据手术情况进行 IOL 的后续处理，被调位至睫状沟或被取出眼外。

该技术的优点是安全可靠，并可重复操作。可适用于所有类型的 IOL，包括盘状设计的

IOL，后者很难用视网膜镊夹住。

二、囊袋 - 人工晶状体的复合体

尽管悬韧带受损或囊袋收缩会导致囊袋偏中心，但相比于其他情况，由于 IOL 在囊袋内植入，处理相对会好一点。IOL 植入囊袋后，囊袋自身的偏位会直接导致 IOL 的偏位，甚至个别病例会出现脱位，即囊袋-IOL 复合体脱入玻璃体腔中。囊袋收缩引起 IOL 自身折叠，反过来进一步引起囊袋的收缩和牵拉是比

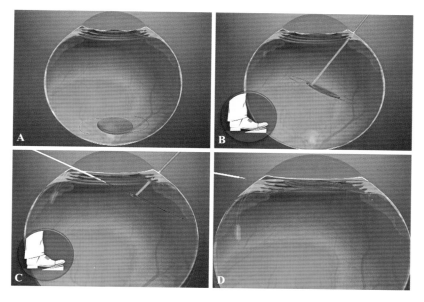

较常见的情况。在一些可能影响悬韧带稳定性的疾病中，如假性剥脱综合征、葡萄膜炎、高度近视及一些结缔组织病，为了扩张囊袋、防止囊袋收缩，会需要植入囊袋张力环（capsular tension rings，CTRs）[18, 19]。

囊袋 -IOL 复合体半脱位 / 脱位的处理

当囊袋 -IOL 复合体部分脱位位于瞳孔区的时候，可以通过眼前段手术入路进行处理。一般采用巩膜隧道或角膜缘切口，将囊袋 -IOL 复合体托起至前房，然后将其取出。这些病例在完成彻底充分的玻璃体切除后，可以考虑进行二期 IOL 固定术。但在囊袋 -IOL 复合体完全脱入玻璃体的情况下，需要手术医生从眼后段入路进行手术（图 14-8）。完成玻璃体切除，清除囊袋 -IOL 复合体周围的粘连后，将其托至前房，再完成后续处理。在这些病例中可以采用三片式 IOL 的巩膜层间固定法植入 IOL。

在脱位的囊袋 -IOL 复合体中的 IOL 是三片式的情况下（图 14-9A 和 B），可以先用反向镊将其握持，并用玻切头将其周围黏着的玻璃体切除干净。在 IOL 游离后，IOL 襻被从巩膜切口引出，操作同巩膜层间固定方法（图

14-9C 至 E）。随后将襻插入 26G 针头制作的巩膜兜中（图 14-9F），再用纤维蛋白胶将巩膜瓣和结膜切口闭合。

将脱位的囊袋 -IOL 复合体重新复位固定在巩膜上或通过缝线固定在虹膜上有多种方法 [20, 21, 22, 23]。上述方法的优点是操作无须扩大切口，保证了前房的稳定性，减少了手术引起的散光和玻璃体脱出。9-0 号的 Prolene 线和 10-0 号的 Prolene 线都可能发生降解，但手术医生一般会选择使用 9-0 号线。缝线的降解会导致 IOL 再次发生偏位（图 14-10），根据偏位的程度的严重性决定 IOL 是否会再次被取出（图 14-10 至图 14-12）。GORE-TEX 缝线是目

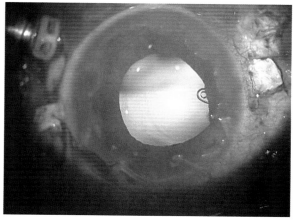

▲ 图 14-8　囊袋 -IOL 复合体完全脱入玻璃体腔

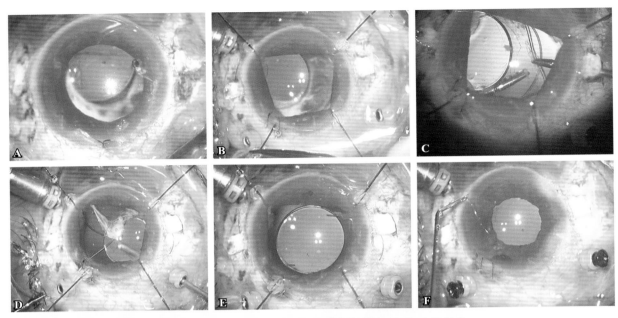

▲ 图 14-9　假性剥脱综合征病例的囊袋 –IOL 复合体脱位

A. 囊袋 -IOL 复合体脱位时部分复合体被拉入前房；B. 切口用 10-0 号线缝合，虹膜拉钩用来保证足够的手术视野，3 个套管针被放置在进行玻切手术的平坦部；C. 用反向镊抓住囊袋 -IOL 复合体，IOL 周围黏着的玻璃体被充分切除，可以看到植入囊袋内的张力环；D. 襻被引出，囊袋张力环被抓住，在周围的玻璃体切除后将其取出；E. 两个襻被从巩膜瓣下的巩膜切口引出；F. 襻被插入巩膜兜中，闭合所有切口，可以看到位置居中的 IOL

前手术医生比较倾向的选择，通常认为不会降解，可持续时间更长。

三、讨论

在处理脱位的 IOL 时，是进行 IOL 调位还是 IOL 置换，需要根据手术随时进行调整。不同情况下要选择最合适的解决方法。在采取有效处理方法的时候，已植入眼内的 IOL 的类型是一个重要考虑因素，光学部的直径、IOL 的外形、襻的类型及 IOL 的材质都对后续治疗有影响。此外，还要进行玻璃体处理，尽可能降低对玻璃体的扰动，避免后期的炎症反应及牵拉造成的并发症。

在脱位的 IOL 引起视力损伤的情况下，需要进行手术干预。尽管有临床意义的 IOL 脱位发生率很低，也需要进行仔细地观察处理，从而优化这种并发症下的视力情况。

四、关键点

➢ 轻度的 IOL 偏中心不会引起视觉症状，不需要积极处理，但明显的偏中心需要进行手术治疗。

➢ 位置稳定的情况下可以进行 IOL 调位，否则需要进行 IOL 置换。

➢ 当 IOL 或囊袋–IOL 复合体脱入玻璃体中部时，需要进行玻璃体视网膜手术处理，并且要避免进一步脱入玻璃体腔。

➢ 三片式 IOL 半脱位可以在前房闭合的情况下进行巩膜层间固定。

➢ 单片式 IOL 不能进行睫状沟的调位或固定，三片式 IOL 则可以。

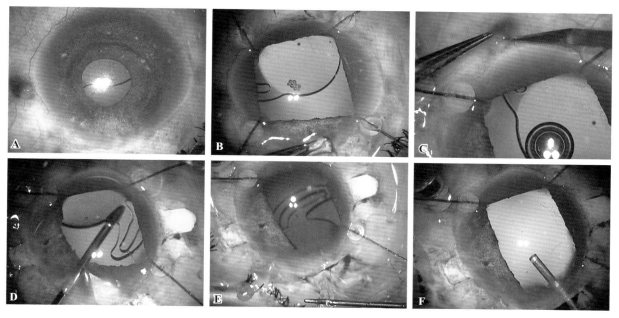

▲ 图 14-10 偏位的缝合固定的 IOL

A. 通过中等大的瞳孔区可见偏位的 IOL 的光学部；B. 完成两侧的巩膜瓣，使用虹膜拉钩拉开瞳孔；C. 将一侧襻端的固定缝线剪断游离 IOL，另一侧的缝线已经降解；D. 完成巩膜隧道切口，用反向镊抓住 IOL；E. 取出 IOL；F. 进行充分的玻璃体切除

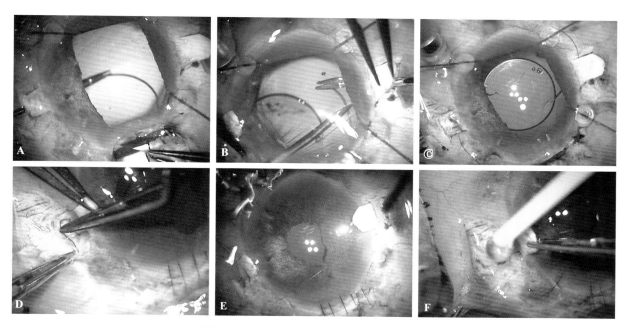

▲ 图 14-11 IOL 取出后进行巩膜层间固定 IOL

A. 将反向镊从巩膜切开部位伸入眼内并抓住植入眼内的 IOL；B. 将前襻引出眼外，将后襻植入眼内，从右侧巩膜切开的位置伸入 IOL 镊抓住后襻；C. 两侧的襻都被引出眼外；D. 襻被插入巩膜兜；E. 两侧的襻都被插入巩膜兜；F. 用纤维蛋白胶封闭巩膜瓣

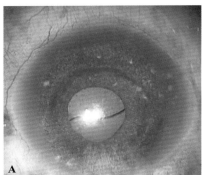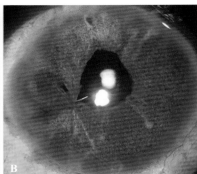

◀ 图 14-12　手术前后的外观
A. 术前偏中心的 IOL；B. 术后 2 个月，IOL 被取出，二期巩膜层间固定 IOL，瞳孔区域可见位置居中的 IOL

参 考 文 献

[1] Taylor DM, Dalburg LA, Consentino RT, Khaliq A. Intraocular lenses: 500 consecutive intracapsular cataract extractions with lens implantation compared with 500 intracapsular extractions—observations and comments. Ophthalmic Surg. 1978; 9(1):29–55

[2] Kratz RP. Complications associated with posterior chamber lenses. Ophthalmology. 1979; 86(4):659–661

[3] Worthen DM, Boucher JA, Buxton JN, et al. Interim FDA report on intraocular lenses. Ophthalmology. 1980; 87(4): 267–271

[4] Kratz RP, Mazzocco TR, Davidson B, Colvard DM. The Shearing intraocular lens: a report of 1,000 cases. J Am Intraocul Implant Soc. 1981; 7(1):55–57

[5] Jaffe NS, Clayman HM, Jaffe MS, Light DS. The results of extracapsular cataract extraction with a shearing posterior chamber lens implant 34 to 40 months after surgery. Ophthalmic Surg. 1982; 13(1):47–49

[6] Stark WJ, Worthen DM, Holladay JT, et al. The FDA report on intraocular lenses. Ophthalmology. 1983; 90(4):311–317

[7] Kraff MC, Sanders DR, Lieberman HL. The results of posterior chamber lens implantation. J Am Intraocul Implant Soc. 1983; 9(2):148–150

[8] Southwick PC, Olson RJ. Shearing posterior chamber intraocular lenses: five-year postoperative results. J Am Intraocul Implant Soc. 1984; 10(3):318–323

[9] Smith SG, Lindstrom RL. Malpositioned posterior chamber lenses: etiology, prevention, and management. J Am Intraocul Implant Soc. 1985; 11(6):584–591

[10] Pallin SL, Walman GB. Posterior chamber intraocular lens implant centration: in or out of "the bag". Am Intra-Ocular Implant Soc J.. 1982; 8:254–257

[11] Böke WR, Krüger HCA. Causes and management of posterior chamber lens displacement. J Am Intraocul Implant Soc. 1985; 11(2):179–184

[12] Agarwal A, Kumar DA, Jacob S, Baid C, Agarwal A, Srinivasan S. Fibrin glue-assisted sutureless posterior chamber intraocular lens implantation in eyes with deficient posterior capsules. J Cataract Refract Surg. 2008; 34(9):1433–1438

[13] Narang P, Narang S. Glue-assisted intrascleral fixation of posterior chamber intraocular lens. Indian J Ophthalmol. 2013; 61(4):163–167

[14] Narang P. Modified method of haptic externalization of posterior chamber intraocular lens in fibrin glue-assisted intrascleral fixation: no-assistant technique. J Cataract Refract Surg. 2013; 39(1):4–7

[15] Narang P, Agarwal A. Peripheral iridectomy for atraumatic haptic externalization in large eyes having anterior sclerotomy for glued intraocular lens. J Cataract Refract Surg. 2016; 42(1):3–6

[16] Narang P, Steinert R, Little B, Agarwal A. Intraocular lens scaffold to facilitate intraocular lens exchange. J Cataract Refract Surg. 2014; 40(9):1403–1407

[17] Agarwal A, Narang P, Agarwal A, Kumar DA. Sleeveless-extrusion cannula for levitation of dislocated intraocular lens. Br J Ophthalmol. 2014; 98(7):910–914

[18] Lim MC, Jap AHE, Wong EYM. Surgical management of late dislocated lens capsular bag with intraocular lens and endocapsular tension ring. J Cataract Refract Surg. 2006; 32(3): 533–535

[19] Gimbel HV, Condon GP, Kohnen T, Olson RJ, Halkiadakis I. Late in-the-bag intraocular lens dislocation: incidence, prevention, and management. J Cataract Refract Surg. 2005; 31 (11):2193–2204

[20] Nakashizuka H, Shimada H, Iwasaki Y, Matsumoto Y, Sato Y. Pars plana suture fixation for intraocular lenses dislocated into the vitreous cavity using a closed-eye cow-hitch technique. J Cataract Refract Surg. 2004; 30(2): 302–306

[21] Kokame GT, Yamamoto I, Mandel H. Scleral fixation of dislocated posterior chamber intraocular lenses: Temporary haptic externalization through a clear corneal incision. J Cataract Refract Surg. 2004; 30(5):1049–1056

[22] Oshika T. Transscleral suture fixation of a subluxated posterior chamber lens within the capsular bag. J Cataract Refract Surg. 1997; 23(9):1421–1424

[23] Chan CK, Agarwal A, Agarwal S, Agarwal A. Management of dislocated intraocular implants. Ophthalmol Clin North Am. 2001; 14(4):681–693

第 15 章 后囊膜破裂和人工晶状体植入术

Posterior Capsular Rupture and Intraocular Lens Implantation

Priya Narang 著

董 喆 译

摘 要

后囊膜破裂是白内障术中并发症之一，常会伴有尚未乳化的晶状体核块，如果处理不当，会发生晶状体核下沉。本章重点介绍了防止后囊膜破裂扩大及有效放置 IOL 的技术。本文还用图片详细说明了悬浮晶状体核和乳化晶状体碎片的各种技术。

关键词：后囊膜破裂，玻璃体切割术，三片式 IOL，三方技术，纤维蛋白胶黏固定 IOL，胶黏固定的 IOL 支架，IOL 支架，后辅助悬浮，改良 PAL，套管针 –ACM

一、概述

后囊膜破裂（posterior capsule rupture，PCR）是一种被熟知但不常发生的白内障术中并发症，在玻璃体视网膜手术中也可能发生[1, 2, 3]。PCR 可导致严重的眼部并发症，引起较差的手术效果，如果处理不当，甚至会永久性失明。及早明确术中 PCR，对于降低和预防并发症的发生具有重要意义。

晶状体核碎片跟随性消失、前房（anterior chamber，AC）突然加深、瞳孔扩大、突然出现红光，这些都是 PCR 的早期症状。在这个阶段，手术医生应该降低机器的参数，并评估临床情况。将超声乳化针头从眼内取出前，应先从侧切口将黏弹剂（OVD）注入前房，这有助于防止前房突然变浅和 PCR 的进一步扩大。发生 PCR 后，最基本的目标是安全彻底地将前房中的玻璃体和晶状体碎片清除，下一个主要目标是稳定地植入人工晶状体（IOL），以获得最佳屈光效果。

新的操作技术允许眼前段和后段的手术医生在发生 PCR 环境下通过人工晶状体植入来帮助处理核碎块。所植入的人工晶状体可以起到支架和瞳孔屏障作用，在继续超声乳化取出晶状体核块的过程中，能防止核碎片落入玻璃体腔。

二、处理

PCR 的处理取决于发生的阶段及后囊膜破裂的程度。手术初期发生的 PCR 需要对整个晶状体核 / 核碎片进行处理，同时进行玻璃体和后囊膜破口的处理。在手术后期发生的 PCR，需要对晶状体皮质和脱出玻璃体进行处理（图 15-1）。通常，当后囊膜发生较大的破口时，还可能发生晶状体核脱落，这种情况需要玻璃体视网膜手术医生进行处理。

三、玻璃体切割术及其重要性

前部玻璃体视网膜屏障的破坏可增加术后并发症的发生率，如眼内炎、视网膜脱离和黄斑囊状水肿[4, 5]。完全清除前房中的玻璃体也是非常必要的，因为前房内的玻璃体不仅会产生牵拉力，还会随着眼内压（IOP）的升高损害角膜内皮。透明玻璃体染色可以帮助优化视觉效果，从而可以很容易地被手术医生看到并处理[6, 7, 8]。

曲安奈德染色（图 15-2）是目前最常用的增加脱出的玻璃体可视化的方法[9, 10]。曲安奈德通过附着于玻璃体胶原基质，有助于增加眼内结构的可视化[11, 12]。在开始前部玻璃体切割术之前，在前房内注入曲安奈德，

可以提高玻璃体的可视性，确保玻璃体被充分切除，并有助于对玻璃体切割的终点进行判断。

在进行玻璃体切割术之前，必须先向眼内放置灌注（图 15-3 和图 15-4）。操作时应采用玻璃体切割的基本原则。"切割应该比吸力更重要，"也就是说，应该将玻璃体切割术的切速设置得更高，而吸力应该设置在中等水平。因为当吸力高于切速时，会发生玻璃体条带在被完全切断之前被吸引的现象，从而导致玻璃体发生牵拉，出现所有后续相关并发症。

四、后方辅助悬浮

Packard 和 Kinnear 描述了用压板帮助悬浮起下沉核碎块的技术[13]，后来被 Kelman 称为后方辅助悬浮（posterior assisted levitation，PAL）[14, 15]。Chang 和 Packard[16] 描述了黏弹剂辅助的 PAL，通过睫状体扁平部置入一个黏弹剂注射套管，将黏弹剂注入晶状体核下方来帮助缓冲核碎片，再用黏弹注射套管将这些碎片浮起到前房中。

PCR 后，缝合角膜隧道切口，这对保护伤口至关重要。PAL 巩膜切开术的切口可通过显微玻璃体视网膜刀或套管针在距离角膜缘

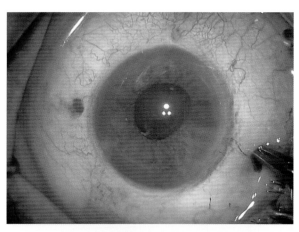

▲ 图 15-1　后囊膜破裂，残留皮质物质

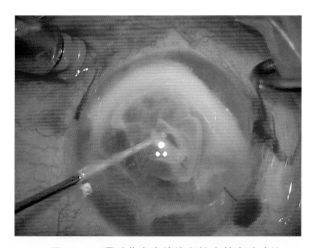

▲ 图 15-2　通过曲安奈德染色检查前房玻璃体

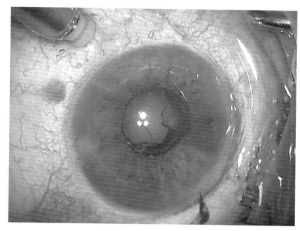

▲ 图 15-3 玻璃体切割术时眼内补充灌注液

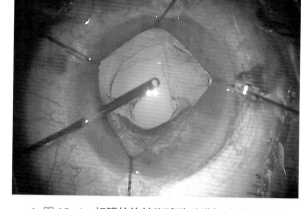

▲ 图 15-4 虹膜拉钩扩张瞳孔后进行玻璃体切除

3 ～ 3.5mm 处的平坦部完成。套管针的优点是无须结膜覆盖就能形成自闭切口。

将金属杆穿过套管针，用其将核碎块托起到前房中（图 15-5A 和 B）。在进行 PAL 操作时，另一根金属杆也可以从侧切口穿入，以便当碎块出现在前房时将其托住，防止掉入玻璃体腔（图 15-5C 和 D）。一旦碎块进入前房就会被置于虹膜前面。

五、人工晶状体支架

支架这个词来源于中世纪古法语系的拉丁语 "scaffuldus"，意为 "临时平台"。正如其名字的释义，人工晶状体被用作支架，通过放置人工晶状体来将眼内分成前后两段，并封闭后囊膜的破口 [17, 18]。

一旦发现 PCR，就应该停止手术，从侧切口注入 OVD 以稳定前房。然后撤出超声乳化针头，将所有核碎块悬浮到前房中（图 15-6）。将套管针或前房维持器（anterior chamber maintainer，ACM）置入眼内，并小心地打开灌注液，要确保液体流动不会将核碎块推入玻璃体腔。在适当参数下进行局部玻璃体切割术。

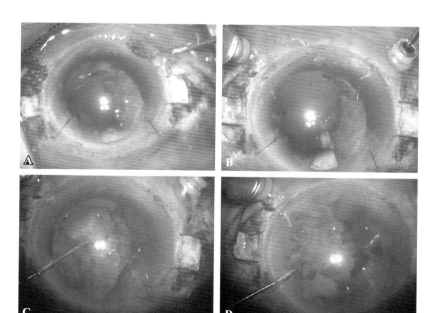

◀ 图 15-5 后方辅助悬浮
A. 瞳孔区可见核碎块；B. 用套管针做的标准扁平部切口，通过套管针插入一根金属杆来抬起碎核；C. 将金属杆放在核碎块下方，将核碎块向前推送至前房，另一个从侧切口插入的金属杆可以用来支撑被悬浮在前房中的核碎块；D. 所有的核碎块都被托起到前房内

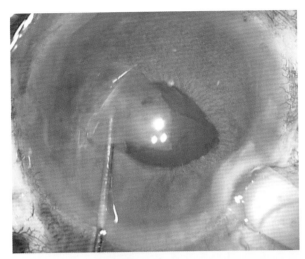

▲ 图 15-6　人工晶状体支架置入术，将核碎块悬浮至前房

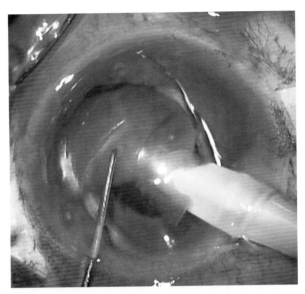

▲ 图 15-7　在核碎块下方注入三片式折叠人工晶状体，置于虹膜上方。核碎块被探针乳化

在核碎块下方植入三片式可折叠人工晶状体。襻部可以位于虹膜组织的前表面，也可以位于撕囊边缘上方的睫状沟中。然后在低设置参数下通过超声乳化吸除剩余的核碎块（图 15-7）。

一旦核碎块乳化后（图 15-8），将之前放置于虹膜上方的 IOL 调至睫状沟。IOL 的植入，在前房和后房之间形成了一道屏障，并且还可以作为支架，防止晶状体核块下沉，有利乳化操作过程。IOL 支架可以在不扩大角膜切口的情况下处理 PCR，具有闭合性前房角膜切口手术的所有优点。

该技术的局限性在于，由于晶状体核块是在离角膜内皮较近的前房中乳化，会对角膜内皮细胞造成损伤，不能用于较硬的晶状体核块。因此在使用人工晶状体支架技术时应采取适当的预防保护措施，可使用内皮涂敷性好的 OVD。在瞳孔散大的情况下，可以用瞳孔扩张器处理人工晶状体光学部和襻部的连接处，从而在核乳化过程中用 IOL 光学面封闭瞳孔，防止核碎块脱入玻璃体腔。

六、光学部夹持

核碎块乳化后，在睫状沟支撑条件好、连续

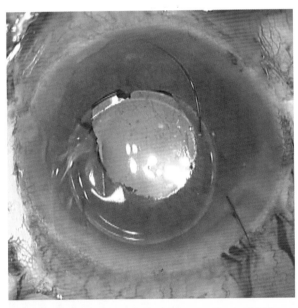

▲ 图 15-8　所有核碎块均被乳化，IOL 位于虹膜组织前表面。然后将其调入睫状沟中

环形撕囊术（continuous curvilinear capsulorhexis, CCC）完成良好的情况下，可以通过 IOL 光学部夹持技术来稳定人工晶状体的位置。进行光学部夹持的基本条件是前囊膜连续环形撕囊口直径要比 IOL 光学部至少小 1 ～ 2mm，这样人工晶状体光学部就可以封闭住 CCC 的开口，防

止玻璃体脱至前房。Gimbel 和 DeBroff [19] 描述了 6 种不同的可被用于进行 IOL 光学部夹持的技术具体如下：

1. 两个襻部都被植入于睫状沟，人工晶状体光学部经前 CCC 夹持 (图 15-9 至图 15-11)。

2. 两个襻部都被植入于睫状沟，人工晶状体光学部经前 CCC 开口及后囊膜连续环形撕囊 (PCCC) 夹持。

3. 两个襻部都被植入于囊袋，人工晶状体光学部经 PCCC 完成夹持。

4. 两个襻部都被植入于囊袋，人工晶状体光学部经前囊 CCC 完成夹持。

5. 两个襻部都被植入于睫状沟，人工晶状体光学部经囊膜破口完成夹持。

6. 两个襻部都位于囊袋的后方，人工晶状体光学部通过囊膜破口完成夹持。

尽管不同的方法都可以应用于临床，但在所有描述的方法中，方法 1、方法 3 和方法 4 是最常用的。三片式折叠人工晶状体比一片式人工晶状体更适合进行光学部夹持，因为聚丙烯人工晶状体具有更好的稳定性，并且易于完成三片式人工晶状体光学部夹持。

人工晶状体光学部向前方央持会使其更接近虹膜，增加虹膜摩擦和色素播散的风险。如果后囊膜缺损非常大或无法看到后囊膜缺损的边缘，应将后房型人工晶状体的襻部植入睫状体沟内，通过完整的前囊环形撕囊口进行光学部夹持。如果后囊膜破裂是发生在后房型人工晶状体植入过程中或植入后的情况下，应将襻部留在囊兜内，而不是试图将其调入睫状沟，保证将对玻璃体的扰动降至最低。

七、蛋白胶黏固定人工晶状体

巩膜层间胶黏固定人工晶状体 (glued IOL) 是一种成熟的二期人工晶状体固定技术 [20, 21, 22, 23]。先完成 2 个 180° 间隔的约 2mm × 2mm 板层巩膜瓣。巩膜瓣下距角膜缘 1mm 处用 22G 针头

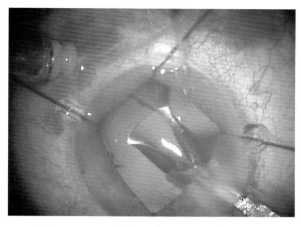

▲ 图 15-9　三片式折叠式 IOL 植入睫状沟内

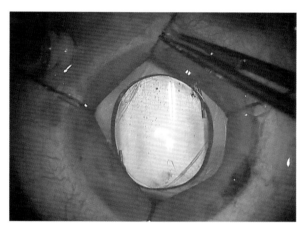

▲ 图 15-10　人工晶状体被调入睫状沟，光学部被夹持于前囊撕囊口的边缘

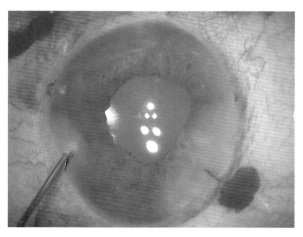

▲ 图 15-11　折叠的 IOL 被植入睫状沟，光学部夹持，角膜切口用 10-0 号尼龙线缝合

做巩膜切开术。在眼内放置灌注后，进行彻底的瞳孔区和前房内玻璃体切割术。根据手术医生的习惯，可以使用 ACM 或套管针 ACM 进行操作[24]ACM 向前房注入液体，也可以将套管针放置在睫状体的平坦部。将 23G 的玻璃体切除头插入眼内，并进行彻底的玻璃体切割术。曲安奈德可以用来进行玻璃体染色以便于观察。角膜隧道由 2.8mm 的角膜刀完成，在左侧巩膜切开处和角膜隧道中间有一个侧切口。

一枚三片式可折叠的人工晶状体被推注植入眼内。操作的时候注射器会向外抽出一点，使人工晶状体后襻位于角膜切口处。从左侧巩膜切开处伸入人工晶状体镊，待人工晶状体完全展开后，抓住襻部的头端并将其引出眼外。后襻在眼内弯曲，并通过"握手技术"[21, 22]将其引出眼外。巩膜兜用 26G 针头制成的，襻部被插入其中。玻璃体切除在巩膜切开处进行，要切除所有的玻璃体条带。停止灌注，待巩膜床干燥后，用蛋白胶粘连封闭巩膜瓣。纤维蛋白胶也可以用来封闭所有结膜切口和角膜切口。

八、人工晶状体胶黏术中的无辅助技术

无辅助技术（no-assistant technique, NAT）[23]是 Agarwal 等对胶黏人工晶状体固定技术中襻部被引出眼外的一种改进方法。这种技术的名字来源于以下操作：当手术医生将后襻引出眼外时，不需要助手来抓住前襻。前襻不容易滑回眼内，在整个过程中一直在眼外。

该技术基于"矢量力"原理工作，瞳孔平面是该技术成功的主要因素（图 15-12）。在胶黏固定人工晶状体的 Agarwal 方法中，后襻的"握手技术"是在瞳孔平面以下进行的。矢量力的作用下如果助手没有正确抓好前襻，前襻往往会滑回眼内。一旦后襻到达或穿过瞳孔中平

面，矢量力的方向就会完全改变（图 15-13）。这个方向的力会从巩膜切开处进一步挤压前襻，因此不需要助手来抓住前襻。这种力的现象是可以利用的，避免了手术过程中的许多不良事件。

制作巩膜瓣、巩膜切开和玻璃体切除的初始步骤与胶黏固定人工晶状体的手术步骤相同。从左侧巩膜切开处伸入 23G 人工晶状体镊，以便待 IOL 预装的植入器插入眼内后抓住人工晶状体襻部的头端。

人工晶状体被慢慢地注入眼内。一旦人工晶状体完全展开，前襻的头端就会被拉住并引出眼外。手术医生用右手所持的人工晶状体镊将后襻弯曲送入眼内，使其越过瞳孔中平面，更接近 6 点钟位置。手术医生现在可以松开前襻，将左手上的人工晶状体镊从侧切口再次伸入眼内。

然后襻部从右 IOL 镊转移到左手（握手技术）。手术医生从眼内取出右手的人工晶状体镊，并从右巩膜切开术部位重新伸入眼内。随后，后襻再从左手转移到右手（握手技术）。手术医生从襻部的头端抓住它，将其牵引拉出眼外。

巩膜兜是用一根 26G 针沿着巩膜瓣的边缘平行于巩膜切开点完成的。襻部插入其中。在巩膜切开的部位，通过玻璃体切除可以切断任何牵拉的玻璃体条带。使用纤维蛋白胶，将巩膜瓣及所有结膜切口进行封闭。这项无辅助技术是为了使襻部引出眼外的过程更容易、更可行。襻部引出眼外被认为是该手术中技术要求最高的部分。

九、三方技术

这项技术是一种改良的 PAL，将支架和胶黏固定 IOL 的方法联合使用，适用于 PCR 伴有囊膜支撑不充分、核下沉、残余核有待被乳化的病例（图 15-14 至图 15-16）[25]。

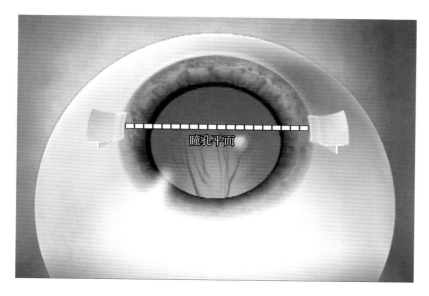

◀ 图 15-12　两个板巩膜瓣在瞳孔平面轴线上相对 **180°**

瞳孔平面

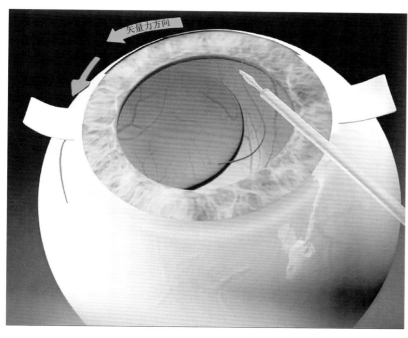

矢量力方向

◀ 图 15-13　越过瞳孔平面的 **IOL** 后襻部向 **6** 点钟位置弯曲。这就改变了矢量力的方向，使得前襻部进一步被引出眼外，避免了在襻部引出眼外过程中需要助手抓住襻部以防止其滑入前房

发生 PCR 之后，如同胶黏固定 IOL 手术一样，做两个板层巩膜瓣，然后完成巩膜切开。从巩膜切开口中插入一根杆状器械，将杆状器械置于核碎片的后方，托起下沉的晶状体核。第二根杆状器械也可以通过对面的巩膜切开部位插入。在两侧通过杠杆作用将晶状体核托回到前房内。一旦核块进入前房，就可将三片式可折叠 IOL 植入到核碎块下方，IOL 的襻部放置在虹膜表面上（图 15-14）。将超声乳化针头伸入前房，进行晶状体核乳化。超声

乳化在低至中等设置的参数下进行，以防止晶状体碎块从人工晶状体边缘滑入玻璃体腔（图 15-15）。

此后用人工晶状体镊抓住 IOL 襻部进行"握手技术"操作，直到抓住襻部的头端。然后将襻部从头端拉出眼外（图 15-16）。襻部被插入用 26G 针头完成的巩膜兜内，在巩膜切开处进行玻璃体切割术。纤维蛋白胶涂在巩膜瓣下，封闭结膜切口。

在晶状体核脱落的情况下，三方技术包

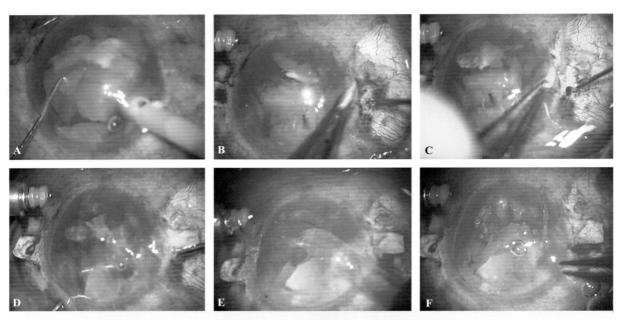

▲ 图 15-14　三方联合技术：改良的后方辅助悬浮、IOL 支架和胶黏固定的 IOL

A. 在超声乳化吸除术中发现后囊膜破裂；B. 在胶黏固定 IOL 手术中，做 2 个间隔 180° 的板层巩膜瓣，巩膜切开术是用 22G 针在巩膜瓣下距离角膜缘 1mm 处完成；C. 一根杆状器械通过巩膜切开的部位插入；D. 改良 PAL 技术将核碎片悬浮入前房；E. 在核碎片下推注植入三片式可折叠的 IOL；F. IOL 位于虹膜组织的前表面，同时核碎块位于前房

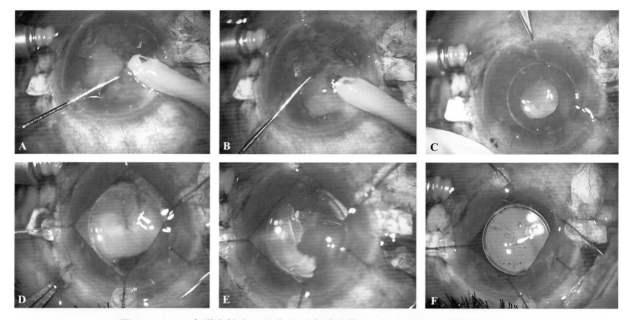

▲ 图 15-15　三方联合技术：改良的后方辅助悬浮、IOL 支架和胶黏固定的 IOL

A. 正在进行的核碎块乳化；B. 所有核碎块均已乳化；C. 角膜缝合，IOL 位于前房，皮质位于瞳孔区；D. 采用虹膜拉钩以加强可视性；E. 玻璃体切除头穿过巩膜切开部位，清除皮质；F. 全部皮质被清除

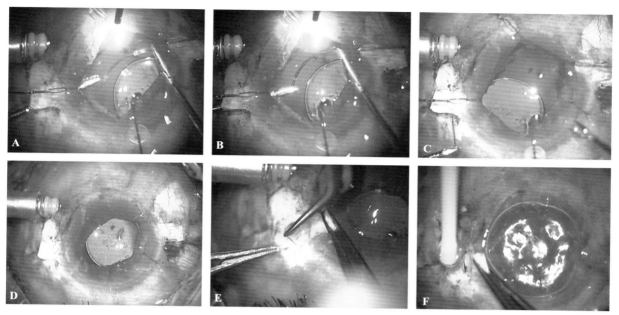

▲ 图 15-16　三方联合技术：改良的后方辅助悬浮、IOL 支架和胶黏固定的 IOL
A. 从左侧巩膜切开部位伸入 IOL 镊，用另一个 IOL 镊抓住前襻的末端；B. 抓住襻部的头端将其引出眼外；C. 襻部被拉住并引出眼外；D. 两个襻部都引出眼外；E. 襻部被插入巩膜兜；F. 巩膜瓣下使用纤维蛋白胶

括使用无套袖超乳针头辅助悬浮（sleeveless phacotip assisted levitation，SPAL）[26]、IOL 支架和胶黏固定 IOL 技术。在 SPAL 过程中，无套袖的超乳针头通过睫状体平坦部的巩膜切口伸入眼内，晶状体核在乳化针头的负压作用下被从视网膜表面吸起。一旦晶状体核悬浮在玻璃体中部腔内，就释放短暂的乳化脉冲，使乳化针头埋入晶状体核。然后晶状体核被握持到瞳孔区，并被托起置于虹膜表面。在其下方植入三片式可折叠人工晶状体，就像在 IOL 支架操作中一样，用蛋白胶黏固定 IOL。

十、胶黏人工晶状体支架

胶黏人工晶状体技术[27, 28]是 IOL 支架技术和胶黏固定 IOL 技术的结合。这项技术适用于存在未被乳化的核碎块，并且睫状沟和虹膜支撑都不够的 PCR 病例。

发生 PCR 后，核碎块悬浮在前房中，完成 2 个间隔 180° 的板层巩膜瓣。巩膜切开术是用一根 22G 针头在离角膜缘 1 ~ 1.5mm 的位置完成。灌注液进入眼内，从巩膜切开处伸入玻切头进行玻璃体切除。将三片式可折叠人工晶状体植入核碎块下方的前房内，用经左侧巩膜切开处伸入的人工晶状体镊固定人工晶状体前襻的头端，将其牵引至眼外。然后引出后襻，操作同胶黏固定人工晶状体操作。不同的是，操作开始的时候，手术医生通常必须通过指尖的触觉感觉来帮助完成手术，因为由于前房中有晶状体核，操作视野受到阻碍。在襻部被插入巩膜兜后，完成 IOL 支架程序。引入乳化针头，在低到中度参数设置下将所有核碎块乳化。

这项技术的唯一限制是，手术医生需要同时精通胶黏固定人工晶状体技术和人工晶状体支架技术。

第15章

后囊膜破裂和人工晶状体植入术

十一、特殊病例

（一）胶黏固定人工晶状体支架用于伴有 Soemmering 环的 PCR

在术后长期的 PCR 病例中，残留的晶状体皮质纤维与其周围的前后囊膜发生粘连增生，形成 Soemmering 环（SR）。这些粘连阻止了晶状体纤维暴露于房水和周围环境中，促进其增生。SR 的形成常见于早期接受白内障手术的儿童病例。在这些情况下使用胶黏固定人工晶状体支架是可行的[29]。

与胶黏固定人工晶状体手术一样，三片式可折叠人工晶状体的注入方式是使人工晶状体光学部位于 SR 物质的下方。两个襻部都被引出眼外并插入巩膜兜内（图 15-17）。由于 SR 都位于周边，因此经常需要使用虹膜拉钩来增强手术视野的清晰程度。SR 在 Sinskey 钩的帮助下被从外围移向中心。一旦 SR 从周边松脱，就可取出虹膜拉钩，用超声乳化针头乳化 SR 物质（图 15-18）。取出虹膜钩是为防止 SR 物质从人工晶状体光学部边缘滑入玻璃体腔。角膜伤口用 10-0 号尼龙线缝合。使用纤维蛋白胶封闭巩膜瓣。

（二）外伤性半脱位人工晶状体支架

对于多数的晶状体半脱位的病例，可以采用胶黏固定人工晶状体支架技术。首先在半脱位的晶状体下进行玻璃体切除，以切断晶状体周围的玻璃体粘连，包括出现在前房的玻璃体[27]。

将三片式人工晶状体光学部置于晶状体核的下方，然后进行胶黏固定人工晶状体支架的手术。人工晶状体植入时，从对侧巩膜切开处伸入的一根杆状器械可以从后方托住晶状体核，防止核块落入玻璃体腔。然后用超声乳化针头乳化晶状体，操作同胶黏固定人工晶状体的操作（图 15-19 和图 15-20）。

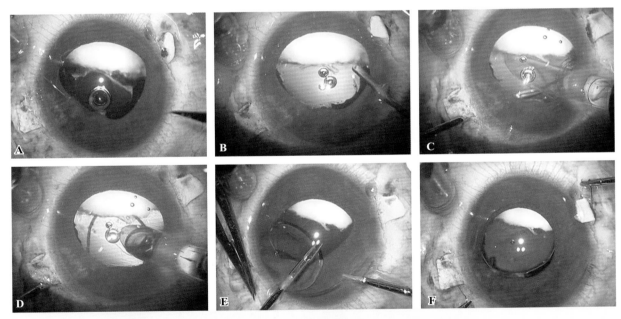

▲ 图 15-17　胶黏固定 IOL 支架用于伴有 Soemmering 环的 PCR

A. SR 与 PCR 同时存在，两个巩膜瓣用于胶黏固定 IOL 手术；B. 玻璃体切除清除 SR 周围的所有纤维膜样物质；C. 将三片式可折叠 IOL 植入前房，经左侧巩膜切开处伸入 IOL 镊准备夹住襻部末端；D. IOL 推注入眼内，然后在眼内缓慢展开；E. 前襻部被夹住并引出眼外，后襻部在眼内弯曲；F. 两个襻部都被引出眼外并且让光学部位于 SR 物质下方

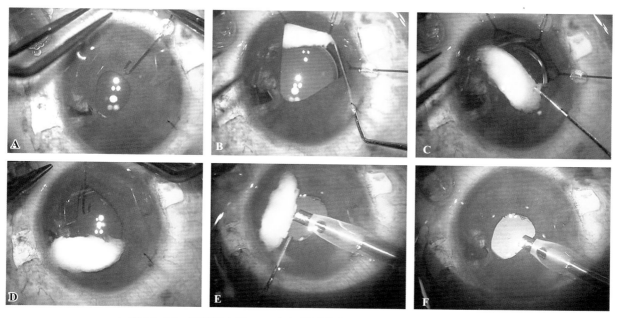

▲ 图 15-18　胶黏固定的 IOL 支架用于伴有 Soemmering 环的后囊膜破裂

A. 两个襻部都被插入巩膜兜，放置虹膜钩是为了增强手术视野清晰；B. 在 Sinskey 钩的作用下 SR 向中心移动；C.SR 位于 IOL 光学部的上方；D. 去除虹膜拉钩，以防止 SR 从 IOL 光学部边缘滑落；E.用超声乳化针头对 SR 物质进行乳化；F. 在手术结束时可见人工晶状体位置良好，并吸除 SR

（三）后囊膜破裂时的瞳孔扩张装置

在 PCR 的手术过程中，术中常出现瞳孔散大不够。选择适合的瞳孔扩张器非常重要。应避免使用瞳孔扩张环，因为有可能会脱位到玻璃体腔。在这种情况下，手术医生应该使用虹膜拉钩，这是一种外固定装置，几乎不可能脱到眼后段。虹膜拉钩是最常用的虹膜扩张器，但虹膜拉钩的缺点是它通过单独的附加侧切口来固定，在使用拉钩时，应注意拉钩不能拉住撕囊孔边缘或前囊撕裂处。

十二、并发症

并发症是外科手术难以避免的一部分。在 PCR 发生后，出现不良效果的并发症概率较大。

PCR 最常见的术中并发症可能是晶状体核或核碎块脱入玻璃体腔。手术医生必须避免为了取出下沉的晶状体碎块而在玻璃体腔内进行的任何粗暴操作。任何对玻璃体的不当操作，都有可能导致视网膜出现术中或术后的并发症。以皮质为主的较小的晶状体碎片，经保守治疗后可逐渐吸收消失。然而，较大的晶状体核碎块不易溶解，并可能引起抗原反应。因此，从玻璃体腔中取出较大的核碎块是非常必要的。

人工晶状体偏位或脱位也可能发生在术中或术后。发生玻璃体牵拉的病例中常可见囊状黄斑水肿，甚至还有视网膜脱离的报道。出现眼后段并发症应请玻璃体视网膜外科医生帮助解决。

十三、讨论

视网膜脱离、黄斑囊样水肿、葡萄膜炎和青光眼等并发症都与白内障摘除术中出现 PCR 并伴有玻璃体丢失有关。建议迅速转诊至玻璃体视网膜专家以处理 PCR 发生后的眼后段并发症。应仔细进行前部玻璃体切除，减少对玻璃体的扰动，并防止进一步并发症的发生。白

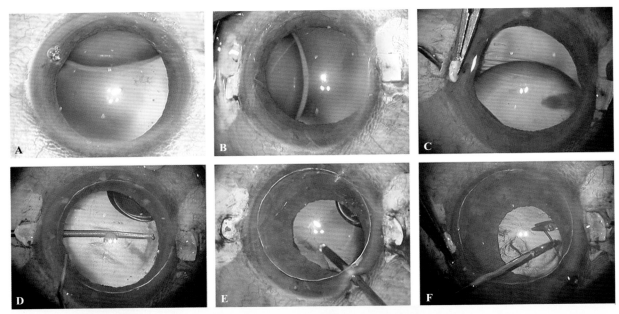

▲ 图 15-19　应用于外伤性晶状体半脱位的胶黏固定 IOL 支架技术

A. 偏位的外伤性半脱位晶状体；B. 完成两个板层巩膜瓣，位于彼此相对的 180°；C. 在巩膜瓣下并距离角膜缘约 1mm 处，用 22G 针做巩膜切开；D. 用一根从巩膜切开部位插入的杆状器械进行后方辅助悬浮；E. 在晶状体下进行玻璃体切除，切断所有玻璃体条带；F. 在晶状体下注入三片式可折叠 IOL，将襻部引出眼外，IOL 光学部起支架的作用

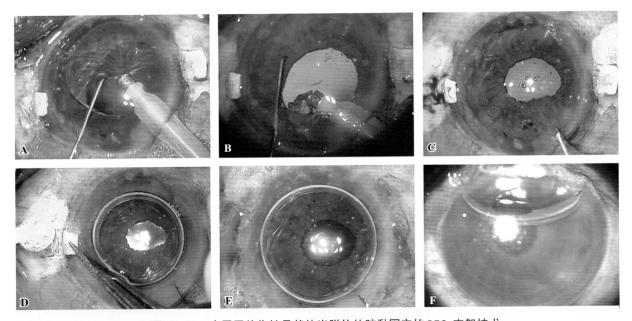

▲ 图 15-20　应用于外伤性晶状体半脱位的胶黏固定的 IOL 支架技术

A. 采用超声乳化探针乳化位于前房的晶状体核；B. 核被乳化；C. 整个晶状体核被乳化，采取角膜缝合，伤口用 10-0 号尼龙线固定；D. 巩膜瓣下使用纤维蛋白胶；E. 巩膜瓣和结膜伤口均用蛋白胶封闭；F. 病例术后图像

内障术前应考虑瞳孔缩小、患者烦躁不安、悬韧带病变、虹膜松弛综合征等危险因素，并制订相应的手术方案，做好应急预案。烦躁不安的患者可以用适当的镇静和麻醉来处理。在处理 PCR 的过程中，对患者进行仔细规范的操作会有较好的预后。技术的进步会产生新的护理和治疗标准，将有助于优化复杂病例的结果。

十四、关键点

➤ 发生术中 PCR 后，侧切口注射 OVD 以稳定前房，取出乳化针头。

➤ 玻璃体切除最好从平坦部进行，因为它可以从瞳孔后进入玻璃体，并防止玻璃体进一步脱入前房。

➤ 在瞳孔缩小的情况下，应使用虹膜拉钩，以便增加对周边皮质观察，并评估术中细节。

➤ IOL 支架技术可帮助在 PCR 情况下对尚未被乳化的核碎块进行乳化。

➤ PAL 和改良 PAL 有助于将核碎块从前部玻璃体悬浮到前房。

➤ 改良 PAL 的另一个优点是用巩膜瓣覆盖巩膜切开术部位，无须缝合。此外，当进行胶黏 IOL 时，可以从两个位置执行改良后的 PAL，可以更好地帮助悬浮的核块进入前房。

参 考 文 献

[1] Asaria RHY, Wong SC, Sullivan PM. Risk for posterior capsule rupture after vitreoretinal surgery. J Cataract Refract Surg. 2006; 32(6):1068–1069

[2] Novak MA, Rice TA, Michels RG, Auer C. The crystalline lens after vitrectomy for diabetic retinopathy. Ophthalmology. 1984; 91(12):1480–1484

[3] Faulborn J, Conway BP, Machemer R. Surgical complications of pars plana vitreous surgery. Ophthalmology. 1978; 85(2):116–125

[4] Gimbel HV. Posterior capsule tears using phacoemulsification causes, prevention and management. Eur J Implant Refract Surg.. 1990; 2:63–69

[5] Arbisser LB, Charles S, Howcroft M, Werner L. Management of vitreous loss and dropped nucleus during cataract surgery. Ophthalmol Clin North Am. 2006; 19(4):495–506

[6] Angunawela RI, Liyanage SE, Wong SC, Little BC. Intraocular pressure and visual outcomes following intracameral triamcinolone assisted anterior vitrectomy in complicated cataract surgery. Br J Ophthalmol. 2009; 93(12):1691–1692

[7] Fine HF, Spaide RF. Visualization of the posterior precortical vitreous pocket in vivo with triamcinolone. Arch Ophthalmol. 2006; 124(11):1663

[8] Gillies MC, Simpson JM, Billson FA, et al. Safety of an intravitreal injection of triamcinolone: results from a randomized clinical trial. Arch Ophthalmol. 2004; 122(3):336–340

[9] Burk SE, Da Mata AP, Snyder ME, Schneider S, Osher RH, Cionni RJ. Visualizing vitreous using Kenalog suspension. J Cataract Refract Surg. 2003; 29(4):645–651

[10] Kasbekar S, Prasad S, Kumar BV. Clinical outcomes of triamcinolone- assisted anterior vitrectomy after phacoemulsification complicated by posterior capsule rupture. J Cataract Refract Surg. 2013; 39(3):414–418

[11] Peyman GA, Cheema R, Conway MD, Fang T. Triamcinolone acetonide as an aid to visualization of the vitreous and the posterior hyaloid during pars plana vitrectomy. Retina. 2000; 20(5):554–555

[12] Enaida H, Hata Y, Ueno A, et al. Possible benefits of triamcinolone- assisted pars plana vitrectomy for retinal diseases. Retina. 2003; 23(6):764–770

[13] Packard RBS, Kinnear FC. Manual of Cataract and Intraocular Lens Surgery. Edinburgh: Churchill Livingstone; 1991:47

[14] Kelman C.. Posterior capsular rupture: technique PAL. Video J Cataract Refract Surg. 1996; 12:30

[15] Kelman CD. Posterior assisted levitation. In: Burrato L, ed. Phacoemulsification: principles and techniques. Thorofare, NJ: Slack Incorporated; 1998:511–512

[16] Chang DF, Packard RB. Posterior assisted levitation for nucleus retrieval using Viscoat after posterior capsule rupture. J Cataract Refract Surg. 2003; 29(10):1860–1865

[17] Kumar DA, Agarwal A, Prakash G, Jacob S, Agarwal A, Sivagnanam S. IOL scaffold technique for posterior capsule rupture. J Refract Surg. 2012; 28(5):314–315

[18] Narang P, Agarwal A, Kumar DA, Jacob S, Agarwal A, Agarwal A. Clinical outcomes of intraocular lens scaffold surgery: a one-year study. Ophthalmology. 2013; 120 (12):2442–2448

[19] Gimbel HV, DeBroff BM. Intraocular lens optic capture. J Cataract Refract Surg. 2004; 30(1):200–206

[20] Agarwal A, Kumar DA, Jacob S, Baid C, Agarwal A, Srinivasan S. Fibrin glue-assisted sutureless posterior chamber intraocular lens implantation in eyes with deficient posterior capsules. J Cataract Refract Surg. 2008; 34(9):1433–1438

[21] Agarwal A, Jacob S, Kumar DA, Agarwal A, Narasimhan S, Agarwal A. Handshake technique for glued intrascleral haptic fixation of a posterior chamber intraocular lens. J Cataract Refract Surg. 2013; 39(3):317–322

[22] Narang P, Agarwal A. The "correct shake" for "handshake" in glued intrascleral fixation of intraocular lens. Indian J Ophthalmol. 2016; 64(11):854–856

[23] Narang P. Modified method of haptic externalization of posterior chamber intraocular lens in fibrin glue-assisted intrascleral fixation: no-assistant technique. J Cataract

Refract Surg. 2013; 39(1):4–7

[24] Agarwal A, Narang P, Kumar DA, Agarwal A. Trocar anterior chamber maintainer: improvised infusion technique. J Cataract Refract Surg. 2016; 42(2):185–189

[25] Narang P, Agarwal A. Modified posterior-assisted levitation with intraocular lens scaffold and glued IOL for sinking nucleus in eyes with inadequate sulcus support. J Cataract Refract Surg. 2017; 43(7):872–876

[26] Agarwal A, Narang P, A Kumar D, Agarwal A. Clinical outcomes of sleeveless phacotip assisted levitation of dropped nucleus. Br J Ophthalmol. 2014; 98(10):1429–1434

[27] Agarwal A, Jacob S, Agarwal A, Narasimhan S, Kumar DA, Agarwal A. Glued intraocular lens scaffolding to create an artificial posterior capsule for nucleus removal in eyes with posterior capsule tear and insufficient iris and sulcus support. J Cataract Refract Surg. 2013; 39(3):326–333

[28] Narang P, Agarwal A, Kumar DA, Agarwal A. Clinical outcomes of the glued intraocular lens scaffold. J Cataract Refract Surg. 2015; 41(9):1867–1874

[29] Narang P, Agarwal A, Kumar DA. Glued intraocular lens scaffolding for Soemmerring ring removal in aphakia with posterior capsule defect. J Cataract Refract Surg. 2015; 41(4): 708–713

Optimizing Suboptimal Results
Following Cataract Surgery
Refractive and Non-Refractive Management
白内障术后欠佳疗效的
优化策略
关于屈光及非屈光的处理

第四篇　其　他

Miscellaneous

第16章 MiLoop: 显微介入、零超声、晶状体碎核

MiLoop: Micro-Interventional, Phaco-Free, Lens Fragmentation

Tsontcho Ianchulev　Susan MacDonald　**著**

董　喆　译

摘　要

本章介绍了一种新的装置"MiLoop"，它是一种用于白内障手术的微型辅助装置，通过使用"圈套环"进行晶状体核的分割来减少白内障手术中使用的超声能量，另外一个优点就是可以减少小切口白内障手术切口的大小。

关键词： MiLoop，晶状体碎核，零超声晶状体切开，囊袋内晶状体碎核

一、理论依据和背景

Kelman 博士在 50 年前发明了白内障超声乳化术，它是目前在发达国家进行白内障手术的标准模式。在美国每年进行的白内障手术超过 350 万例，其中 95% 以上采用标准的超声乳化术。随着超声乳化技术的不断进步，白内障手术的微创性、高效性和安全性都得到了提高，较小的角膜切口（＜ 2.8mm），可以减少超声能量的眼内传导（如使用扭动超声乳化术），并发症相对较少。95% 以上的患者术后最佳矫正视力可以达到 20/40 以上。然而，传统的超声乳化模式已经在创新曲线上趋于平稳，渐进式的改变满足手术医生和患者日益增长的需求。在疾病谱上，患者接受白内障手术的时间提前了许多，常常在白内障早期就进行了手术（有时甚至是在最佳矫正视力 20/20 的时候就进行透明晶状体摘除术）。许多患者在预期寿命结束之前就已经接受了白内障手术，其中 20% 的患者在 60 岁之前接受了白内障手术[1]，而这部分患者的剩余预期寿命在 20 年以上。

这些情况重新定义了白内障手术的风险 - 效益平衡关系，将白内障手术的安全标准提高到 LASIK 手术这样的屈光手术水平。然而，超声乳化术中会在眼内连续产生一定的热量及爆破能量（图 16-1 和图 16-2），会永久性地破坏至少 10% ～ 15% 的角膜内皮细胞。角膜内皮

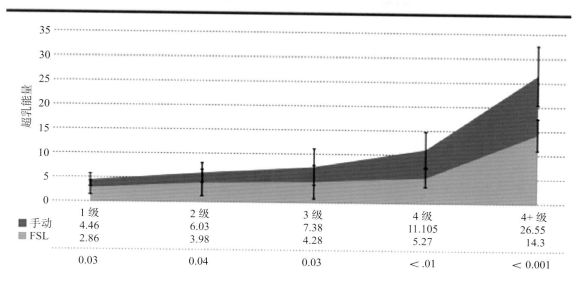

超乳能量分布

	1 级	2 级	3 级	4 级	4+ 级
■ 手动	4.46	6.03	7.38	11.105	26.55
FSL	2.86	3.98	4.28	5.27	14.3
	0.03	0.04	0.03	< .01	< 0.001

▲ 图 16-1 使用的超乳能量随白内障等级增加而增加

目前所有的技术

1. 依赖于潜在的碎核平面的构成
2. 使用两件器械进行碎核
3. 采用离心，侧向分离法，会对囊膜施加压力
4. 容易发生碎核不均匀，存在不确定性

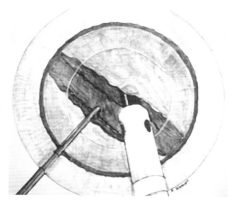

◀ 图 16-2 超声乳化手术的现有技术和原理的演示。传统的超声乳化劈核技术是离心式的（内－外），对囊膜会产生显著的张力

细胞是角膜组织中一个脆弱而重要的细胞层，不能再生，并在整个生命周期中持续发生衰老变化，每年减少 1% ～ 2%。在白内障晚期的手术过程中，其变化更为显著，内皮细胞的丢失率甚至可达 40% 以上。即使使用一流的设备和手术技术，患者仍会出现与超声乳化手术相关的并发症，如囊膜撕裂、角膜水肿、虹膜炎症和角膜内皮细胞丢失。

在发展中国家，超声乳化术的开展较慢。这是由几个因素造成的，包括操作技术、一次性耗品的费用、设备的维护及漫长的学习曲线。成熟的、硬核的白内障使其在技术上变得更加困难，操作需要大量的超声能量来完成。因此很多人认为小切口白内障手术（small-incision cataract surgery，SICS）是这些病例的最佳手术选择，因为即使对专业的眼科医生来说，硬核白内障也是一个挑战，而采用囊外和人工小切口白内障手术（MSICS 或 SICS）技术会效果更好。一项随机对照研究表明，SICS 经济性好 [2]，并且几乎和超声乳化手术具有同样的效果。在散光方面，SICS 与 Phaco 有 0.3 ～ 0.5D 的差异 [3, 4]，但综合考虑，最显著的差异是两者成本上的差异。国际非政府发展组织正在全世界传授推广 SICS 技术。目前，白内障囊外手术的切口虽然已经降低到外径 7mm、内径 9mm，但这个"小切口"的囊外仍然是一个相对的大切口（7mm）；很多时候，它可能需要缝合，甚至会为了安全娩出晶状体而扩大切口。

最近，Ianchulev 博士在美国白内障和屈光手术学会（ASCRS）会议上（洛杉矶，2017）介绍了第一个用于白内障手术的微型辅助器械 MiLoop。MiLoop 采用镍钛合金技术，是继微型支架和微创青光眼手术（MIGS）技术后出现的，前者已经改变了青光眼的治疗模式（如 iStent、CyPass）。现在该技术被用来降低白内障手术的超声能量，并且也被用于进步减少 SICS 切口的大小。

二、MiLoop 设备

MiLoop 由一种超弹性极好的镍钛微丝制成，直径约 300μm。它可以通过 1.5mm 的切口进入眼内，在囊袋内展开的同时不会对后囊膜产生张力。该装置在扩张的情况下，是一个可以环绕晶状体的记忆环；在收缩的时候可以完成全层晶状体核切开，可通过重复操作完成晶状体端 – 端的切开（图 16-3）。当作为超声乳化术的辅助手段使用时，它可以帮助完成晶状体碎核，并最大限度地减少对超声能量的需求。这种微细的镍钛合金微丝可以让手术医生在不使用超声乳化针头的情况下完成晶状体的碎核。

传统的劈核或预劈核的技术所使用离心力（从内到外）的大小取决于晶状体核的硬度。

利用超声能量进行晶状体碎核过程中所使用的两种器械产生的力，在全层厚度碎核方面是可变的，因为它依赖于晶状体核裂开的平面（图 16-4）。从晶状体表面切割直至晶状体核的力量与晶状体核的密度和顺应性有关。这种力是一种离心力，会破坏晶状体囊膜复合体的稳定性，并对其施加张力。

MiLoop 的囊袋内全层晶状体碎核有很大优势。在碎核过程中不受白内障等级的影响，使用的是不同于离心力的由外向内的力（图 16-5）。这项技术减少了对悬韧带的拉力，降低了悬韧带断裂和囊袋不稳定的风险。既是一种简单易学的技术，也被证明是一项有效的核碎解技术。

三、新型核碎解手术技术

MiLoop 碎核法对晶状体核块的处理使用的是一种独特、非传统的机械方法。首次实现了零能量的向心性（由外向内）核碎解，这与所有传统的由内向外的离心切开和碎裂技术有实质性的不同（图 16-5）。它可以通过一个 1.5mm 的切口完成全层分段式核碎裂，且无须考虑白内障核的硬度。碎核是在黏弹剂的保护下进行，

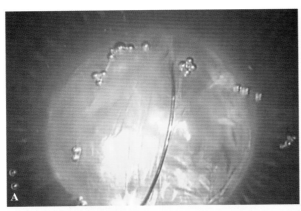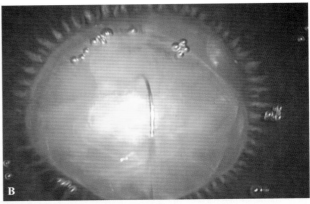

▲ 图 16-3　Miyake 呈现的 MiLoop 全厚度囊内核分解视图，显示最小的囊袋和悬韧带应力

MiLOOP

Dr. Ianchulev

- 通过 1.5mm 切口进入
- 在水分离平面滑行
- 清扫晶状体皮质
- 包围整个晶状体
- 向心性的碎裂

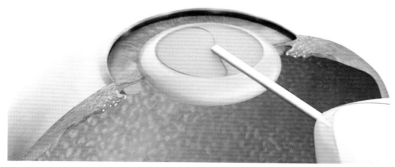

◀ 图 16-4　在进行囊袋内旋转前，在水分离平面的 MiLoop 进行水平扩张

向心力　　　　　　　　离心力

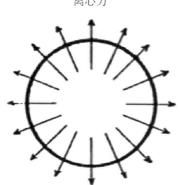

◀ 图 16-5　向心力（由外向内）与离心力（由内向外）对比。向外的矢量力对囊袋施加更大的拉伸压力

无须使用超声乳化能量，也无须进行灌注和抽吸，从而保护了角膜内皮免受超声乳化相关操作的损害。

临床应用

MiLoop 提供了一种普遍通用的操作方法，可应用于各种类型白内障的核处理。既可以独立进行，也可以作为超声乳化术的辅助操作。作为一种全新的碎核方法，其临床应用还需要被充分认识和探索。

Ianchulev 博士和 MacDonald 博士的初步研究表明，在晶状体核 3 级以上的白内障、囊膜不稳定的白内障（如假性晶状体囊膜剥脱）和小瞳孔的病例中，这种方法有很高的实用价值。并且适用于任何情况下，尤其是对那些需要减少超声爆破能量暴露的患者是很有意义的。

四、技术说明

完成撕囊后，经通过透明角膜切口将 MiLoop 的头端注入了黏弹剂的前房。推压手柄上的滑动驱动按钮，就可以在囊袋内打开镍钛合金微丝环。环开始是在前囊下方的冠状面上扩张的（图 16-3）。待完全展开后，将其沿水分离平面向后滑动，直到它在矢状面将晶状体核环绕。向后拉动按钮，就可以收缩线圈，直至完全切开晶状体核。对较硬的晶状体核，可以在进行切开碎核时使用另一器械固定晶状体核以保持稳定。切开后，旋转晶状体核，重复同样的操作，有医生选择将晶状体核切成六块。

根据现有经验，其主要应用可分为三类。

• MiLoop 和灌注／抽吸联合使用，应用于 1 级和 2 级白内障（零超声能量的晶状体摘除术）。在内质性白内障病例中，MiLoop 可以很容易实现碎核，然后无须任何超声能量，仅通过灌注／抽吸就可以完成核吸除——正如 Bill Wiley 博士（ASCRS 2017）研究证明的那样。MiLoop 囊袋内碎核加上 MiLoop 皮质分离及周边清除，可以完成快速高效的零超声能量手术，过程中没有爆破能量对角膜内皮细胞产生损伤，对于需要进行透明晶状体摘除的年轻病人来说，具有显著的优势。

• MiLoop 联合超声乳化进行 3 级和 4 级以上硬核白内障手术，以减少能量使用和组织损伤。在 2016 年 ASCRS 会议上（Ianchulev, MacDonald, Koo, Chang）发表的一项随机对照研究显示，经验丰富的医生使用 Alcon 超声乳化扭动手柄，采用超声乳化和 MiLoop 联合操作的能量比单独采用超声乳化低 40%，效率显著提高。研究结果表明，该方法不仅提高了能量使用的效率，而且具有很好的安全性。

• MiLoop "微覆盖" 技术可以用于任何核硬度的白内障：从 SICS 到 4mm 巩膜隧道的微创人工白内障手术。MacDonald 和 Ianchulev 首先提出了这项技术。完成侧切口后，注入台盼蓝进行前囊膜染色。在角膜缘后方 2mm 处做 4mm 长的巩膜隧道，向前分离至透明角膜内 1mm 处，然后在透明角膜内向两侧扩大至 6mm 然后穿刺进入前房。进行连续环形撕囊或开罐截囊。在水分离后，用 MiLoop 将晶状体核分成四部分。完成后将晶状体核转入前房，再使用带灌注的圈套器将碎核逐一娩出。

五、临床研究

这是在巴拿马眼科手术中心进行的一项前瞻性、多名手术医生参与的随机对照试验。100 名受试者的 100 眼随机分为两组，一组进行常规超声乳化吸出，另一组在超声乳化之前进行 MiLoop 碎核。结果显示常规组的角膜内皮细胞损失比对照组高 20%。

本研究首次将 MiLoop 辅助超声乳化术与标准超声乳化术进行了临床比较。为了验证 MiLoop 的有效性和安全性，选择了一个完全由成熟期白内障患者构成的患者人群。MiLoop 技术作为一种辅助性的预分核方法，对囊袋内的每个致密核的分割都有 100% 的效果。在 MiLoop 进行核切分过程中没有出现悬韧带离断或前后囊撕裂的情况。

六、讨论

MiLoop 是一项在发展中国家很有前景的新技术，与超声乳化技术结合可以有效减少内皮细胞损失。它改进了 SICS 技术，并引入了 < 3.5 ～ 4mm 的微小切口，因此在发展中国家很有应用潜力。

七、关键点

➤ MiLoop 通过一个 "环" 的帮助，使晶状体核在囊袋内被碎裂。操作过程是将环放入囊袋内，然后用环将整个晶状体核包绕，切开晶状体核后取出环。

➤ 在内质性白内障中，MiLoop 可以很容易地进行分核，在 3 ～ 4 级核性白内障中，它可以减少 40% 超声乳化能量的使用。

➤ 由于可以缩小要从眼内娩出的晶状体核的大小，MiLoop 减少了 SICS 的切口大小。

参考文献

[1] DeBry P, Olson RJ, Crandall AS. Comparison of energy required for phaco-chop and divide and conquer phacoemulsification. J Cataract Refract Surg. 1998; 24(5):689–692

[2] Ram J, Wesendahl TA, Auffarth GU, Apple DJ. Evaluation of in situ fracture versus phaco chop techniques. J Cataract Refract Surg. 1998; 24(11):1464–1468

[3] Wong T, Hingorani M, Lee V. Phacoemulsification time and power requirements in phaco chop and divide and conquer nucleofractis techniques. J Cataract Refract Surg. 2000; 26(9): 1374–1378

[4] Pirazzoli G, D'Eliseo D, Ziosi M, Acciarri R. Effects of phacoemulsification time on the corneal endothelium using phacofracture and phaco chop techniques. J Cataract Refract Surg. 1996; 22(7):967–969

第 17 章　圆锥角膜及白内障手术

Keratoconus and Cataract Surgery

Arthur B. Cummings　Sheraz Daya　著

董　喆　译

摘　要

　　圆锥角膜引起的不规则散光常会导致白内障术后患者对手术效果不满意。本章阐述了减少术后屈光不正的所有相关事项和应遵循的指南，并重点介绍了人工晶状体（IOL）的屈光度计算和选择。

　　关键词：圆锥角膜，硬性角膜接触镜，环曲面 IOL，散光，不规则散光，角膜光学

一、概述

　　现代白内障手术面临的挑战之一是如何正确地确定屈光目标，患者期待白内障手术后能取得良好的疗效。从最基本的手术角度来看就是手术医生用 IOL 取代混浊的自身晶状体，使所有光线都能穿透。圆锥角膜（及其他导致不规则角膜散光的情况）增加了这方面的复杂性。使生物测量更具挑战性。即使所植入的 IOL 在眼内具有很好的居中性，术后最佳矫正视力仍然没有预期的理想。在合并圆锥角膜的白内障患者中，不规则的角膜光学和混浊的晶状体都是造成视力下降的原因。为了更好地调整患者的期望，在进行白内障手术之前应谨慎了解角膜对视力下降的潜在影响。

　　就像白内障的程度会有差别一样，圆锥角膜的角膜变形程度也会不同。我们认为

Amsler–Krumeich 分类法对角膜不规则性的分级效果最好。了解术前视力、未矫正远视力（uncorrected distantce visual acuity，UDVA）和最佳戴镜矫正视力（best spectacle corrected visual acurity，BSCVA）及白内障手术前几年的视力情况也很有帮助。由于多数情况下，圆锥角膜在白内障所发生的年龄已经变得稳定，因此对于大多数白内障患者来说，近期内视力下降的原因主要是白内障。如果白内障发病前的视力可以通过眼镜矫正到 6/12 或更好，那么无论是否使用环曲面人工晶状体，白内障手术后应该也能获得相似视力。软性接触眼镜（contact lens，CLs）可以改善视力，包括环曲面软性角膜接触镜。使用软性镜片矫正一定程度的不规则散光，重要的是要得到最佳眼镜矫正视力的记录。但如果患者需要用硬性透气性 CLs（rigid gas permeable CLs，RGPs）或巩膜或微型巩膜

CLs 才能获得较好的视力，那么白内障手术后的视觉效果可能会比较令人失望。当然，白内障手术后患者可以继续佩戴 RGPs 或巩膜 CLs，现在解决角膜不规则散光的效果比几年前更成功，我们可以使用角膜地形图引导的激光切削和角膜基质环进行治疗（图 17-1）。如果在白内障手术前角膜得到了治疗，术后可以有更好的效果。

（一）圆锥角膜的其他分级系统

- Belin 的 ABCD 分级[1]
  ○ 角膜前曲率（anterior corneal curvature，A）
  ○ 角膜后曲率（后部）[posterior corneal curvature（back），B]
  ○ 角膜厚度（corneal pachymetry，C）
  ○ 矫正远视力[（corrected distant visual acurity，CDVA）；远视力（distance vision），矫正（corrected），D]
- 卫生领域合作研究的合作调查专题网

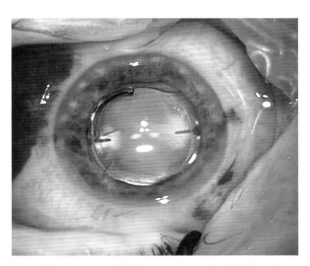

▲ 图 17-1　在早期植入 Ferrara 环后圆锥角膜患者的双环曲面 IOL 植入术中的图像。患者是一位老年透气性隐形眼镜佩戴者，其病程中最好的 **BSCVA** 为 6/21，不耐受隐形眼镜。Ferrara 环被用来改善她的角膜形态，使 **BSCVA** 提高至 6/15。微切口白内障手术采用巩膜切口和 3.0D 双环曲面 **IOL** 植入。术后裸眼视力提高到 6/12，**BSCVA** 提高到 6/9，屈光度为 **(+1.25 ～ +1.00)×160**

络分类。这种分类主要基于 CDVA，也包括高阶像差（high order aberration，HOAs），如彗差、非球面性、内散射和 H-RMS，提供了视力的功能分类。利用 RETICS 技术，环曲面人工晶状体可以植入分类 1 级和 2 级的圆锥角膜眼内。但对于更高级别分类的圆锥角膜，可以尝试通过角膜基质环（intrastromal corneal ring segment，ISCRS）或角膜地形图引导的屈光性角膜切开术（topography-guided photorefractive keratectomy，TG-PRK）来使角膜光学变得规则。

（二）圆锥角膜的人工晶状体屈光度计算

角膜数据在进行 IOL 屈光度计算中有以下两种作用。

- 角膜屈光度是整个光学系统的一部分（约 43D）。角膜提供了人眼 66% 的屈光度，因此即使 2% 的误差也会导致 1.00D 的偏差。
- 预测人工晶状体在眼睛内的有效位置（effective lens position，ELP）。ELP 的效果可以用这个经验法则来总结：IOL 前后位置的 1mm 位移会导致有效 IOL 屈光度发生 10% 的变化。如果一只眼睛的 IOL 屈光度为 23.00D，当 IOL 比预期的位置靠前 0.5mm，近视程度将比预期高 1.15D。

在生物计量学中，用 k 值衡量角膜，k 值是一个赋予角膜屈光度的数字。单一 k 值在规则角膜中足够了，但当角膜不规则且有多个焦点时，单一 k 值无法提供足够的生物测定数据。患者在看远处时使用的是角膜的哪一部分？当看近距离的时候，使用的是角膜的同一屈光部位吗？在白天或者在需要注视的情况下，焦点的变化是随疲劳程度不同而变化，还是随工作距离及注视目标的性质变化而变化的呢？哪个区域的 k 值能够为 IOL 公式提供最好的信息？因为有潜在的误差，需要考虑角膜曲率计的工作原理。角膜曲率计是将图像投射到角膜上，并测量反射图像的大小。然后将图像的大小转换为以毫米为半径的角膜陡峭度。较平的角膜会产生较大的图像，而较陡的角膜会产生较小的图像。考虑到这种机制，我们就可以了解不对称现象是如何影响角膜陡峭度测量的。用公式 D=（i-1）/r 将陡峭度或曲率转换为屈光度，其中 i 为角膜折射率（RI），r 为曲率半径（m）。这个公式只是一个近似计算，因为它忽略了角膜后表面曲率。如果假设所有人的角膜 RI 值都是 1.3375，则可能会出现更大的误差。实际上人类角膜的 RI 是有很大差异的，无论是否经历过屈光手术。在圆锥角膜这样的异常角膜中，情况也可能有所不同。我们无法测量任何患者的角膜 RI，所以我们用假设值来代替。

（三）生物测量、人工晶状体计算公式角膜光学

角膜中心区域的屈光度对大多数的日常工作是最重要，其形态被描述为非球面和环曲面。非球面是因为它的中心更陡外围更平，而环曲面是因为大多数角膜都有一定程度的规则散光，即使是非常低度数的散光。在这些低阶像差之上，还有 HOAs 或不规则散光。当这些光学情况像圆锥角膜一样被放大时，它们可以具有临床和视觉意义。这些不规则性通常会用泽尼克多项式或傅里叶分析来描述。尽管有多种因素会影响角膜的屈光度，从最早的人工晶状体公式到最近 Olsen 公式和 Holladay 公式[2]，角膜的特征仍然使用单一的 k 值来表达。这个 k 值代表了任意近轴角膜屈光度，由于缺乏与角膜后表面曲率相关的生物测量数据，所以使用的是一个假定的角膜折射率。对于规则的角膜，这种方法相当有效，因为关于 RI 和角膜后曲率的假设是相对准确的。在这些角膜中，HOAs 不发挥主要作用，它们对角膜屈光度的影响几乎可以忽略不计。光线跟踪建模也证实了这些发现，Okulix（Tedics Peric

& Jöher）和 PhacoOptics（IOL Innovations）使用人工晶状体模型，可以进一步计算球面像差。较新的设备，如天狼星角膜地形图测量仪（CSO），使用带有厚透镜模型的光线追踪来预测 ELP，它们不假设角膜总屈光度，而是直接测量角膜后表面曲率，然后再计算角膜总屈光度。

二、不规则角膜的生物测量

这些角膜有高度的 HOAs，常规的前角膜/后角膜曲率关系（Gullstrand's ratio）被打破。此外测量这些角膜曲率的仪器也受到不规则性的影响。由于角膜后表面是通过不规则的前表面成像获得，因此前表面不规则性会影响角膜后表面数据的质量。此外，角膜的 RI 仍然是一个假设，没有直接测量得到。最常见的角膜不规则主要见于角膜屈光手术后、角膜瘢痕、干眼症和圆锥角膜。干眼症非常重要，因为它会影响角膜生物测量数据和角膜地形图数据的质量。角膜状况的正确诊断是至关重要的，因为不同的情况会对计算过程产生不同的影响。角膜地形图非常重要，单靠生物测定是不够的。角膜的 HOAs 测量和量化通常为 $0.40 \pm 0.15 \mu m$[2]。高于这个水平表明角膜有一定程度的不规则。在圆锥角膜中，最重要的 HOA 通常是垂直彗差，大多数圆锥角膜也会有过度彗差延长，导致出现异常高水平的负球差。与所有角膜不规则或全眼像差测量一样，瞳孔大小直接影响整个 HOA 水平——瞳孔越大 HOAs 越大。所幸的是白内障手术后瞳孔通常较小，一般在 4.0 ～ 5.0mm，因此 HOAs（按惯例瞳孔测量为 6.0mm）影响不大。如前所述，考虑到白内障的程度和视网膜的健康状况，当 CDVA 低于预期时，RGP CLs 可以非常有效地评估角膜对视力下降的影响程度。

在圆锥角膜中，存在光学偏中心的情况，

但与我们所处理的角膜切削术后的偏中心不同。在圆锥角膜，角膜后表面随角膜前表面变陡，前后比降低；而切削性角膜手术后的角膜后曲率通常保持不变，这导致对实际角膜全屈光度的高估。第二种情况是 ELP，由于角膜前凸，ELP 比正常眼睛更靠后。这两个因素都使屈光预测误差向远视方向偏移。这就是为什么在轻度到中度圆锥角膜，把低度近视作为预期目标时可以使用规则的趋异公式。

当光学通路上的多焦性与更高级别的圆锥角膜并存时，应使用光线追踪软件来选择最佳的人工晶状体屈光度。可以增加 ELP 的数值，因为目前还没有专门针对圆锥角膜的算法。一个简单的替代方法是将目标屈光度设置到轻度近视。

本章专门讨论角膜圆锥眼的白内障手术，但对其他角膜不规则情况下人工晶状体屈光度数的计算方法有一个基本的了解也是有帮助的。PRK、LASIK 和小切口透镜取出术（small incision lenticule extraction，SMILE）主要改变的是角膜前曲率半径，角膜后曲率半径基本保持不变。如果只使用角膜前表面的数据来预测球差，那么球差和 ELP 都是一个问题。本文采用双 k 法进行 ELP 计算，并利用回归分析来修正角膜前后曲率比值。这些公式包括 double-K Sanders-Retzlaff-Kraff (SRK)/T、Holladay、Haigis-L、Shammas-PL 和 Barrett True-K 公式。术中生物测量法对改善人工晶状体屈光度和散光度的准确性很有意义[3]，也适用于圆锥角膜。

放射状角膜切开术（RK）后，角膜的前曲率半径通常比正常情况下要平坦。双 k 方法是关键，因为这些 RK 术后的前角膜曲率不能用来预测 ELP。与消融技术相比，关键的不同之处在于放射状切开后的角膜后表面也是变平的，对于相同屈光矫正水平的消融手术，会产生不同的 A-P 比值。RK 术后测量的 k 值会低估角膜的真实屈光度，而圆锥角膜的 k 值会高估角膜的真实屈光度。

不论角膜屈光手术是 LASIK、PRK、SMILE 还是 RK，由于引起的彗差（垂直、水平或倾斜），都会损害角膜的光学性能。角膜不规则性越大，使用精确光学测量而不是近轴光学测量就越有意义。屈光本身也容易出现与多次屈光矫正相同的问题，屈光矫正的成功与否取决于患者通过角膜的哪一部分来看。光线追踪测量技术在这方面有很好的潜力，可以将中央角膜数据导入光线追踪软件，然后在模型中假设不同屈光度的人工晶状体，用直接光线追踪来评估视网膜图像质量。

三、关于人工晶状体的考虑

环曲面人工晶状体

计算人工晶状体屈光度是生物测量的主要目的，在角膜散光患者中，环曲面人工晶状体对改善 UDVA 有重要作用。圆锥角膜的散光往往是不规则的，这种情况下选择环曲面人工晶状体会更具挑战性。如果以前有过角膜手术，如角膜基质环、角膜胶原交联术或角膜移植术，这一挑战就更加复杂了。通过环曲面人工晶状体在正常的眼睛的白内障矫正角膜散光已被证明具有良好的疗效、可预测性和安全性，特别是当角膜的散光超过 1.5D 的情况下。然而，在圆锥角膜患者中进行环曲面人工晶状体植入的相关文献很少[4, 5, 6, 7, 8, 9, 10, 11, 12, 13]。

也有一些研究关注了使用高度数的环曲面 IOL 矫正高度数的散光。一些公司根据客户的要求定制高度数的环曲面人工晶状体。但其光学性能可能会受到影响，这种影响来源于人工晶状体的散光矫正设计是否是在同一个光学面上，往往是在后表面，也有双面设计的，散光矫正由前后表面共同承担（AT Torbi，Zeiss，Jena，Germany）。

另一个要注意的是一定要了解环曲面人工晶状体的轴向。通常散光轴是不对称的，真正的对准轴是基于矢量分析，要考虑散光在每个子午线的大小。有研究使用 S₂ 像差轴对角膜地形图表现的散光进行了修正，经过十多年的观察发现这种方法对圆锥角膜很适用（图 17-2）。角膜散光的严重程度也有助于在计划手术时考虑到矫正散光量的大小。通常认为在正常情况下出现的偏差会很小（±5°），但根据作者的经验，超过 6.0D 的散光矫正可能会导致异常光学问题，包括在计算残余散光方面的误差会增加。

在圆锥角膜中，视轴通常沿着圆锥的斜面，而不是在角膜的顶端（圆锥角膜中心除外），因此 k 值相对于生物测定而言可能会出现较大的偏差。人工晶状体计算所使用的软件是在正常眼睛上验证过的，并不一定适合所有圆锥角膜。由于大多数正常眼睛的角膜顶端与视轴是一致的[8]，因此在轻度至中度稳定的圆锥角膜患者，当角膜中心散光相对较规则的情况下，使用环曲面人工晶状体也是有意义的。

四、其他人工晶状体选择

用于圆锥角膜的一个有意思的 IOL 是 IC8 IOL（AcuFocus）。这是一个小孔径 IOL，旨

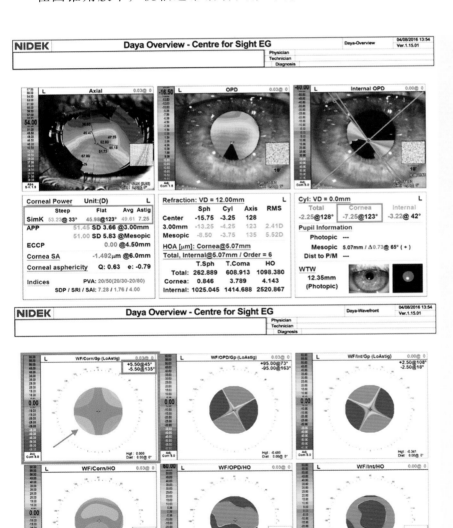

◀ 图 17-2 **OPD-Scan Ⅲ（Nidek）**报道显示角膜散光像差（**S₂**），显示了散光大小和轴向。左栏显示角膜地形图和模拟 k 值，在正性轴位 33° 处散光 **7.25D**。图中下方的紫色部分显示了角膜的散光，这是由角膜地形图得出的，图中正性轴位 45°，散光大小为 **5.50D**，箭所指为正性轴位

在提供更好的景深，应用小孔成像原理，其优点是针孔效应同时也减少了角膜散光和不规则性的影响[14]，后两者都与圆锥角膜有关。Kermani 在 4 例圆锥角膜患者中单眼植入该 IOL，在 2 例圆锥角膜患者中双眼植入该 IOL，所有患者的裸眼视力均达到 6/12 或更高（个人交流）。此外，他的同事、医学博士 Georg Gerten 为一名圆锥角膜患者植入了 IC8 晶状体，已取得良好的效果[15]。

白内障手术：技术方面

预防手术引起的散光（surgically induced astigmatism，SIA）是圆锥角膜眼的首要问题。使用 MICS（切口小于 2.2mm 的微切口白内障手术）可能更好，因为切口过大会导致在这些角膜中产生无法预测的结果[16, 17, 18]。切口越小，

位置越靠后，对角膜的影响就越小。较大的切口会产生比正常眼更大的 SIA。有些环曲面计算公式会使用人工晶状体平面的柱镜度数和角膜的平面柱镜度数的固定比率，但这很可能会失败，因为 ELP 将同时影响 IOL 球面屈光度和环曲面屈光度。所以应使用顶点公式来计算 IOL 平面所需的度数。

五、圆锥角膜眼的白内障手术结果

如果遵循一些特定的指导方针，也可以得到好的效果。Nanavaty 等报道了一些较好的病例，在透明晶状体摘除 / 屈光性晶状体置换和环曲面人工晶状体植入术后，75% 的手术眼能看到 20/40 或 6/12（0.5）UDVA，柱镜从 3.00 ± 1.00D 减少到 0.70 ± 0.80 DC[8]。但 Leccisotti 报道的结果没有这么好，术后 32% 或

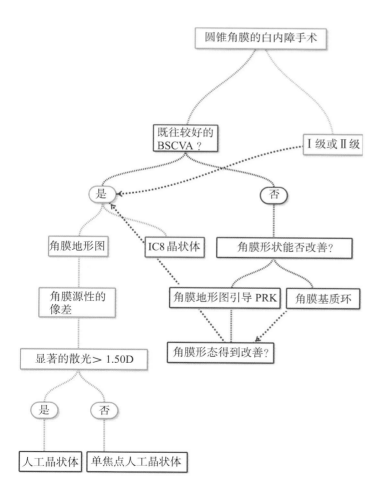

▲图 17-3　圆锥角膜白内障手术算法

11 只眼需要进行人工晶状体置换。术后 12 个月平均等效球镜为 −1.31 ± 1.08D，安全指数为 1.38，疗效为 0.87[19]。在 19 只眼的病例中，等效球镜值从术前的 −5.25 ± 6.40D 下降到术后的 +0.22 ± 1.01D。术后柱镜由 3.95 ± 1.30 降至 1.36 ± 1.17 D（$P < 0.01$）[10]。

Alio 及其同事发表了 17 只圆锥角膜眼使用 MICS 植入环曲面人工晶状体的系列报道[13]。从统计学上看，柱镜度数变小、离焦当量、UDVA 和 CDVA 都有显著改善。MICS 方法确保了角膜曲率没有被改变。60%（9 只眼）术后 UDVA 达到 20/30 或更好。疗效指数 1.17 ± 0.66，安全性 1.38 ± 0.58。上述结果清楚地说明，晶状体摘除和环曲面人工晶状体植入术可以在 UDVA、CDVA、柱镜、疗效和安全性方面有统计学上显著的改善，但效果不如正常角膜的白内障术后。

六、结论

在有圆锥角膜的情况下进行白内障手术时，有一种规划方法可能是有用的（图 17-3）。

圆锥角膜的白内障手术需要更多的术前计划和考虑。当手术成功会有非常满意的结果，视力和生活质量的改善也随之而来。但这种方法与正常角膜的白内障或角膜移植手术后的白内障不同。患者的选择是关键，在人工晶状体的计算中，还需要利用角膜地形图辅助生物测量，采用微小切口而不是较大的手术切口，以及选择性地使用环曲面和其他类型的人工晶状体。

七、关键点

➤ 在晚期圆锥角膜中，应使用光线追踪软件来选择最佳的人工晶状体屈光度，这通常有助于确定术后低度近视的屈光状态。

➤ 使用人工晶状体和专门设计的 IC8 IOL（AcuFocus），这是一种小孔径透镜，可以提供更好的景深，使用针孔原理，针孔原理在圆锥角膜病例中是有效的。

➤ 手术切口应远离角膜，最好使用微型切口，因为切口越小，产生 SIA 的概率越小。

参考文献

[1] Belin MW, Duncan JK. Keratoconus: the ABCD grading system. Klin Monatsbl Augenheilkd. 2016; 233(6):701–707

[2] Read SA, Collins MJ, Iskander DR, Davis BA. Corneal topography with Scheimpflug imaging and videokeratography: comparative study of normal eyes. J Cataract Refract Surg. 2009; 35(6):1072–1081

[3] Ianchulev T, Hoffer KJ, Yoo SH, et al. Intraoperative refractive biometry for predicting intraocular lens power calculation after prior myopic refractive surgery. Ophthalmology. 2014; 121(1):56–60

[4] Visser N, Gast ST, Bauer NJ, Nuijts RM. Cataract surgery with toric intraocular lens implantation in keratoconus: a case report. Cornea. 2011; 30(6):720–723

[5] Visser N, Bauer NJ, Nuijts RM. Toric intraocular lenses: historical overview, patient selection, IOL calculation, surgical techniques, clinical outcomes, and complications. J Cataract Refract Surg. 2013; 39(4):624–637

[6] Thebpatiphat N, Hammersmith KM, Rapuano CJ, Ayres BD, Cohen EJ. Cataract surgery in keratoconus. Eye Contact Lens. 2007; 33(5):244–246

[7] Statham M, Apel A, Stephensen D. Comparison of the AcrySof SA60 spherical intraocular lens and the AcrySof Toric SN60T3 intraocular lens outcomes in patients with low amounts of corneal astigmatism. Clin Experiment Ophthalmol.

2009; 37 (8):775–779

[8] Nanavaty MA, Lake DB, Daya SM. Outcomes of pseudophakic toric intraocular lens implantation in Keratoconic eyes with cataract. J Refract Surg. 2012; 28(12):884–889

[9] Lee SJ, Kwon HS, Koh IH. Sequential intrastromal corneal ring implantation and cataract surgery in a severe keratoconus patient with cataract. Korean J Ophthalmol. 2012; 26(3): 226–229

[10] Jaimes M, Xacur-García F, Alvarez-Melloni D, Graue-Hernández EO, Ramirez-Luquín T, Navas A. Refractive lens exchange with toric intraocular lenses in keratoconus. J Refract Surg. 2011; 27(9):658–664

[11] Holland E, Lane S, Horn JD, Ernest P, Arleo R, Miller KM. The AcrySof Toric intraocular lens in subjects with cataracts and corneal astigmatism: a randomized, subject-masked, parallel-group, 1-year study. Ophthalmology. 2010; 117(11): 2104–2111

[12] Ernest P, Potvin R. Effects of preoperative corneal astigmatism orientation on results with a low-cylinder-power toric intraocular lens. J Cataract Refract Surg. 2011; 37(4):727–732

[13] Alió JL, Peña-García P, Abdulla Guliyeva F, Soria FA, Zein G, Abu-Mustafa SK. MICS with toric intraocular lenses

in keratoconus: outcomes and predictability analysis of postoperative refraction. Br J Ophthalmol. 2014; 98(3):365–370

[14] Schultz T, Dick HB. Small-aperture intraocular lens implantation in a patient with an irregular cornea. J Refract Surg. 2016; 32(10):706–708

[15] Kermani O.. The challenge of keratoconus in cataract surgery and the benefits of a small-aperture IOL. Cataract Refract Surg Today Europe. 2017

[16] Oshika T, Nagahara K, Yaguchi S, et al. Three year prospective, randomized evaluation of intraocular lens implantation through 3.2 and 5.5mm incisions. J Cataract Refract Surg. 1998; 24(4):509–514

[17] Masket S, Wang L, Belani S. Induced astigmatism with 2.2- and 3.0-mm coaxial phacoemulsification incisions. J Refract Surg. 2009; 25(1):21–24

[18] Kohnen T, Dick B, Jacobi KW. Comparison of the induced astigmatism after temporal clear corneal tunnel incisions of different sizes. J Cataract Refract Surg. 1995; 21(4):417–424

[19] Leccisotti A. Refractive lens exchange in keratoconus. J Cataract Refract Surg. 2006; 32(5):742–746

第18章 双晶状体摘除术（有晶状体眼人工晶状体取出联合同期白内障摘除及人工晶状体植入术）

Bilensectomy (Phakic IOL Explantation with Coincidental Cataract Surgery and IOL Implantation)

Veronica Vargas Fragoso　Jorge L. Alió　著

董　喆　译

摘　要

　　有晶状体眼人工晶状体植入是一项有效屈光矫正技术，特别是对那些不能进行角膜屈光手术的患者。尽管植入有晶状体眼人工晶状体可以取得良好的视觉效果，但由于后期白内障的形成（在大多数情况下），它们需要在术后某个时间被取出。有三种类型的有晶状体眼人工晶状体：房角支撑型、虹膜固定型和后房型。房角支撑的人工晶状体由于明显的并发症（如严重的内皮细胞丢失、瞳孔椭圆形化等）而不再使用。在进行双晶状体摘除术之前，必须仔细检查眼部，以处理术中和术后可能出现的并发症，如瞳孔后粘连、内皮细胞计数低、瞳孔椭圆化严重或瞳孔散大不良等。这些患者的眼底检查也非常重要，因为其中多数是长眼轴的高度近视眼的患者，容易发生视网膜脱离。本章的目的在于讨论双晶状体摘除术的主要用途，并描述具体的手术技术（这将取决于人工晶状体的类型）和视觉效果。

　　关键词： 双晶状体摘除术、有晶状体眼 IOL、白内障、微切口白内障手术、内皮细胞丢失、后粘连

一、概述

　　双晶状体摘除术一词最早是由 Joseph Collins 提出，指的是摘除有晶状体眼人工晶状体，然后进行白内障超声乳化摘除联合后房型人工晶状体植入术[1]。有晶状体眼 IOL 植入术可能会导致角膜内皮细胞失代偿及白内障的形成。尽管在这种情况下必须摘除人工晶状体，但由于其临床特征和角膜失代偿的影响，术后视力的恢复往往受到限制。这些病例中需要特别注意

的是，在手术操作的所有步骤中，都必须要保护濒于失代偿的内皮细胞，有的晚期病例甚至还可能需要进行角膜内皮移植术。

（一）有晶状体眼人工晶状体

有以下 3 种类型的有晶状体眼人工晶状体。

- 房角支撑型。
- 虹膜固定型。
- 后房型。

有晶状体眼人工晶状体有很多优点：它们可以保留调节能力的同时矫正高度屈光不正，从而获得良好的视觉效果和光学质量[2, 3]，但必须指出的是，由于白内障随年龄的自然发展而形成，最终这些有晶状体眼 IOL 都需要被取出[4]。白内障是所有类型有晶状体眼 IOL 取出的主要原因[5]，后房型有晶状体眼 IOL 的白内障形成率最高[5]，这可能是由于不适当的拱高、IOL 与虹膜间摩擦引起的慢性炎症和（或）非正常的房水流通相关[3]。此外，术后类固醇的使用、手术期间的创伤和高度近视也是白内障形成的重要原因，这些影响因素则与植入人工晶状体的类型无关[5]。

（二）双晶状体摘除的适应证

- 矫正远视力（corrected distance visual acuity, CDVA）与晶状体刚植入术后的 CDVA 相比至少减少两行，视力下降与白内障形成有关。
- 内皮细胞计数发生功能性丢失（<1500/mm²）。
- 45 岁以上发生严重瞳孔椭圆形化的患者（图 18-1）[1, 5]。

表 18-1 根据多中心研究，列出了有晶状体眼人工晶状体取出的主要原因。

（三）术前评估

术前必须对前房深度进行测量，对人工晶状体的位置及角膜内皮、虹膜和晶状体及粘连的情况（图 18-2）进行评估，测算内皮细胞计

数以防术后角膜内皮失代偿，并检查眼底。

（四）人工晶状体计算

有晶状体眼 IOL 的存在并不影响白内障术后即将植入的 IOL 的计算[2]。它可以用超声或光学生物测定法在有晶状体眼模式下进行计算。

二、手术方法

手术方法取决于需要取出的有晶体眼 IOL 的类型，根据手术医生的习惯，可以采用表面麻醉或球周麻醉。手术过程中，要使用高黏度的黏弹剂来保护角膜内皮。

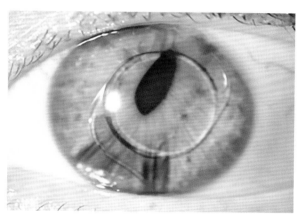

▲ 图 18-1　房角支撑型有晶状体眼 IOL 患者，瞳孔重度椭圆形变、虹膜萎缩

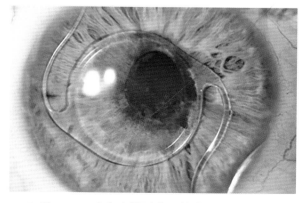

▲ 图 18-2　房角支撑型有晶状体眼 IOL 瞳孔后粘连

表 18-1　有晶状体眼 IOL 取出术的原因

取出原因	房角支撑型（%）	虹膜固定型（%）	后房型（%）
白内障	51.39	44.83	65.28
角膜内皮细胞丢失	15.97	8.33	1.39
角膜失代偿	10.42	20.83	2.78
人工晶状体脱位	7.64	4.17	5.56
瞳孔变形	6.25	4.17	0
视网膜脱离	1.39	8.33	4.17
高眼压	3.47	4.17	8.33
屈光度不合适	2.08	4.17	11.11
光晕及眩光感	1.39	0	1.39

（一）房角支撑型有晶状体眼 IOL

1. Baikoff (Domilens) IOL

进行球结膜剪开和烧灼血管后，在角膜缘后 1.5mm 用月形刀完成 6mm 宽的巩膜切口并构建隧道进入透明角膜，完成 2 个 1mm 宽的侧切口后注入黏弹剂。人工晶状体被仔细地取出，为继续进行超声乳化手术，巩膜切口用 10-0 号的尼龙线缝合关闭（图 18-3，图 18-4）。有研究报道了使用同轴超声乳化吸除术，手术过程中频繁出现了虹膜脱出，但尚没有使用微切口白内障手术（MICS）操作的报道[1]。

2. Kelman Duet IOL

第一步是完成 2 个 1mm 的侧切口，然后弥散注入黏弹剂。将人工晶状体光学部和襻部分离，然后完成 3mm 宽的透明角膜切口，用 Vannas 剪切开光学部，用镊子从主切口取出剪开的光学部和襻部；完成同轴或 MICS 超声乳化。

（二）虹膜固定型有晶状体眼 IOL

1. Artisan IOL

第一步是做球结膜剪开和血管的轻度烧灼，用月形刀在角膜缘后 1.5mm 完成 6mm 宽的弧形巩膜切口，深度约 0.3mm，随后平行于巩

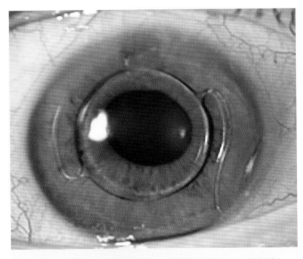

▲ 图 18-3　房角支撑型有晶状体眼 IOL 的核性白内障

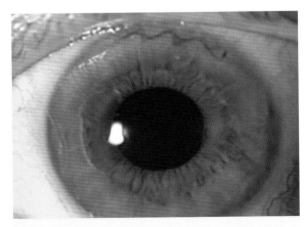

▲ 图 18-4　图 18-3 的同一眼在行双晶状体摘除术后的图像

膜表面向前剥离完成巩膜隧道，延伸入清亮角膜。完成 1mm 宽的侧切口，弥散注入黏弹剂保护角膜内皮。角膜刀经巩膜隧道进入前房，用 Artisan 植入镊抓住人工晶状体的光学部，用嵌入钩针游离襻部。一旦襻部松脱了，将人工晶状体旋转到垂直位置并将其取出前房。用 10-0 号尼龙线缝合巩膜切口，再行超声乳化吸除术。

2. Artiflex IOL

由于人工晶状体的光学部是由硅凝胶（聚硅氧烷）制成的，所以可以通过 3.2mm 的透明角膜切口取出。襻部的松解过程与 Artisan 人工晶状体是一样的。超声乳化吸除术前，一定要注意将粘连充分分离。

（三）后房型有晶状体眼 IOL

ICL：完成 2 个 1mm 左右宽度的侧切口，然后在人工晶状体上方和下方注射眼内用的散瞳药和黏弹剂，并借助 Sinskey 钩将人工晶状体调入前房。完成 2.8～3.2mm 的主切口，并旋转人工晶状体，将一个襻的脚板放置在切口之前，然后用镊子夹住并取出 [6]。手术医生可以继续同轴超声乳化或关闭主切口后通过 1mm 的侧切口进行小切口超声乳化。

三、结论

对于因瞳孔椭圆形变而进行双晶状体摘除

的房角支撑型人工晶状体眼，由于同时存在房角粘连和虹膜粘连，是一种比较困难的手术。在白内障形成后进行双晶状体摘除术时，小切口白内障摘除手术一般比较顺利，但进行同轴超声乳化白内障摘出术时，术中虹膜脱出则是一个重要问题。在因内皮细胞丢失而进行双晶状体摘除术的患者中，尚未观察到 IOL 与虹膜发生粘连的情况 [1]。在后房型有晶状体眼 IOL 摘除术中，术后视觉效果良好且可预测性好 [6]，患者满意度高，并且由于后房型有晶状体眼 IOL 的可折叠性，手术相对容易操作 [7]。

四、关键点

➢ 双晶状体摘除是指取出植入的有晶状体眼 IOL，然后进行白内障超声乳化吸出并植入后房型人 IOL。

➢ 有晶状体眼 IOL 的存在不会对将植入的 IOL 屈光度的计算产生干扰，并且可以通过光学生物计量学来进行计算。

➢ 手术技术取决于所需要取出的有晶状体眼 IOL 的类型。

➢ 大部分患者双晶状体摘除术后视力和屈光效果良好。

参 考 文 献

[1] Alió JL, Abdelrahman AM, Javaloy J, Iradier MT, Ortuño V. Angle-supported anterior chamber phakic intraocular lens explantation causes and outcome. Ophthalmology. 2006; 113 (12):2213–2220

[2] Chen LJ, Chang YJ, Kuo JC, Rajagopal R, Azar DT. Metaanalysis of cataract development after phakic intraocular lens surgery. J Cataract Refract Surg. 2008; 34(7):1181–1200

[3] Moshirfar M, Mifflin M, Wong G, Chang JC. Cataract surgery following phakic intraocular lens implantation. Curr Opin Ophthalmol. 2010; 21(1):39–44

[4] Colin J. Bilensectomy: the implications of removing phakic intraocular lenses at the time of cataract extraction. J Cataract Refract Surg. 2000; 26(1):2–3

[5] Alió JL, Toffaha BT, Peña-Garcia P, Sádaba LM, Barraquer RI. Phakic intraocular lens explantation: causes in 240 cases. J Refract Surg. 2015; 31(1):30–35

[6] Meier PG, Majo F, Othenin-Girard P, Bergin C, Guber I. Refractive outcomes and complications after combined copolymer phakic intraocular lens explantation and phacoemulsification with intraocular lens implantation. J Cataract Refract Surg. 2017; 43(6):748–753

[7] Kamiya K, Shimizu K, Igarashi A, Aizawa D, Ikeda T. Clinical outcomes and patient satisfaction after visian implantable collamer lens removal and phacoemulsification with intraocular lens implantation in eyes with induced cataract. Eye (Lond). 2010; 24(2):304–309

第19章 黄斑囊样水肿及处理

Cystoid Macular Edema and Management

J. Fernando Arevalo　Carlos F. Fernández　Fernando A. Arevalo　**著**

王　姮　张永鹏　**译**

摘　要

黄斑囊样水肿（cystoid macular edema，CME）在伴有玻璃体丢失的复杂性白内障手术后更为常见，但在单纯性白内障手术后也有报道。本章节介绍了预防及治疗黄斑囊样水肿，改善术后效果的方案。

关键词：黄斑囊样水肿，Irvine–Gass 综合征，白内障术后 IOL 眼黄斑囊样水肿，荧光血管造影，OCT 血管成像，黄斑水肿

一、概述

白内障术后黄斑囊样水肿（CME）最初由 Irvine 于 1953 年报道，被称为 Irvine–Gass 综合征[1, 2]。CME 是眼科手术后视力意外下降的最常见的原因之一。尽管目前白内障手术技术及器械已经有了进步，但白内障术后人工晶状体眼黄斑囊样水肿（pseudophakic CEM，PCME）依然是白内障术后最常见的并发症，即使在单纯白内障手术后也是一样（图 19–1）[3]。应用不同白内障摘除方法行白内障手术，术后 PCME 的发生率分别为囊内摘除 8%、囊外摘除 0.8%～20%、超声乳化 0.1%～2.35%、飞秒辅助白内障手术 1.18%[3]。CME 表现为中心凹周围正常的视网膜毛细血管扩张，继而出现液体渗漏和微囊样变。

二、组织学

CME 由黄斑区视网膜细胞内和（或）细胞外空间局部扩展形成。黄斑区更易发生是由于 Henle 层内部连接纤维结合较松散，从而导致中心凹周围毛细血管渗漏的液体积聚（图 19–2）[4]。Antcliff 等[5] 提出，内丛状层和外丛状层构成了能阻止液体在视网膜流动扩展的高阻屏障，这也解释了 CME 的特征性分布。在与白内障摘除手术相关的 CME 中，囊腔形成在内核层最明显，在外丛状层则不那么明显。

三、发病机制

关于 CME 发病机制目前有几种理论[6, 7]。这些理论涉及中心凹周围视网膜的改变，视网膜毛细血管的通透性发生改变，导致血浆渗入

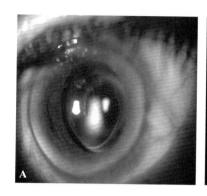

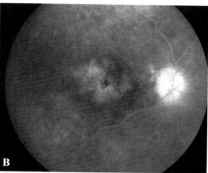

◀ 图 19-1　A. 常规白内障手术后前节照片，可见后房多焦点人工晶状体；B. 荧光血管造影提示白内障术后人工晶状体眼黄斑囊样水肿

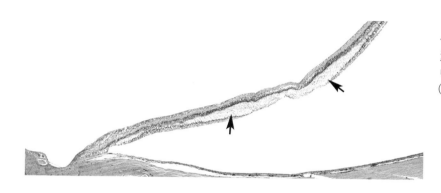

◀ 图 19-2　人工晶状体眼黄斑囊样水肿组织学提示在外丛状层中的囊腔（黑箭）
（图片由 Deepak Edward 博士提供）

中央视网膜，过多的组织液导致视网膜增厚引起神经元牵拉和变形。起初视力会出现可逆性降低，但随着时间延长，受影响的神经元死亡，导致永久性视力丧失（图 19-3）[8, 9, 10, 11, 12, 13]。

糖尿病患者进行白内障手术可能会导致已有的糖尿病性黄斑水肿急剧加重，从而引起视功能下降（图 19-4）。如果术前能够判断视网膜病变的严重程度，并在能充分看到眼底的前提下，在术前或术后早期及时给予视网膜激光光凝治疗，就可以避免这种情况。

自然病程

行单纯白内障超声乳化或囊外摘除的患者中，约有 20% 会出现 CME（经血管造影证实）。但仅有 1% 术眼临床上出现明显视力下降，其中 80% 的患者可能在术后 3 ～ 12 个月内出现 CME 自发消退和视力提高。慢性 CME 是指视力持续下降超过 6 个月。复杂白内障摘除术可能增加重度的 CME 发生风险，如前部玻璃体

屏障破坏（图 19-5）、玻璃体丢失、晶状体皮质残留、伤口玻璃体残留（图 19-6）、IOL 脱位、伤口闭合差和慢性炎症反应等[14]，以及出现术后严重炎症反应的患者。

四、临床表现

没有潜在风险因素的病人在白内障摘除术后出现视力下降及视物变形时应怀疑发生了 PCME。检查可见视网膜水肿和黄斑中心凹周围蜂窝状的囊腔。结合临床表现、眼底荧光血管造影和光学相干断层扫描（OCT）表现及特征可明确诊断。

CME 的荧光血管造影有特征性表现。早期可见荧光素从旁中心凹视网膜毛细血管渗漏，晚期可见荧光素渗漏进入旁中心凹视网膜内腔隙，呈花瓣状，与视盘一样呈强荧光状态（图 19-7）。

OCT 是一种敏感的非侵入性检查方式，可以清楚地显示囊腔并计算黄斑区中心厚度和黄

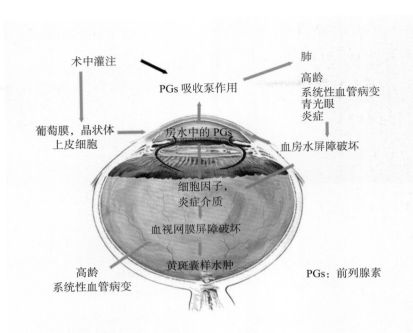

▶ 图 19-3　人工晶状体眼黄斑囊样水肿发病机制的炎症假说
[改编自 Miyake K, Ibaraki N. Prostaglandins and cystoid macular edema. Surv Ophthalmol 2002; 47 (suppl 1):S203–S218]

PGs：前列腺素

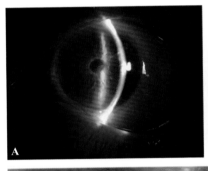
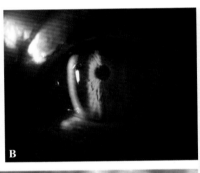
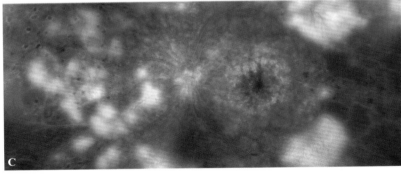

▶ 图 19-4　A. 正常超声乳化白内障手术后的前节照片，可见糖尿病患者的前房渗出纤维；B. 前房内给予组织纤溶酶原激活剂治疗后的前节照片，可见纤维消失；C. 白内障术后荧光血管造影显示黄斑水肿和增殖期糖尿病视网膜病变

斑总体积。频域 OCT（Spectral-domain OCT，SD-OCT）检查可见黄斑中心凹厚度增加，以及随着 Müller 细胞被牵拉，在外丛状层中形成的大囊腔。OCT 还可以发现外核层厚度增加，感光细胞层［内 / 外节段交接处（inner segment-outer segment line，IS-OS 层）］完整，外界膜保持（external limiting membrane，ELM）连续

（图 19-8）。脉络膜厚度会有增加，可随着水肿消退而变薄。这些发现验证了 PCME 发病机制的炎症假说。光学相干断层扫描血管成像（OCT angiography，OCT-A）可见 PCME 中的毛细血管改变。在 PCME 急性期，主要是深层的毛细血管丛发生改变和紊乱，毛细血管密度显著降低。黄斑水肿消退后，深层毛细血管丛恢复，

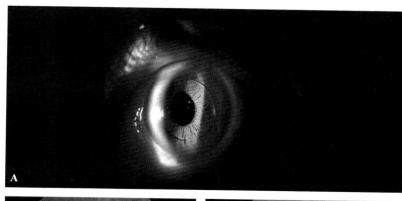

◀ 图 19-5 A. 前节照片可见由于玻璃体丢失和后囊破裂植入的前房型人工晶状体；B. 荧光血管造影提示人工晶状体眼黄斑囊样水肿；C. 荧光血管造影显示玻璃体注射贝伐单抗后黄斑囊样水肿消退

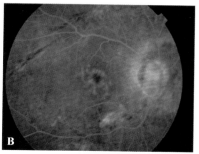

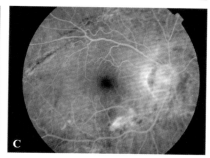

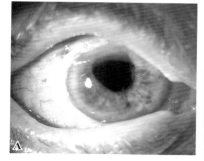

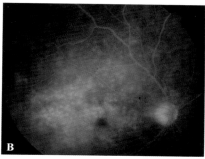

◀ 图 19-6 A. 前节照片可见伤口周围存在玻璃体纤维束；B. 荧光血管造影提示黄斑囊样水肿

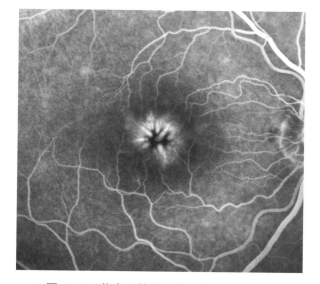

▲ 图 19-7 荧光血管造影提示人工晶状体眼黄斑囊样水肿患者的典型花瓣状表现

毛细血管密度恢复正常。

五、预防

预防性使用非甾体抗炎药（nonsteroidal antiinflammatory drugs，NSAIDs）可以降低 PCME 的发生率 [15, 16, 17, 18, 19, 20]。预防性应用非甾体抗炎药从术前 1 ~ 3d 开始，持续至术后数周效果最好。在预防 CME 方面，局部应用 NSAIDs 类药物比局部用皮质激素类药物更有效 [21, 22]。

六、治疗方案

术后 CME 的主要治疗目标是通过减少黄

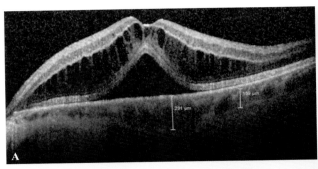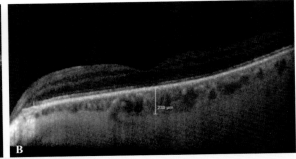

▲ 图 19-8　**A.** 频域 **OCT** 可描述超微结构变化；可见随着 **Müller** 细胞拉伸，黄斑中心凹的厚度增加，外丛状层中出现较大囊腔。此外，它可以显示视网膜神经上皮层脱离及脉络膜厚度增加；**B.** 阿柏西普治疗后黄斑解剖结构恢复正常

斑水肿的程度来提高视力。

（一）非甾体抗炎药

NSAIDs 属于环氧合酶抑制药，可抑制前列腺素的合成。局部应用酮咯酸氨丁三醇（Acular，安贺拉）治疗 PCME 患者对视力提高有效。新一代的非甾体抗炎药，如溴芬酸钠（Xibrom）和奈帕芬胺，对化学结构进行了修正，理论上增加了眼部渗透力和药效 [22, 23]。

（二）皮质激素类药物

皮质激素类药物抑制白三烯和前列腺素的

合成途径。除了抗炎功能，它还可以抑制巨噬细胞和中性粒细胞迁移、降低毛细血管通透性、缓解血管舒张。皮质激素类药物是白内障术后最常用的抗炎治疗药物 [24]。

（三）皮质激素类药物注射

一些研究表明玻璃体内注射醋酸曲安西龙可以缓解 PCME（图 19-9）[25, 26]。为了减少反复玻璃体腔注射所引起的风险，缓释型类固醇植入物已被研究用来治疗黄斑水肿。目前可用的 3 种缓释皮质类固醇植入物包括释放地塞米松的 Ozurdex（Allergan Inc.，Irvine，CA）、

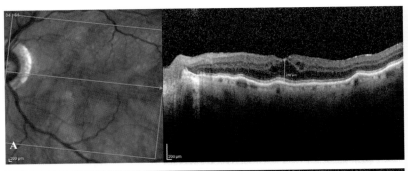
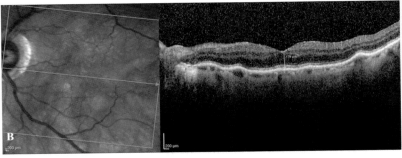

◀ 图 19-9　**A.** 频域 OCT 提示黄斑囊样水肿；**B.** 玻璃体腔注射曲安奈德治疗后的 OCT 检查，可见黄斑囊样水肿消退

Retisert（Bausch and Lomb，NY Rochester，NY）和 Iluvien（Alimera Science，Alpharetta，GA），当然长效类固醇药会有潜在的不良反应，如青光眼，当治疗超过 6 个月时发生的可能性更高[27]。

（四）抗血管内皮生长因子的制剂

手术创伤会导致术后炎症，随着血管渗透性因子［如血管内皮生长因子（vascular endothelial growth factor，VEGF）］增加而导致 PCME。VEGF 与血 - 视网膜屏障破坏有关，会引起黄斑水肿的发生。最近有研究表明黄斑水肿患者眼内液中 VEGF 和白细胞介素 6 水平升高。

贝伐单抗（Avastin；Genentech，Inc.，旧金山，CA）是一种可与 VEGF-A 所有亚型结合的完整的人源化抗体。最新研究表明，玻璃体腔注射贝伐单抗可缓解难治性 PCME[28, 29, 30, 31, 32]。其他可使用的抗 VEGF 药物，包括雷珠单抗和阿柏西普[32]。

（五）玻璃体切除

经临床检查或 OCT 确认存在机械牵拉性因素的 PCME，或对药物治疗无反应的慢性难治性黄斑水肿，可考虑行经睫状体平坦部玻璃体切除联合内界膜剥离术[33, 34]。

（六）Nd：YAG 激光玻璃体消融术

发生角巩膜伤口玻璃体嵌顿的患者相比无嵌顿患者 PCME 的恢复要更慢。有报道称，Nd：YAG 激光（钕：钇铝石榴石）玻璃体消融术可有效缓解某些玻璃体嵌顿引起的 PCME[35]。

（七）未来方向

如上所述，皮质激素类药物在炎症级联反应开始时起作用。术中玻璃体腔注射 Triesence（Alcon Labs，Fort Worth，TX）或曲安奈德，可同于治疗顽固性 PCME。Wu 等[36] 报道了在难治性 PCME 患者在局部使用 0.1% 奈帕芬胺、1% 醋酸泼尼松龙，玻璃体腔注射曲安奈德（4mg）和贝伐单抗（1.25mg）的基础上，行玻璃体腔注射英夫利昔单抗后短期内的结构和功能改变。在 6 个月的随访中，大多数患者的最佳矫正视力（best-corrected visual acuity，BCVA）改善至少≥ 3 行。在所有病例中均未见 BCVA 下降。

七、结论

目前的治疗方法包括非甾体抗炎药、非甾体抗炎药联合皮质激素类药物、皮质激素类药物注射、碳酸酐酶抑制药、抗 VEGF 药物、玻璃体切割术和 Nd：YAG 激光玻璃体消融术。新技术的应用会改变这种疾病的诊断、预后和治疗方案。

八、关键点

➢ 在各种原因和危险因素中，玻璃体黄斑牵拉可使血 - 视网膜屏障破裂导致渗漏和水肿的发生，是导致 CME 的常见因素。

➢ OCT 检查通常诊断为 CME，可测量视网膜增厚，描绘视网膜内囊肿。

➢ 药物治疗包括非甾体抗炎药、皮质激素、抗血管内皮生长因子的制剂和玻璃体溶解药。

➢ 手术治疗主要包括玻璃体切割术和内界膜剥离术。

[1] Irvine SR. A newly defined vitreous syndrome following cataract surgery. Am J Ophthalmol. 1953; 36(5):599–619

[2] Gass JD, Norton EW. Follow-up study of cystoid macular edema following cataract extraction. Trans Am Acad Ophthalmol Otolaryngol. 1969; 73(4):665–682

[3] Grzybowski A, Sikorski BL, Ascaso FJ, Huerva V. Pseudophakic cystoid macular edema: update 2016. Clin Interv Aging. 2016; 11:1221–1229

[4] Tso MO. Pathology of cystoid macular edema. Ophthalmology. 1982; 89(8):902–915

[5] Antcliff RJ, Hussain AA, Marshall J. Hydraulic conductivity of fixed retinal tissue after sequential excimer laser ablation: barriers limiting fluid distribution and implications for cystoid macular edema. Arch Ophthalmol. 2001; 119(4): 539–544

[6] Flach AJ. The incidence, pathogenesis and treatment of cystoid macular edema following cataract surgery. Trans Am Ophthalmol Soc. 1998; 96:557–634

[7] Stark WJ, Jr, Maumenee AE, Fagadau W, et al. Cystoid macular edema in pseudophakia. Surv Ophthalmol. 1984; 28 suppl: 442–451

[8] Nguyen QD, Tatlipinar S, Shah SM, et al. Vascular endothelial growth factor is a critical stimulus for diabetic macular edema. Am J Ophthalmol. 2006; 142(6):961–969

[9] Foos RY. Posterior vitreous detachment. Trans Am Acad Ophthalmol Otolaryngol. 1972; 76(2):480–497

[10] Miyake K, Ibaraki N. Prostaglandins and cystoid macular edema. Surv Ophthalmol. 2002; 47 suppl 1:S203–S218

[11] Yannuzzi LA. A perspective on the treatment of aphakic cystoid macular edema. Surv Ophthalmol. 1984; 28 suppl: 540–553

[12] Jampol LM, Sanders DR, Kraff MC. Prophylaxis and therapy of aphakic cystoid macular edema. Surv Ophthalmol. 1984; 28 suppl:535–539

[13] Foster RE, Lowder CY, Meisler DM, Zakov ZN. Extracapsular cataract extraction and posterior chamber intraocular lens implantation in uveitis patients. Ophthalmology. 1992; 99 (8):1234–1241

[14] Spaide RF, Yannuzzi LA, Sisco LJ. Chronic cystoid macular edema and predictors of visual acuity. Ophthalmic Surg. 1993; 24(4):262–267

[15] Henderson BA, Kim JY, Ament CS, Ferrufino-Ponce ZK, Grabowska A, Cremers SL. Clinical pseudophakic cystoid macular edema. Risk factors for development and duration after treatment. J Cataract Refract Surg. 2007; 33(9):1550–1558

[16] Yavas GF, Oztürk F, Küsbeci T. Preoperative topical indomethacin to prevent pseudophakic cystoid macular edema. J Cataract Refract Surg. 2007; 33(5):804–807

[17] McColgin AZ, Raizman MB. Efficacy of topical Voltaren in reducing the incidence of postoperative cystoid macular edema. Invest Ophthalmol Vis Sci. 1999; 40:S289

[18] Wittpenn JR, Silverstein S, Heier J, Kenyon KR, Hunkeler JD, Earl M, Acular LS for Cystoid Macular Edema (ACME) Study Group. A randomized, masked comparison of topical ketorolac 0.4% plus steroid vs steroid alone in low-risk cataract surgery patients. Am J Ophthalmol. 2008; 146(4): 554–560

[19] Wolf EJ, Braunstein A, Shih C, Braunstein RE. Incidence of visually significant pseudophakic macular edema after uneventful phacoemulsification in patients treated with nepafenac. J Cataract Refract Surg. 2007; 33(9):1546–1549

[20] Flach AJ, Stegman RC, Graham J, Kruger LP. Prophylaxis of aphakic cystoid macular edema without corticosteroids. A paired-comparison, placebo-controlled double-masked study. Ophthalmology. 1990; 97(10):1253–1258

[21] Kim SJ, Patel SN, Sternberg P, Jr. Routine use of nonsteroidal anti-inflammatory drugs with corticosteroids in cataract surgery: beneficial or redundant? Ophthalmology. 2016; 123 (3):444–446

[22] Kessel L, Tendal B, Jørgensen KJ, et al. Post-cataract prevention of inflammation and macular edema by steroid and nonsteroidal anti-inflammatory eye drops: a systematic review. Ophthalmology. 2014; 121(10):1915–1924

[23] Walters T, Raizman M, Ernest P, Gayton J, Lehmann R. In vivo pharmacokinetics and in vitro pharmacodynamics of nepafenac, amfenac, ketorolac, and bromfenac. J Cataract Refract Surg. 2007; 33(9):1539–1545

[24] Heier JS, Topping TM, Baumann W, Dirks MS, Chern S. Ketorolac versus prednisolone versus combination therapy in the treatment of acute pseudophakic cystoid macular edema. Ophthalmology. 2000; 107(11):2034–2038, discussion 2039

[25] Koutsandrea C, Moschos MM, Brouzas D, Loukianou E, Apostolopoulos M, Moschos M. Intraocular triamcinolone acetonide for pseudophakic cystoid macular edema: optical coherence tomography and multifocal electroretinography study. Retina. 2007; 27(2):159–164

[26] Boscia F, Furino C, Dammacco R, Ferreri P, Sborgia L, Sborgia C. Intravitreal triamcinolone acetonide in refractory pseudophakic cystoid macular edema: functional and anatomic results. Eur J Ophthalmol. 2005; 15(1):89–95

[27] Liu Q, He M, Shi H, et al. Efficacy and safety of different doses of a slow-release corticosteroid implant for macular edema: meta-analysis of randomized controlled trials. Drug Des Devel Ther. 2015; 9:2527–2535

[28] Noma H, Minamoto A, Funatsu H, et al. Intravitreal levels of vascular endothelial growth factor and interleukin-6 are correlated with macular edema in branch retinal vein occlusion. Graefes Arch Clin Exp Ophthalmol. 2006; 244(3):309–315

[29] Arevalo JF, Garcia-Amaris RA, Roca JA, et al. Pan-American Collaborative Retina Study Group. Primary intravitreal bevacizumab for the management of pseudophakic cystoid macular edema: pilot study of the Pan-American Collaborative Retina Study Group. J Cataract Refract Surg. 2007; 33 (12):2098–2105

[30] Barone A, Russo V, Prascina F, Delle Noci N. Short-term safety and efficacy of intravitreal bevacizumab for pseudophakic cystoid macular edema. Retina. 2009; 29(1):33–37

[31] Arevalo JF, Maia M, Garcia-Amaris RA, et al. Pan-American Collaborative Retina Study Group. Intravitreal bevacizumab for refractory pseudophakic cystoid macular edema: the Pan- American Collaborative Retina Study Group results. Ophthalmology. 2009; 116(8):1481–1487, 1487.e1

[32] Lin CJ, Tsai YY. Use of Aflibercept for the management of refractory pseudophakic macular edema in Irvine Gass Syndrome and literature review. Retin Cases Brief Rep. 2018; 12(1):59–62

[33] Pendergast SD, Margherio RR, Williams GA, Cox MS, Jr. Vitrectomy for chronic pseudophakic cystoid macular edema. Am J Ophthalmol. 1999; 128(3):317–323

[34] Peyman GA, Canakis C, Livir-Rallatos C, Conway MD. The effect of internal limiting membrane peeling on chronic recalcitrant pseudophakic cystoid macular edema: a report of two cases. Am J Ophthalmol. 2002; 133(4):571–572

[35] Steinert RF, Wasson PJ. Neodymium:YAG laser anterior vitreolysis for Irvine-Gass cystoid macular edema. J Cataract Refract Surg. 1989; 15(3):304–307

[36] Wu L, Arevalo JF, Hernandez-Bogantes E, Roca JA. Intravitreal infliximab for refractory pseudophakic cystoid macular edema: results of the Pan-American Collaborative Retina Study Group. Int Ophthalmol. 2012; 32(3):235–243

第20章　眼内炎、眼前段毒性综合征及玻璃体炎

Endophthalmitis, Toxic Anterior Segment Syndrome, Vitritis

Andrzej Grzybowski　Magdalena Turczynowska　著

王洪涛　译

摘　要

眼内炎是内眼手术最严重的并发症之一。为达到最佳临床效果并恢复最佳视力，快速正确的处理是至关重要的。我们始终应重视术后眼内炎的鉴别诊断；如果诊断存在任何疑问的情况下，应视为患有感染性眼内炎立即进行治疗。术前局部使用抗生素作为眼内炎的预防措施，其作用是有争议的，因为相比于术前使用氯己定或聚维酮碘，以及术中眼内注射抗生素，前者并没有任何优势。术后眼内炎的主要治疗方法是在玻璃体内注射抗生素，并进行玻璃体穿刺活检或玻璃体切割术。首选抗生素为万古霉素（1mg）和头孢他啶（2mg）。其次是万古霉素（2mg）和阿米卡星（400μg）的联合用药。地塞米松（400μg）同时作为抗炎药物通过玻璃体腔注射使用。眼前段毒性综合征（toxic anterior chamber syndrome，TASS）是因术中或手术后进入前房的毒性物质而产生的无菌性炎症。一旦发生TASS暴发，需要对每一个手术步骤和所有可能的危险因素（特别是新引进的医疗物品和设备，以及灭菌、储存和运输的条件等）进行彻底分析，以确定并根除致病因素。玻璃体炎临床表现方面，症状类似感染性眼内炎，也需要与眼内炎相鉴别。重要的是要记住，这些情况都可能同时合并有眼内炎。

关键词：眼内感染，眼内炎，眼前段毒性综合征，玻璃体炎，术后眼内炎预防，消毒，抗生素，眼内抗生素，头孢呋辛，玻璃体内抗生素，平坦部玻璃体切割术，眼内炎玻璃体切割术研究

一、概述

眼内感染和炎症是白内障术后影响视力恢复的重要并发症，严重时甚至会导致失明。近年来，随着操作技术、技巧和手术方法的改进，术后感染发生率已显著降低，但仍然还不能完全消除。因此，准确的诊断和及时的治疗是获得最佳临床效果和恢复有效视力的关键。

二、眼内炎

（一）分类

眼内炎（图 20-1）是由于围术期进入眼内的细菌、真菌或寄生虫感染而引起的严重炎症。它累及玻璃体，会导致严重的视力丧失，甚至失明，是眼科手术最可怕的并发症之一。根据感染的原因、症状的出现或炎症的程度可以对眼内炎进行分类。大多数眼内炎是外源性的，发生在眼部手术后（术后眼内炎）、穿透性眼外伤（外伤后眼内炎）或进展期的角膜溃疡患者。术后眼内炎通常在白内障手术后发生，同时也是青光眼手术（结膜滤过泡或青光眼引流装置）或玻璃体腔注射的并发症。内源性眼内炎是一种罕见的疾病，可由细菌或真菌通过血液播撒眼内引起。眼内炎不是菌血症或真菌血症的原因。后者常见的危险因素包括糖尿病、免疫系统损害、恶性肿瘤、长期住院的慢性疾病、长期放置导管和长期静脉应用抗生素等。眼内炎的病原体因种类而异。最常见的引起白内障术后急性眼内炎的微生物是凝固酶阴性葡萄球菌（CNS），而痤疮丙酸杆菌通常引起白内障术后慢性眼内炎。CNS 和绿色链球菌是玻璃体腔注射后眼内炎最常见的病原菌，而链球菌、流感嗜血杆菌和葡萄球菌则是青光眼术后眼内炎的常见病原菌。外伤后眼内炎，在大多数情况下是由芽孢杆菌和葡萄球菌引起的。念珠菌、金黄色葡萄球菌和革兰阴性菌是内源性眼内炎最常见的致病菌。不管是哪一类眼内炎，最重要的治疗是玻璃体腔注射抗生素，在有些情况下还需要进行经平坦部玻璃体切除。

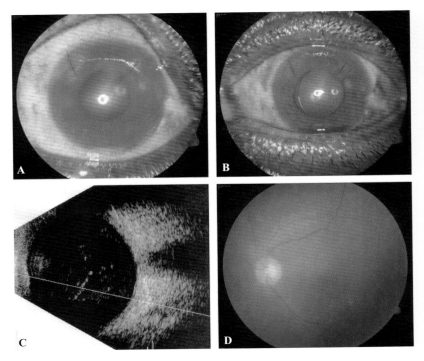

◀ 图 20-1　术后眼内炎
A. 白内障摘除术后，眼内炎伴角膜混浊，前房有积脓；B. 平坦部玻璃体切割术后，角膜变透明，前房积脓吸收；C.B 型超声图像，显示后段玻璃体受累，伴有混浊；D. 眼后段变清晰，视网膜和其他结构的可视性得到改善，经平坦部玻璃体切割术后 2 周视力提高到 20/40

（二）流行病学

如表 20-1 所示，在白内障术后眼内炎的发病率在 0.03% ～ 0.7% 不等[1, 2, 3, 4, 5, 6, 7, 8, 9, 10, 11, 12, 13]。欧洲白内障和屈光手术质量监测中心建议将白内障术后眼内炎的最高可接受发病率设定为 0.05%[14]。手术并发症（伤口渗漏、后囊破裂、玻璃体丢失或悬韧带并发症）与术后眼内炎的发生有关；老年患者（85 岁以上）、前房内未行头孢呋辛注射的患者感染风险更高；角膜透明切口相对于巩膜隧道切口的患者感染风险更高。此外，所植入 IOL 的类型也被认为是危险因素之一。与使用丙烯酸材料（或其他材料）人工晶状体的患者相比，使用硅胶材料人工晶状体的患者发生眼内炎的概率更高。

（三）诊断

术后眼内炎的症状因病情严重程度不同而不同，最常见的症状是疼痛和视力下降。患者常表现为视物模糊、眼红、眼睑肿胀、球结膜水肿、结膜充血伴有分泌物、角膜混浊、纤维蛋白渗出或前房积脓、玻璃体炎和眼底模糊不清等。早期诊断有较好的临床结果。鉴别诊断包括眼前段毒性综合征（toxic anterior segment syndrome，TASS）、前房或玻璃体中残留的晶状体物质、玻璃体积血、术后葡萄膜炎和病毒性视网膜炎。当对诊断有任何疑问时，应该将患者视为感染性眼内炎立即进行治疗。

眼内炎是临床诊断，必须通过革兰染色、培养或聚合酶链反应（PCR）来证实。虽然在多达 30% 的病例中可能出现培养阴性的结果，但并不能排除感染，应继续抗菌治疗。培养的标本应从房水和玻璃体中提取。如果眼内介质不透明，应行 B 型超声镜检查以确认玻璃体的情况，并排除视网膜脱离或其他可能同时存在的并发症。通过前房穿刺获得房水样本，使用 25G 针通过角膜缘穿刺抽取 0.1 ～ 0.2ml 的房水。

玻璃体标本可通过针头穿刺、玻璃体活检或平坦部玻璃体切割术获得。欧洲白内障和屈光医生协会（ESCRS）的指南建议平坦部玻璃体切除技术，因为它可以获得更大量的玻璃体样本，同时去除玻璃体中的细菌，减少再次手术的概率[15]。获得的标本应立即送往微生物实验室进行详细分析。

（四）病因

POE 常见的感染源有结膜囊微生物，以及被污染的设备、灌注液、植入的人工晶状体或手术室的空气。根据眼内炎平坦部玻璃体切割术的研究[16]，如果仅进行可能性分析，大多数术后眼内炎患者的眼内分离物与结膜和眼睑的标本是无法区分的。术后眼内炎的微生物谱取决于环境、地理或气候因素，在不同的国家差异很大[7, 11, 17, 18, 19, 20, 21, 22, 23]。表 20-2 列出了世界不同地区术后眼内炎的病因。在欧洲，白内障术后眼内炎中最常见的致病菌是革兰阳性菌，包括表皮葡萄球菌、金黄色葡萄球菌和肺炎链球菌，革兰阴性菌则是少数。但是瑞典的肠球菌感染率（30% ～ 31%）与其他欧洲国家（荷兰和英国为 2%）或美国（3%）相比有显著差异[7, 11, 17, 18, 19]。这可能与瑞典广泛使用头孢呋辛和增加的头孢呋辛抗药性样本的比例有关。美国与欧洲一样，链球菌感染率较低，而 CNS 是最常见的微生物。在亚洲的热带地区，革兰阴性菌和真菌病例比例远高于欧洲和美国[20, 21, 22, 23]。应该强调的是，术后眼内炎患者最终视力结果的主要影响因素是细菌毒性程度。链球菌菌株通常产生外毒素，因此与视力不良有关。

（五）预防

不同国家对感染性术后眼内炎的预防方案不同[24, 25, 26]。2013 年，ESCRS 发布了术后眼内炎的预防和治疗指南[15]。手术操作应在专门的手术室进行［适当的气流设计、无菌和（或）

表 20-1　部分欧洲国家白内障术后眼内炎发生率情况

参考文献	国家	出版年份	统计年份	总数, N	IPOE 数量, N	IPOE 发生率	前房使用抗生素时的 IPOE 发生率	前房不使用抗生素时的 IPOE 发生率
Romero 等[1]	西班牙	2006	2001—2004	7268	25	0.344%	0.055%（头孢唑林）	0.63%
ESCRS[2]	多国（9个欧洲国家）	2007	2003—2005	15 971	20	0.12%	0.05%（头孢呋辛）	0.35%
Yu-Wai-Man 等[3]	英国	2008	2000—2006	36 743	35	0.095%	0.046%（头孢呋辛）	0.139%
Garat 等[4]	西班牙	2009	2002—2007	18 579	31	0.167%	0.047%（头孢唑林）	0.422%
García-Sáenz 等[5]	西班牙	2010	1999—2008	13 652	42	0.3%	0.59%（头孢呋辛）	0.043%
Barreau 等[6]	法国	2012	2003—2008	5115	36	0.704%	0.044%（头孢呋辛）	1.238%
Friling 等[7]	瑞典	2013	2005—2010	464 996	135	0.029%	0.027%（多种抗生素）	0.39%
Rodríguez-Caravaca 等[8]	西班牙	2013	1998—2012	19 463	44	0.23%	0.039%（头孢呋辛）	0.59%
Beselga 等[9]	葡萄牙	2014	2005—2011	15 689	6	0.038%	0%（头孢呋辛）	0.26%
Rahman 和 Murphy[10]	爱尔兰	2015	2007—2011	8239	5	0.061%	0.061%（头孢呋辛）	—
Lundström 等[11]	瑞典	2015	2001—2010	692 786	244	0.035%	0.03%（多种抗生素，99% 为头孢呋辛）	0.43%
Creuzot-Garcher 等[12]	法国	2016	2005—2014	6 371 242	6668	0.105%	0.046%～0.111%（头孢呋辛）	0.080%～0.46%
Daien 等[13]	法国	2016	2010—2014	2 434 008	1941	0.08%	0.06%（头孢呋辛）	0.09%

IPOE. 术后感染性眼内炎

表 20-2 不同国家中导致术后眼内炎的病原菌情况

病原体	Lundström 等[11]，瑞典	Friling 等[7]，瑞典	Mollan 等[17]，英国	Pijl 等[18]，荷兰	Han 等[19]，美国	Cheng 等[20]，中国台湾	Anand 等[21]，印度	Kunimoto 等[22]，印度	Sheng 等[23]，中国
革兰染色阳性生物体						44%	37.6%	53%	74%
葡萄球菌	35%								
金黄色葡萄球菌			5%	12%	10%	24%	8%		12%
凝固酶阴性葡萄球菌		26%	62%	54%	70%	3%	13%	33%	46%
肠球菌	30%	31%	3%	2%	2%	12%	2%		7%
其他革兰染色阳性生物体	13.5%	6%	3%	5%	3%	3%	11%		3%
链球菌		7%	20%	19%	9%	3%	4%	10%	6%
革兰染色阴性生物体（假单胞菌属，肠杆菌属）	12.5%	14%	7%	6%	6%	56%	41.7%	26%	13%
培养阴性	16.5%	13%							
真菌					—		21.8%	17%	13%
放线菌相关生物体								4%	

单次使用的设备］；建议使用消毒肥皂溶液洗手，戴口罩、净化服和无菌手套。局部聚维酮碘（povidone-iodine，PVI）应用于眼周皮肤区域、角膜和结膜囊的消毒。5% ～ 10% 的 PVI 溶液应留在皮肤表面至少 3min。如有任何禁忌证（过敏或甲状腺功能亢进），可使用 0.05% 的氯己定溶液代替。手术部位应充分准备，眼睑应彻底被覆盖，特别要确保睫毛覆盖充分。进行结膜及角膜消毒时，5% PVI 溶液应存留于结膜囊内至少 3min。重要的是不要使用含有清洁剂的 PVI 溶液，因为它会使角膜组织发生不可逆的凝固。ESCRS 指南还建议在手术结束时在 0.1ml 生理盐水（0.9% 氯化钠溶液）中加入 1mg 头孢呋辛进行眼内注射，因为已经证明这种方法可以将术后眼内炎的发生率降低数倍[15]。2012 年，被称为 Aprokam（法国克莱蒙费朗 Théa 实验室）的眼内注射用头孢呋辛钠（0.1mg/ml）获得欧洲药品管理局批准，并被引入欧洲市场。到目前为止，在大多数欧洲国家，它已被正式批准用于白内障手术后眼内的预防。每小瓶含 50mg 头孢呋辛，使用前用 5ml 生理盐水进行配制，白内障手术结束后注入前房 0.1ml。Aprokam 是一种广谱抗生素，覆盖了大多数与术后感染性眼内炎相关的革兰阳性和革兰阴性菌，包括葡萄球菌、链球菌（耐甲氧西林金黄色葡萄球菌、耐甲氧西林表皮葡萄球菌除外）、粪肠球菌、革兰阴性菌（铜绿假单胞菌除外）和痤疮杆菌。治疗术前存在的感染，如眼睑炎、结膜炎或泪囊炎，以及对侧眼的感染也很重要。

关于术前局部使用抗生素预防术后眼内炎是有争议的，不同国家的情况也不尽相同[27, 28]。已有研究表明，在 PVI 中添加局部抗生素并不能进一步减少结膜囊的细菌培养结果[27, 28, 29, 30]。ESCRS 指南指出，术前和（或）术后局部使用抗生素并不比术前使用氯己定或 PVI 消毒，及术后眼内注射抗生素有任何优

势[15]。近年来，术前使用抗生素的情况有所下降，大多数欧洲国家术后局部使用抗生素 5 ～ 7d。在瑞典和丹麦，因为国家指南并不推荐在标准病例中使用抗生素，大多数医生在白内障手术前、后都会避免使用局部使用抗生素。局部抗生素使用仅能减少特定的敏感结膜菌群，不像消毒剂，如 PVI 能减少所有结膜囊细菌的生长。局部 PVI 使用是唯一通过随机临床试验（randomized clinical trial，RCT）证实的可以降低术后眼内炎风险的干预措施[31]。

术后抗菌药物的选择应由手术医生在评估患者的术后状态和发生的并发症后决定。在无炎症的情况下，抗生素只能微量穿透眼球壁进入眼内，因此不建议静脉注射抗生素进行预防使用。唯一需要口服抗生素进行预防的患者同时存在严重的眼表疾病，因为眼睑边缘往往聚集大量的金黄色葡萄球菌株。

（六）治疗

EVS 于 20 世纪 90 年代初开始，是迄今为止唯一一个多中心、前瞻性的 RCT，评估平坦部玻璃体切除和玻璃体注药在白内障术后眼内炎治疗中的作用。EVS 的初期研究结论是，平坦部玻璃体切割术对发病时视力仅光感或更差的患者有很大的效果[16]。最近的研究表明，早期行平坦部玻璃体切割术对视力较好的患者也是有益的，因为它能立即减少玻璃体腔内的炎性物质，去除不透明介质，有利于视网膜检查，为眼内组织提供更好的玻璃体腔给药途径，并为微生物诊断提供足够的样本（图 20-2）。手术与否应该由临床表现和病程决定。ESCRS 关于术后眼内炎的预防、调查和管理的指南（2013年）将早期进行经平坦部玻璃体切除视为治疗急性术后眼内炎的金标准[15]。缺乏眼后段手术医生或不具备进行眼后段手术的手术室的情况下，要用玻璃体切割头进行玻璃体活检，而不是使用注射器和针头。此后，应根据临床反应，

每隔 48 ~ 72h，在玻璃体内注射抗生素，必要时重复注射并准备进行经平坦部玻璃体切割术。所以 EVS 与 VT 相比没有显示出存在平坦部玻璃体切割术的不良影响。

收集感染的玻璃体样本（图 20-2C）用于微生物学检查（革兰染色、培养或 PCR），然后在玻璃体腔内注射抗生素。首选联合使用万古霉素 1mg/0.1ml 与头孢他啶 2mg/0.1ml，其次选择阿米卡星 400μg/0.1ml 与万古霉素 2mg/0.1ml 联合用药。每种药物分开用注射器抽取和 30G 针头注射。同时将 400μg 无防腐剂的地塞米松注射液注入玻璃体腔。对于急性、化脓性眼内炎，应使用与玻璃体腔注射相同的抗生素进行全身治疗 48h。此外，应考虑使用皮质激素泼尼松龙［1 ~ 2mg/(kg·d)］进行全身治疗。对于疑似的真菌病因，建议在玻璃体内注射两性霉素 B 或伏立康唑。

EVS 研究显示，无论是否全身使用抗生素，最终视力或屈光介质清晰度均无差异[16]。由于全身使用抗生素不太可能增加疗效，省略这类治疗可能会减少毒性作用、成本（与它们的价格和静脉给药所需的住院费用有关）和住院时间[24]。ESCRS 指南建议，只有在严重急性化脓性眼内炎的情况下，才考虑使用与玻璃体腔注射相同的药物进行全身抗生素治疗。

三、眼前段毒性综合征

眼前段毒性综合征（TASS）是一种急性、无菌性、术后前段炎症反应，由非感染性物质引起，对眼前段组织造成毒性损伤。它的发病率很低（0.1% ~ 2%），轻微的病例可以在短时间内自行恢复，因此通常不被注意，严重的病例非常罕见。白内障手术后短时间（通常为 12 ~ 24h）就会出现这一过程，并对局部激素有治疗反应。革兰染色和培养结果均为阴性。它可以作为一个孤立的病例发生，但是它通常以暴发的形式出现。在一些病例中，由于相似的临床表现，很难将 TASS 与眼内炎区分开来。如有任何疑问，应先视患者为感染性眼内炎，并立即治疗。TASS 最常见的症状是内皮细胞损伤引起的弥散性角膜缘到角膜缘水肿、前房纤维性反应、血 - 房水屏障破坏引起的低

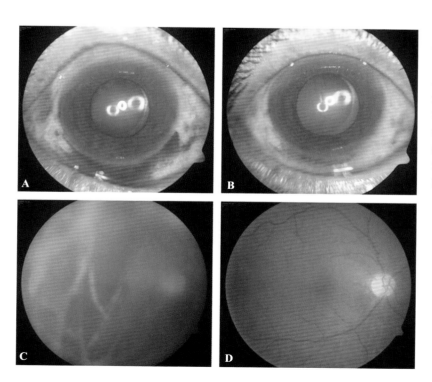

◀ 图 20-2 平坦部玻璃体切割术后眼内炎的消退情况
A. 白内障手术后，患者在术后第 5 天出现视力下降和眼底红光较差；B. 平坦部玻璃体切割术后改善眼底红光；C. 平坦部玻璃体切割术中显示玻璃体混浊伴玻璃体条束；D. 平坦部玻璃体切割术后具有良好的眼底红光

眼压。在更严重的病例中，患者可能出现瞳孔扩大、固定或不规则，以及由于虹膜和小梁网受损而导致的眼压升高。患者通常主诉视物模糊。TASS 的特点是没有玻璃体炎，因为它局限于眼前段，而眼内炎则涉及眼后段。表 20-3 总结了 TASS 与感染性眼内炎之间的差异特征。

TASS 的病因众多，很难单独分析。可分为三大类：白内障手术中或术后意外进入前房的眼外物质；在标准手术程序操作中进入前房的物质；由于不规范的器械清洗和（或）灭菌过程而在手术器械表面积聚的刺激性物质进入眼内。回顾性文献表明，TASS 可能是由化学成分、浓度、pH 或渗透压不适当的眼内溶液、防腐剂、变质的眼用黏弹剂、酶清洗剂，超声波清洗机水浴中革兰阴性杆菌过度生长产生的热稳定细菌内毒素、氧化金属沉积物和残留物，以及与人工晶状体相关的因素，如抛光或消毒化合物的残留物等有关[32]。下面的方框显示了 TASS 的已知原因。

TASS 的治疗包括局部大剂量皮质激素使用（在某些情况下同时随口服治疗），以及联合使用睫状肌麻痹药。大多数病例对局部类固醇反应迅速，在开始的 2 天内，每 30～60min 使用一次，此后逐渐减少。建议进行前房角镜检查，监测眼压和内皮细胞计数[15]。不建议立即进行前房冲洗。大多数病例在几天内会痊愈；但是严重的病例可能会经历长时间的角膜水肿，甚至需要进行角膜移植，或可能导致顽固性青光眼和黄斑囊状水肿。

每次 TASS 暴发都需要对每一个手术步骤和所有可能的危险因素进行彻底分析，特别是新引进的医疗物质和设备，及消毒、储存和运输的条件，以确定和去除致病因素。为了帮助追踪 TASS 病例或疾病暴发的原因，美国白内障和屈光手术协会（ASCRS）的医生成员和眼科行业合作伙伴组成了 ASCRS TASS 特别工作组，该工作组发布了一份 TASS 报告问卷，以记录手术过程的细节。此问卷可在 http://tassregistry.org/tass-combined -survey.cfm 上获得。

四、玻璃体炎

临床上也有患者表现为玻璃炎，并与感染性眼内炎类似。这些情况应与眼内炎相鉴别；并不一定要记住，眼内炎可能同时合并存在。

残留的晶状体碎片会加重以前就存在的葡萄膜炎，可能导致无菌性玻璃体炎，伴有与注射相关的无菌性眼内炎的症状。在没有感染的

表 20-3　眼前段毒性综合征与感染性眼内炎的症状比较

特征	眼前节毒性综合征	感染性眼内炎
发病时间	1～3d	3～7d
症状	通常无痛性（或轻到中度疼痛），视物模糊	眼痛，视力下降严重
角膜	明显水肿（角膜缘到角膜缘）++～+++	水肿 +～++
前房	细胞 +～+++	细胞 +++
	纤维素渗出 +～+++	纤维素渗出情况多样
	前房积脓 +	前房积脓 +++
玻璃体	清亮	玻璃体炎
对激素的反应	阳性	阴性

TASS 的已知病因（改编自 Mamalis 等）
● 灌注溶液或 OVDs 　○ 化学成分不完全 　○ pH 不正确（< 6.5 或 > 8.5） 　○ 渗透压不正确（< 200mOsm 或 > 400mOsm） 　○ 防腐剂或添加剂（如抗生素、扩张药物）
● 眼科器械污染 　○ 洗涤剂残留物（超声波、肥皂、酶促清洁剂） 　○ 细菌脂多糖或其他内毒素残留物 　○ 金属离子残留物（铜和铁） 　○ 变性 OVDs
● 眼用药物 　○ 药物浓度不正确 　○ pH 不正确（< 6.5 或 > 8.5） 　○ 渗透压不正确（< 200mOsm 或 > 400mOsm） 　○ pH 或渗透压错误的赋形剂 　○ 药物溶液中的防腐剂
● 人工晶状体 　○ 抛光剂 　○ 清洁和消毒化合物

情况下，玻璃体内残留晶状体物质的患者可能会发生眼内炎症（即使是低眼压），他们患眼内炎的风险也会增加。如果怀疑有残留的晶状体碎片，可以通过超声帮助诊断。晶状体碎片在玻璃体腔内通常表现为有反射性、可移动的物质；但是人工同时存在大范围的炎性视网膜前膜，检查时可能无法移动。

白内障手术后原有的葡萄膜炎加重也可伴有玻璃体炎。有葡萄膜炎病史的患者在进行眼内手术前需要进行充分的术前治疗来控制炎症。一旦眼内炎被排除，患者应使用局部抗炎药物和全身皮质激素治疗。文献中也报道了一些玻

璃体腔注射阿柏西普后发生无菌性炎症的病例[33, 34]。患者在玻璃体腔注射阿柏西普后无疼痛，但视物模糊，出现玻璃体炎，后段视野模糊。在这些病例中，视觉转归总体上是好的。

当患者在白内障手术后出现眼部炎症反应时，眼科医生应首先怀疑眼内炎，并及时治疗，除非另有明确诊断。正确和及时的治疗可以获得最佳的临床效果，恢复较好的视力。

五、关键点

➤ 眼内感染和炎症是白内障手术的严重并发症，损伤视力，甚至会导致失明。

➤ 局部抗生素作为术后眼内炎的术前预防方法，其作用是有争议的。因为它们与术前使用氯己定或聚维酮碘消毒，以及手术结束时前房内注射抗生素相比没有任何特定的益处。

➤ 当白内障手术后发生眼部炎症反应时，应立即怀疑眼内炎并治疗，除非另有明确诊断。正确和及时的治疗可获得最佳的临床效果，恢复视力。

➤ 术后眼内炎的主要治疗方法是先进行玻璃体腔内抗生素注射，然后行玻璃体切除活检或平坦部玻璃体切割术。首选抗生素是万古霉素（1mg）和头孢他啶（2mg）。

➤ TASS 的暴发需要彻底分析每一例手术步骤和所有可能的危险因素（特别是新引进的医疗物质和设备，及灭菌、储存和运输条件），以确定和去除致病因素。

参考文献

[1] Romero P, Méndez I, Salvat M, Fernández J, Almena M. Intracameral cefazolin as prophylaxis against endophthalmitis in cataract surgery. J Cataract Refract Surg. 2006; 32(3): 438–441

[2] Endophthalmitis Study Group, European Society of Cataract & Refractive Surgeons. Prophylaxis of postoperative endophthalmitis following cataract surgery: results of the ESCRS multicenter study and identification of risk factors. J Cataract Refract Surg. 2007; 33(6):978–988

[3] Yu-Wai-Man P, Morgan SJ, Hildreth AJ, Steel DH, Allen D. Efficacy of intracameral and subconjunctival cefuroxime in preventing endophthalmitis after cataract surgery. J Cataract Refract Surg. 2008; 34(3):447–451

[4] Garat M, Moser CL, Martín-Baranera M, Alonso-Tarrés C, Alvarez-Rubio L. Prophylactic intracameral cefazolin after cataract surgery: endophthalmitis risk reduction and safety results in a 6-year study. J Cataract Refract Surg. 2009; 35(4): 637–642

[5] García-Sáenz MC, Arias-Puente A, Rodríguez-Caravaca G, Bañuelos JB. Effectiveness of intracameral cefuroxime in preventing endophthalmitis after cataract surgery ten-year comparative study. J Cataract Refract Surg. 2010; 36(2):203–207

[6] Barreau G, Mounier M, Marin B, Adenis JP, Robert PY. Intracameral cefuroxime injection at the end of cataract surgery to reduce the incidence of endophthalmitis: French study. J Cataract Refract Surg. 2012; 38(8):1370–1375

[7] Friling E, Lundström M, Stenevi U, Montan P. Six-year incidence of endophthalmitis after cataract surgery: Swedish national study. J Cataract Refract Surg. 2013; 39(1):15–21

[8] Rodríguez-Caravaca G, García-Sáenz MC, Villar-Del-Campo MC, Andrés-Alba Y, Arias-Puente A. Incidence of endophthalmitis and impact of prophylaxis with cefuroxime on cataract surgery. J Cataract Refract Surg. 2013; 39(9):1399–1403

[9] Beselga D, Campos A, Castro M, et al. Postcataract surgery endophthalmitis after introduction of the ESCRS protocol: a 5-year study. Eur J Ophthalmol. 2014; 24(4):516–519

[10] Rahman N, Murphy CC. Impact of intracameral cefuroxime on the incidence of postoperative endophthalmitis following cataract surgery in Ireland. Ir J Med Sci. 2015; 184(2):395–398

[11] Lundström M, Friling E, Montan P. Risk factors for endophthalmitis after cataract surgery: predictors for causative organisms and visual outcomes. J Cataract Refract Surg. 2015; 41(11):2410–2416

[12] Creuzot-Garcher C, Benzenine E, Mariet AS, et al. Incidence of acute postoperative endophthalmitis after cataract surgery: a nationwide study in France from 2005 to 2014. Ophthalmology. 2016; 123(7):1414–1420

[13] Daien V, Papinaud L, Gillies MC, et al. Effectiveness and safety of an intracameral injection of cefuroxime for the prevention of endophthalmitis after cataract surgery with or without perioperative capsular rupture. JAMA Ophthalmol. 2016; 134 (7):810–816

[14] Lundström M, Barry P, Henry Y, Rosen P, Stenevi U. Evidencebased guidelines for cataract surgery: guidelines based on data in the European Registry of Quality Outcomes for Cataract and Refractive Surgery database. J Cataract Refract Surg. 2012; 38(6):1086–1093

[15] Barry P, Cordovés L, Gardner S. ESCRS guidelines on prevention and treatment of endophthalmitis following cataract surgery. European Society for Cataract and Refractive Surgeons; 2013. Available at: http://www.escrs.org/endophthalmitis/ guidelines/ENGLISH.pdf

[16] Endophthalmitis Vitrectomy Study Group. Results of the endophthalmitis vitrectomy study. A randomized trial of immediate vitrectomy and of intravenous antibiotics for the treatment of postoperative bacterial endophthalmitis. Arch Ophthalmol. 1995; 113(12):1479–1496

[17] Mollan SP, Gao A, Lockwood A, Durrani OM, Butler L. Postcataract endophthalmitis: incidence and microbial isolates in a United Kingdom region from 1996 through 2004. J Cataract Refract Surg. 2007; 33(2):265–268

[18] Pijl BJ, Theelen T, Tilanus MA, Rentenaar R, Crama N. Acute endophthalmitis after cataract surgery: 250 consecutive cases treated at a tertiary referral center in the Netherlands. Am J Ophthalmol. 2010; 149(3):482–7.e1, 2

[19] Han DP, Wisniewski SR, Wilson LA, et al. Spectrum and susceptibilities of microbiologic isolates in the endophthalmitis vitrectomy study. Am J Ophthalmol. 1996; 122(1):1–17

[20] Cheng JH, Chang YH, Chen CL, Chen YH, Lu DW, Chen JT. Acute endophthalmitis after cataract surgery at a referral centre in Northern Taiwan: review of the causative organisms, antibiotic susceptibility, and clinical features. Eye (Lond). 2010; 24(8):1359–1365

[21] Anand AR, Therese KL, Madhavan HN. Spectrum of aetiological agents of postoperative endophthalmitis and antibiotic susceptibility of bacterial isolates. Indian J Ophthalmol. 2000; 48(2):123–128

[22] Kunimoto DY, Das T, Sharma S, et al. Endophthalmitis Research Group. Microbiologic spectrum and susceptibility of isolates: part I. Postoperative endophthalmitis. Am J Ophthalmol. 1999; 128(2):240–242

[23] Sheng Y, Sun W, Gu Y, Lou J, Liu W. Endophthalmitis after cataract surgery in China, 1995–2009. J Cataract Refract Surg. 2011; 37(9):1715–1722

[24] Grzybowski A, Schwartz SG, Matsuura K, et al. Endophthalmitis prophylaxis in cataract surgery: overview of current practice patterns around the world. Curr Pharm Des. 2017; 23(4):565–573

[25] Schwartz SG, Grzybowski A, Flynn HW, Jr. Antibiotic prophylaxis: different practice patterns within and outside the United States. Clin Ophthalmol. 2016; 10:251–256

[26] Schwartz SG, Flynn HW, Jr, Grzybowski A, Relhan N, Ferris FL, III. Intracameral antibiotics and cataract surgery: endophthalmitis rates, costs, and stewardship. Ophthalmology. 2016; 123(7):1411–1413

[27] Shimada H, Nakashizuka H, Grzybowski A. Prevention and treatment of postoperative endophthalmitis using povidoneiodine. Curr Pharm Des. 2017; 23(4):574–585

[28] Kuklo P, Grzybowski A, Schwartz SG, Flynn HW, Pathengay A. Hot topics in perioperative antibiotics for cataract surgery. Curr Pharm Des. 2017; 23(4):551–557

[29] Grzybowski A, Kukło P, Pieczyński J, Beiko G. A review of preoperative manoeuvres for prophylaxis of endophthalmitis in intraocular surgery: topical application of antibiotics, disinfectants, or both? Curr Opin Ophthalmol. 2016; 27(1):9–23

[30] Grzybowski A. Controversial role of topical antibiotics in endophthalmitis prophylaxis for cataract surgery. JAMA Ophthalmol. 2015; 133(4):490–491

[31] Ciulla TA, Starr MB, Masket S. Bacterial endophthalmitis prophylaxis for cataract surgery: an evidence-based update. Ophthalmology. 2002; 109(1):13–24

[32] Mamalis N, Edelhauser HF, Dawson DG, Chew J, LeBoyer RM, Werner L. Toxic anterior segment syndrome. J Cataract Refract Surg. 2006; 32(2):324–333

[33] Grewal DS, Schwartz T, Fekrat S. Sequential sterile intraocular inflammation associated with consecutive intravitreal injections of aflibercept and ranibizumab. Ophthalmic Surg Lasers Imaging Retina. 2017; 48(5):428–431

[34] Kim JY, You YS, Kwon OW, Kim SH. Sterile inflammation after intravitreal injection of aflibercept in a Korean population. Korean J Ophthalmol. 2015; 29(5):325–330

第21章 术中像差测量

Intraoperative Aberrometry

Kathryn M. Hatch 著

宋彦铮 译

摘 要

术中像差测量（intraoperative aberrometry，IA）技术已被证明能够优化白内障手术屈光效果。随着患者对白内障术后视觉质量的需求不断提高，IA 在多种临床情况下都表现出突出的价值。既可用于常规的球面人工晶状体（intraocular lens，IOL）屈光度计算，对于特殊眼轴长度者（＜22.5mm 及＞26.5mm 者）也能够发挥独特作用。此外，目前已证实，此技术有助于白内障手术对散光的处理（包括 Toric 人工晶状体、角膜缘松解切开手术等），使术后视觉效果达到最优。在 Toric IOL 植入手术中，晶状体摘除后（无晶状体状态时），可同时选择计算球面和环曲面的屈光度，而在植入人工晶状体后，此项技术亦可以用于对散光轴向的优化。当光线投射到视网膜，其反射的影像经过整个眼屈光系统，前后节各结构都可能会增加眼部的散光。不管是飞秒激光辅助完成的弧形切口还是术者手动完成的角膜缘松解切口，都可以通过 IA 技术做出优化。另外，IA 技术还能够在优化处理屈光手术后残留屈光不正时发挥重要作用。也就是说，有助于最终减少屈光手术后再行准分子激光增强手术，以及 IOL 植入术后再行 IOL 置换手术或植入 Piggyback IOL 的需求。当然 IA 技术也存在潜在的局限性，包括费用的增多和手术时间延长。此外，其测量数据容易受到前房气泡、眼内压或者开睑器所带来压力变化的影响，因此使用这一设备时存在用户学习曲线。

关键词：术中像差测量，屈光性白内障手术，优化白内障手术，残留屈光不正

一、概述

术中像差测量是十分具有前景的技术，有助于优化白内障手术屈光效果。目前，越来越多的患者希望白内障术后无须依赖框架眼镜，因此手术必须达到目标屈光效果以使患者满意。

而为了提高人工晶状体在眼内的屈光效果，我们以往多关注于术前的生物学测量和 IOL 屈光力测算公式方面。但是，即使我们采用了最先进的术前测量手段，包括非接触式的生物学测量，多次角膜屈力测量取平均值，以及针对每种 IOL 进行术者特定 A 常数优化等，我们仍

无法获得最满意的术后屈光效果，这一情况并不少见。即使是最有经验的手术医生，也仅有80%的病例可以达到术后 ±0.50D 的预留目标屈光度[1]。较大的屈光度偏移往往多见于高度近视病例[2]、高度远视病例、既往存在角膜屈光手术史的病例[3,4]，以及无法获得生物学测量参数的病例，如患眼存在成熟期白内障或致密的后囊下混浊。

IA 技术能够在白内障手术中实时测量有晶状体眼，无晶状体眼，以及人工晶状体眼的屈光状态。对于无晶状体眼，IA 技术能够同时给出球面或者 Toric IOL 的最佳屈光度备选方案。当选择植入 Toric IOL 时，IA 技术不仅能够用于确定 IOL 度数，还能够在 IOL 植入后，通过像差测量技术为术者提供散光轴向的实时反馈，引导其对 Toric 晶状体的轴向做出精确细微的调整。它还可用于测定角膜缘松解切口的位置，对屈光术后患者的 IOL 选择也能够发挥关键作用。

首个商业化的术中波前像差测量仪是 ORange（WaveTec Vision），该设备后来于 2013 年 7 月升级为 Optiwave 屈光分析（Optiwave Refractive Analysis，ORA）系统（Alcon）。外界光线投射至视网膜，由于波前像差的存在，反射出来的图像经过眼球光学系统后会出现扭曲，设备利用其专利设计的光学和数学算法原则对这些扭曲变形进行分析。ORA 设备包含有超辐射发光二极管（super luminescent light-emitting diode）和 Talbot–Moiré 干涉仪，其发出光线经过位于特定位置的格栅，产生特定的条纹图案，在数秒内完成 40 次测量，同时组合从中央 4mm 光学区获得的数据。波前像差导致条纹图案发生扭曲，通过专利算法转化为屈光度数值，最终获得相应的球镜和柱镜度数及轴向[5,6,7]。ORA 设备将角膜后散光和高阶像差纳入计算，允许术者根据传统术前生物学参数测量法或在线计算方法确认或修改 Toric 人工晶状

体的度数[5,6]。ORA 系统的优势在于其小巧轻便（与显微镜连接方便），且能够配置 –5.0D 到 +20D 的动态屈光范围，而不会使条纹图案减弱。

二、人工晶状体优化及正常和特殊眼轴眼

每个 IOL 模型都通过 ORA 系统进行晶状体优化过程。在最初阶段，在达到下列条件后，一套国际化的回归系数及制造商方的晶状体系数得以制订。

- 超过 100 例手术，获得至少术后 10 天的数据。
- 多于 3 位的术者，且其个人手术量超过 15 例。
- 没有一位术者的手术量占比超过总数的 50%。

一旦某个术者获得的理想数据结果的手术总数超过了 25 例，即可实现针对此术者的特定晶状体优化方案，并可获得该术者特定的 IOL 常数。如果此 IOL 类型存在国际统一的或者术者特定的优化选择方案，在 IOL 筛选界面上就会出现金色和银灰色指示条标识（图 21-1）。

IA 技术在常规白内障手术中的应用尚不明确。考虑到多种因素会对术中测量读数造成影响，比如来自开睑器的压力，患者眼位，以及眼压或者前房气泡的影响，术者的学习曲线或用户内部的误差都可能影响读数。Davison 等的研究显示，IA 技术用于未进行过手术的患者，其术后临床效果提高不明显，但对于 IA 技术和术前测算结果存在明显差异的患者，其术后效果可有明显提高[8]。

IA 技术还可用于轴性近视和短眼轴的患者。对于轴性近视眼，即眼轴超过 25mm 者，与 Sanders-Retzlaff-Kraff（SRK）/T、Holladay 1、Holladay 2、Barrett Universal Ⅱ 及 Hill-RBF 等术前生物学测量方法比较，IA 技术优于上述所有公式，且在预测术后残留屈光不正，减少术

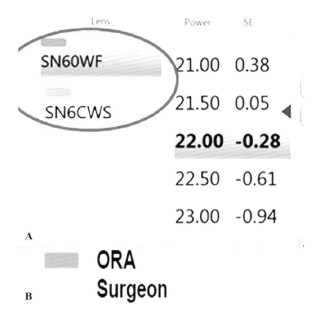

Lens	Power	SE
SN60WF	21.00	0.38
SN6CWS	21.50	0.05
	22.00	**-0.28**
	22.50	-0.61
	23.00	-0.94

A

ORA
Surgeon

B

▲ 图 21-1　若此 IOL 类型存在国际统一的或者术者特定的优化选择方案，IOL 筛选界面上会出现金色和银灰色指示条

后远视漂移方面，与眼轴校正的 Holladay 1 公式同样有效[9]。尤其是特殊眼轴长度者（包括 < 22.5mm 者及 > 26.5mm 者），能够通过像差测量获得最优的术后屈光效果。经过软件升级，通过眼轴长度优化晶状体系数，IA 技术已降低了预测误差。

三、散光控制

（一）Toric 人工晶状体

植入 Toric 人工晶状体，或进行角膜缘松解切开，已逐渐变成白内障手术中矫正散光的主流方式。随着患者对术后裸眼视力期望值的不断提高，对手术者而言，手术精确性的需求也在不断提高。IA 技术不仅能够在无晶状体状态下用于对球面和 Toric IOL 屈光力的测量，亦能够在植入 IOL 后，辅助 IOL 的旋转和理想轴位的确定。一般情况下，术者会在术前让患者处于坐位，在其角膜缘进行参考轴位的标记。陡峭轴向可通过飞秒激光辅助下的弧形切口（femtosecond laser-assisted arcuate incisions, FSAIs）作为标记，或者在手术显微镜下人工标记。在手术过程中，首先 IA 技术可在无晶状体状态下获得球面和 Toric IOL 的屈光度。在完成屈光度选择和 IOL 植入后，术者可开启标线功能，以引导术者进行轴位的初步调整及精细微调。一旦 IOL 的轴位初步调整完成，术者便可以指导患者注视固视用的指示灯，通过人工晶状体眼模式下的屈光测量，完成最终轴向的精细调整定位。术者应确保在吸除黏弹剂后，眼压饱满的状态下获得读数，此时仪器可能会出现下列提示建议：顺时针旋转，逆时针旋转，或无须旋转（no rotation required, NRR）。若出现需顺时针或者逆时针旋转的提示，术者可再次调整 IOL 位置。这一术中像差测量过程可重复进行，直到术者认为散光矫正满意。一项私人诊所的小型病例系列研究结果显示，比较术后残余散光 ≤ 0.50D 者，采用 ORA 设备的 IA 技术组比采用标准技术组多了 2.5 倍[10]。

（二）角膜缘松解切口（Limbal Relaxing Incisions, LRI）

IA 技术在有晶状体眼、无晶状体眼及人工晶状体眼状态下，均可辅助精确完成角膜缘松解切口的制作。通常情况下，IA 能够在术者人工完成 LRI 或者飞秒激光完成 FSAIs 前后提供指示数据，最常见的是在 IOL 植入前的无晶状体眼状态，IA 提供柱镜的屈光度（D）及轴向。因此术者能够根据指示数据做 FSAIs 切开以增加散光控制效果，或者延长扩大切口，以求将散光控制在 0.5D 以内。

对于既往有角膜屈光手术史，存在准分子激光原位角膜磨镶术（laser in situ keratomileusis, LASIK）角膜瓣的患者，IA 引导下行人工 LRI 能够减少术后散光。一般此类患者不建议行 FSAIs，以免对原有角膜瓣造成损害。另外还有一种情况，对于术前检查结果显示屈光度 ≤ 0.5D 的患者，若不清楚患者是否需要在白内障手术中矫正散光，可考虑行 IA 引导下的人工 LRI。在这些病例中，根据 ORA 的测量结果，可明确轴向及角膜后表面散光值对总柱镜的影响，若有需要，则可手动制作 LRI，将柱镜值控制在 ≤ 0.5D 以内。当设备获取到无晶状体眼的屈光度计算结果后，术者亦可以做出判断是否需要再做 LRI。图 21-2 为术中截屏，因无晶状体状态测量散光柱镜 ≤ 0.5D，无须再做 LRI。此外，IA 还能够确定 LRI 的特定读数。Packer 的一项回顾性研究表明，与不采用 IA 技术的手术相比，在 IA 技术引导下进行 LRI 增强手术，能够减少后期利用准分子激光矫正残余散光的频率。

（三）既往屈光手术史

对于既往进行过角膜屈光手术的患眼，包括 LASIK 手术、准分子激光角膜切削术（phototherapeutic keratectomy，PRK）及放射状角膜切开术（radial keratotomy，RK）等，要达到术后预期屈光度目标，获得期望的术后屈光效果，尤其具有挑战性。更需要提出的是，鉴于这类人群之前已经进行过屈光手术，他们对白内障术后屈光效果的要求会更高。采用以传统测量手段获得的平均角膜曲率值，无法准确测算出这类眼睛的前表面角膜曲率，结果会出现术后远视屈光度偏移[11]。可以通过纳入校正系数来减少角膜屈光术后眼的屈光度偏移。但 McCarthy 等通过一项 173 例眼的病例系列研究发现，即使对传统计算公式进行了调整，仍有超过 45% 的角膜屈光术后眼其术后屈光度落在了预期目标屈光度的 ± 0.50D 之外[12]。

考虑到上述测算方面的困难，IA 技术有助于提高白内障术后屈光效果，减少术后再次进行增效手术的概率。Ianchulev 等[4]对一组存在 LASIK 或 PRK 矫正屈光不正史的白内障术眼进行研究，发现与标准生物学测量相比（包括 Haigis L 公式、Shammas 公式以及综合所有临床数据后基于术者的选择），IA 技术存在优势，能够显著增加术后验光等效球镜预测值的精确性，差异具有统计学意义。

（四）特殊情况

IA 技术可用于特殊情况下及白内障术后屈光偏移或者残余散光的处理。如植入 Piggyback IOL 的情况，仪器可获得白内障术后人工晶状体眼状态下的测量数据，而根据 IA 技术

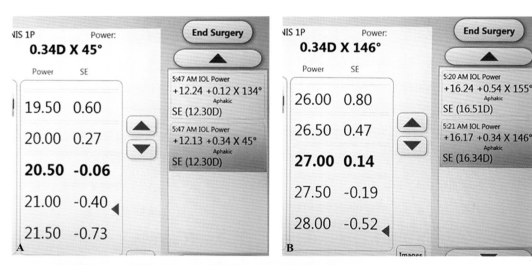

▲ 图 21-2　图示由于无晶状体状态下测量散光柱镜 ≤ 0.5D，无须另外再做 LRI

提供的这一测量结果，术者可以方便地选择 Piggyback 人工晶状体的度数（远视矫正选择 1.5x 等效球镜度，近视矫正选择 1.2x 等效球镜度）。此外，若 Toric IOL 植入术后由于 IOL 位置异常发生残余散光，IA 还可以辅助进行位置调整。LRI 功能也可用于任何情况，使散光最小化。

四、像差测量的困难挑战

IA 测量必须以标准化方式进行，以获得最佳质量的数据结果。在采集数据前，必须调整眼压，并使用压平眼压计测量眼压。对于无晶状体眼的屈光度测量，可用 0.9% 平衡盐溶液（balanced salt solution，BSS）或者 1% 透明质酸钠进行眼压调整，而对于人工晶状体眼，可用 BSS 进行眼压调整。术者必须确保前房内介质的均匀性，因为多种介质的混合（包括未完全吸除的黏弹剂或前房内气泡的存在）可对数据的准确性产生显著影响。此外，在获得 IA 数据之前，还必须确保眼球表面均匀湿润，以 Barraquer 眼压计（Ocular Instruments Inc.，Bellevue，WA）测量的眼压值处于 15~21mmHg 这一推荐范围。术者还必须确保开睑器没有变形。应用 IA 技术的其他不足之处还包括费用的增多（额外增加人员和设备需求，这部分费用需由患者自行负担）和手术时间的延长。并且术者存在学习曲线效应，在使用过程中，前文述及的一些因素可能会影响手术的效果。

五、结论

IA 技术为白内障手术提供了额外的方法，有助进行屈光优化，改善术后效果。IA 可用于多种情况，包括常规眼和特殊眼轴的球面晶状体屈光度测算、Toric 人工晶状体的散光度选择和轴向调整、LRI 的制作及屈光术后眼的处理。为给患者提供最优的术后效果，我们必须要优化 IOL 选择，并掌握仪器的使用。

六、关键点

➢ IA 技术是一项十分具有前景的技术，有助于白内障手术获得最佳的屈光效果。

➢ IA 技术可用于白内障患者的散光处理，能够实现 Toric IOL 的残余散光最小化，还可用于 LRI 的精确制作。

➢ IA 技术有助于屈光术后患者的残留屈光不正最小化，对于特殊眼轴的患者也有明显的益处。

➢ IA 技术还可用于一些白内障术后特殊的情况，包括 Piggyback IOL 的选择，发生屈光偏移时或由于 Toric IOL 因轴位偏差出现残余散光时的 IOL 旋转。

➢ 为获得理想的术后效果，对 IOL 进行优化，并掌握 IA 技术的使用具有必要性。

参 考 文 献

[1] Hahn U, Krummenauer F, Kölbl B, et al. Determination of valid benchmarks for outcome indicators in cataract surgery: a multicenter, prospective cohort trial. Ophthalmology. 2011; 118(11):2105–2112

[2] Ghanem AA, El-Sayed HM. Accuracy of intraocular lens power calculation in high myopia. Oman J Ophthalmol. 2010; 3(3):126–130

[3] Canto AP, Chhadva P, Cabot F, et al. Comparison of IOL power calculation methods and intraoperative wavefront aberrometer in eyes after refractive surgery. J Refract Surg. 2013; 29 (7):484–489

[4] Ianchulev T, Hoffer KJ, Yoo SH, et al. Intraoperative refractive biometry for predicting intraocular lens power calculation after prior myopic refractive surgery. Ophthalmology. 2014; 121(1):56–60

[5] Wiley WF, Bafna S. Intra-operative aberrometry guided

cataract surgery. Int Ophthalmol Clin. 2011; 51(2):119–129

[6] Packer M. Effect of intraoperative aberrometry on the rate of postoperative enhancement: retrospective study. J Cataract Refract Surg. 2010; 36(5):747–755

[7] Hemmati HD, Gologorsky D, Pineda R, II. Intraoperative wavefront aberrometry in cataract surgery. Semin Ophthalmol. 2012; 27(5–6):100–106

[8] Davison JA, Potvin R. Preoperative measurement vs intraoperative aberrometry for the selection of intraocular lens sphere power in normal eyes. Clin Ophthalmol. 2017; 11 (11):923–929

[9] Hill DC, Sudhakar S, Hill CS, et al. Intraoperative aberrometry versus preoperative biometry for intraocular lens power selection in axial myopia. J Cataract Refract Surg. 2017; 43 (4):505–510

[10] Hatch KM, Woodcock EC, Talamo JH. Intraocular lens power selection and positioning with and without intraoperative aberrometry. J Refract Surg. 2015; 31(4):237–242

[11] Seitz B, Langenbucher A. Intraocular lens power calculation in eyes after corneal refractive surgery. J Refract Surg. 2000; 16(3):349–361

[12] McCarthy M, Gavanski GM, Paton KE, Holland SP. Intraocular lens power calculations after myopic laser refractive surgery: a comparison of methods in 173 eyes. Ophthalmology. 2011; 118(5):940–944

第22章 未来发展方向与进展

Futuristic Approach and Advancements

Gary Wörtz 著

宋彦铮 译

摘　要

　　本章讲述了白内障手术的未来方向和进展，总结了未来10～20年将会发生的变化的关键特征。本章会围绕现今已发展成熟的市场上仍未满足的需求展开讨论。最重要的是白内障手术医生短缺，且随着全球人口老龄化不断加剧，这种情况将会越来越严重。眼科医生可能需要通过调整手术过程和优化系统，来提高他们的手术效率，同时依靠验光师和其他医疗服务提供者对患者进行更多围手术期的护理。此外，我们需要更快、更易于使用的技术，以提高患者的周转效率。另一个未满足的需求来自于我们获得理想屈光效果的需求，并希望在术后对屈光效果能够进行调整。正在不断发展的人工晶状体技术和激光技术，能够通过微创甚至无创的手段，对术后的屈光状态做出调整。第三个未得到满足的需求是对术后老视进行更彻底的矫正，这可能会使更多的患者决定更早地接受手术来矫正由晶状体产生的屈光变化。最后，我们将讨论用于预防和逆转白内障的药物治疗手段。上述所有需求的实现都要求白内障手术医生与企业合作的同时，发展更高效的手术流程以将新技术推向市场。

　　关键词： 白内障，未来晶状体植入，激光，工效学，老视，管理，光调控IOL，LAL

一、未来以效率为中心的白内障模式

　　随着大多数国家的人口老龄化，预计白内障手术的需求将继续攀升，现有的白内障手术医生将面对更大的压力，需不断提高效率和生产力，以满足日益增加的手术量需求。这将需要白内障手术医生将大量时间花费在手术室（operating room，OR）中，且进一步依赖分工模式。大部分的术前诊断，护理，以及咨询工作将需要由视光医生及其他医疗服务提供者来完成。诊断设备需要变得更有用，不依赖用户，且更高效。仅做一次简单的扫描，患者的视力，屈光度，角膜地形图，生物学测量参数，前节和视网膜图像，以及黄斑区和视神经处的光学相干断层扫描（optical coherence tomography，OCT）均可获得。一旦我们能够在术后通过无创的手段改变人工晶状体的屈光度和屈光特性，生物学测量、预测公式以及目标屈光度将变得不再重要。若能够实现这方面的进展，即时连续双侧白内障手术将会成为新标准，因为术者在对第二只眼进行手术之前，已无须从第一只眼的术后屈光效果中学习经验[1]。

术后管理过程将主要由视光医生来完成，且在术后约 1 个月时，通过激光或者紫外光（ultraviolet，UV）对晶状体的调整，最终达到屈光状态稳定，使患者能够常规达到以往几乎不可能实现的屈光效果。患者将能够在办公室中通过虚拟现实技术（virtual reality）模拟预知其多种方案可能的屈光效果（单眼视、扩展焦深或多焦点等），而且一个锁定程序将以更高的精确度和准确度达到患者的需求。

二、白内障术前检查相关技术的进展

在目前的现代眼科诊所中，通常至少存在一整间检查室，其中各个设备专用于采集必要的眼部数据。每一个设备都需要录入患者信息，使患者满足体位要求，需要患者配合参与，且需要技术人员的时间和经验，此外设备还会占用宝贵的空间。这种仅具备单一功能的设备模型将需要面对未来面临的挑战，以减少患者周转流动所需的时间。能够获得白内障手术相关的多种测量数据的多功能设备需要能够尽快成熟使用。目前，我们已经具备了结合 OCT 或激光干涉仪和角膜地形图的生物测量设备。也已经具备了可合并自动验光 / 自动角膜曲率测量和波前像差测量功能的角膜地形图分析仪。OCT 能够兼有眼底照相机的功能。未来，我们需要将所有这些功能集合在单个设备或一套较小的设备组中。

术前评估阶段另一个未满足的需求来自于患者宣教领域。目前已经有非常好的白内障手术宣教视频，详细向患者解释手术风险，手术获益以及可做的选择。然而，很多患者在到

达他们的预约时，仍没有准备好就其晶状体的选择做出必要的决定。许多患者是第一次得知近距视力，中距视力和远距视力的区别，而经济方面的压力会使得这一选择更加困难。鉴于虚拟现实技术方面的进展，目前患者可以更多地体验方式感受不同视觉场景的体验。利用虚拟现实预览程序帮助患者在术前做出更明智的决定十分必要，尤其是诸如 RxSight 和 Perfect lens 等人工晶状体进入市场被用于白内障手术中之后。另外一些技术通过评估患者在现实环境中的视觉需求来帮助其做出晶状体选择的决定。Surgiorithm 及其他公司目前正试图通过拍照记录视力相关活动及收集调查问卷的形式来解决这一问题。

三、白内障手术中的进展

手术室设备和流程也将成为创新的目标。为保持可行性，各项技术设备需要更小、更高效、更具有成本效益。有可能到一定阶段，超声乳化技术也可能会被新型技术所替代。来自 Iantech 的 MiLoop 就是一款正在挑战当前治疗方案的简单设备。该设备是由记忆性金属镍制备的电线。从本质上讲，MiLoop 是一种可伸缩的线圈套，当完全伸展开时，形成白内障横截面的形状，并能够自然地围绕晶状体皮质到达晶状体核的两极。当线圈收缩时，即可将晶状体切成多个碎块。这种快速操作方式能够节省时间，潜在地减少超声能量的使用，减少操作过程对角膜内皮的损伤。因其操作简便高效，尤其对于致密的白内障，这一技术具有十分广阔的应用前景。此外，飞秒激光技术将会得到发展，变得更加高效，更具有成本效益。有作者预测，飞秒激光最终将会大量用于手术室中。而激光使用花费的下降可能促使医生将飞秒激光技术应用于所有白内障病例的手术治疗。

手术工效学是手术室中存在的未满足的

需求的另外一个领域。很多研究已经表明，约50%的眼科医生在其事业的某个阶段会出现背痛或者颈痛的问题，由于这种不适，许多人不得不减少工作。目前，由于通过显微镜手术操作带来的不良人体力学，眼科医生正面临相当高的颈椎间盘损伤风险。加之床高和脚踏位置的不一致，也使得损伤原因变得更多更复杂。若手术在患者颞侧进行，在由左眼移动到右眼手术时（反之亦然），工作人员必须手动移动脚踏的位置。超声乳化机器，显微镜以及手术床都会占用很大的空间范围，且每个设备设施周围都存在着极大的空间浪费。为解决这些问题，需要开发一种手术座椅，使术者能够根据自己的需要设定座椅位置，倾斜度和支撑位置。它还可连有能够根据术者偏好设定和调整的脚踏。就像驾驶豪华汽车一样，每一个术者都能够设定自己的偏好模式，并保持持续的人体工效学支持。这种座椅可与地面上的滑轨相连，术者能够在无须使用任何脚踏或绳索操控的情况下，自动改变位置。患者的手术床也将会与此系统相连，且能够自动调整至需要的高度。以往无法利用的手术床下方空间可用于其他仪器设备。显微镜可能将会被越来越先进的3D成像系统代替，使得术者能够以更舒适的姿势开展手术，有助于改善术者的健康状况，提高其生产力和延长其手术生命。如TrueVision等公司已经将这些先进的技术推向了市场，毫无疑问，这些技术还会不断发展进步。

四、人工晶状体技术

在未来的几年内，IOL的功能可能会发生天翻地覆的变化。目前，术者和患者必须在晶状体的类型和术后目标屈光度上达成一致。极少数人可能会出现手术结果未达到目标屈光度或患者不能耐受光学副作用的情况，这时就必须进行人工晶状体置换，或者必须再进行角膜

屈光手术。目前四类新技术的出现，可能会改变手术现状[2]。

第一类技术是Rx Sight公司（以前称为Calhoun Vision公司）的光调控晶状体（图22-1），它利用数字紫外线光源在眼内产生紫外线敏感的光聚合作用[3, 4]。已有研究证明了此晶状体在矫正近视、远视以及散光的精确性和长期稳定性（图22-2至图22-4）。

第二类技术来自于Perfect Lens公司。它们的技术将飞秒激光技术应用于已植入眼内的人工晶状体，使其屈光系数发生改变[5, 6]。这种屈光系数的改变能够使晶状体屈光度发生相应的可预测且可逆的改变，同时能够产生/反转IOL的环曲面或多焦点变化。目前已证明这一技术可改变丙烯酸类镜片材料的相对亲水性，因此对此类镜片有效。

第三类新型IOL技术可被广义的定义为多成分IOL，其代表产品是Infinite Vision Optics、ClarVista及Omega Ophthalmics[7]。这些晶状体

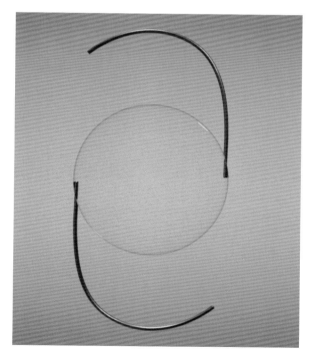

▲ 图 22-1　采用光线可调节技术的三片式光敏硅胶人工晶状体（图片由 **RxSight** 公司提供）

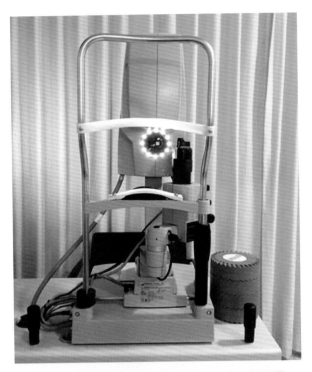

▲ 图 22-2 光传输设备，向光敏硅 人工晶状体提供 365nm 波长的紫外线 -A 光（图片由 Kevin Miller 提供）

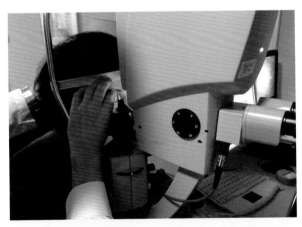

▲ 图 22-3 向 RxSight 的光调控人工晶状体传输紫外光操作中（图片致谢 Kevin Miller）

都具有模块化元件，能够在不改变襻部的情况下增加或减少光学部结构。与现行标准相比，所有这些技术都可以通过更简易的方式完成。Omega Gemini 屈光囊袋还有一个额外的优点，即能够在天然的晶状体囊袋内制造一个受保护的环境。众所周知，晶状体囊袋可能是人眼内

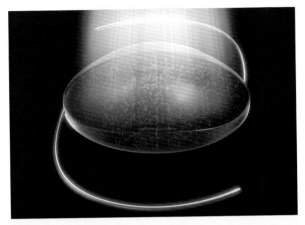

▲ 图 22-4 人工晶状体被锁定于目前的屈光状态，防止其屈光状态继续发生任何改变（图片由 RxSight 公司提供）

最稳定的解剖空间，比其他任何的人体内结构更能安全地容纳医疗植入物。Omega 设备拓展了晶状体囊袋的作用，他们追求将晶状体囊袋作为一个可以安全放置多种植入物的平台，如人工晶状体、眼压感应器及缓释药物和药物输送装置等。这个平台本身与附加技术的类型无关，只要该技术在生物学上也是稳定，且能和晶状体囊袋的空间匹配即可。

　　第四类技术是可调节晶状体。数十年来，虽然在这一领域看到了很多令人兴奋的努力，但却收效甚微。仅有一项通过了美国 FDA 批准。因此部分研究者开发出另一种利用电子学的替代方法。Elenza、Google 和 Alcon 公司，都已经着手于生产电子调节 IOL。瞳孔收缩是眼部发生调节的表现之一，这类 IOL 的工作原理是 IOL 通过感测到瞳孔的收缩来相应增加屈光力，从而达到调节目的。同其他电子设备一样需要能量来源供电，这类 IOL 需要电池供电，而且不可折叠，光学区相对较小。尽管面临着挑战，这仍然是一项强大的技术，能够解决老视问题，将与已进行了 20 年的有晶状体眼 IOL 植入手术构成竞争，可能会促使 40 多岁的中年患者选择白内障手术作为常规的手术。

五、预防

白内障手术领域潜藏着颠覆性创新可能，即以药物治疗的方法预防或逆转晶状体形成白内障的过程。在 2015 年，发表在 *Nature* 上的一项研究表明，在体外研究和活体动物模型研究中，复合羊毛甾醇均能够预防和逆转晶状体蛋白的聚集[8]。通过阻止或逆转白内障的形成治疗白内障如果获得成功，未来白内障手术极有可能会被完全抛弃。若出现这种情况，前节手术医生可能会将注意力转移向屈光手术，这一领域将会更具价值。通过药物治疗预防白内障手术所面临的挑战主要是经济方面的因素。每个月都要使用滴眼液或者进行眼部注射的花费可能永远无法竞争过低成本的一次性白内障手术。鉴于发生白内障的普遍性，尽管药物治疗可能有效，但经济方面的挑战可能无法克服。

六、关键点

➢ 未来的晶状体技术将是模块化的，可修改和可替换的，为获得理想的屈光效果提出了新的治疗方案。

➢ 一旦开发出可以完全矫正老视而不需要以多焦点光学作为折中手段的晶状体植入物，选择施行晶状体置换手术的患者年龄可能会前移至 40 岁中期和 50 岁中期。

➢ 白内障手术的需求将会继续给手术医生施压，迫使他们调整手术流程和技术以提高手术效率，并延长每个医生的手术年限。

➢ 手术医生和视光医生共同为患者提供医疗服务的共管模式将继续发展，两方将以协作者的角色共同发挥作用。

➢ 通过开发具有多功能，更不依赖用户，占地面积更小的设备技术，技术还需要继续发展。

参 考 文 献

[1] Singh R, Dohlman TH, Sun G. Immediately sequential bilateral cataract surgery: advantages and disadvantages. Curr Opin Ophthalmol. 2017; 28(1):81–86
[2] Wortz GN, Wortz PR. Refractive IOL Pipeline: Innovations, Predictions, and Needs. Curr Ophthalmol Rep. 2017; 5(3): 255–263
[3] Brierley L. Refractive results after implantation of a lightadjustable intraocular lens in postrefractive surgery cataract patients. Ophthalmology. 2013; 120(10):1968–1972
[4] Hengerer FH, Dick HB, Conrad-Hengerer I. Clinical evaluation of an ultraviolet light adjustable intraocular lens implanted after cataract removal: eighteen months follow-up.

Ophthalmology. 2011; 118(12):2382–2388
[5] Bille JF, Engelhardt J, Volpp H-R, et al. Chemical basis for alteration of an intraocular lens using a femtosecond laser. Biomed Opt Express. 2017; 8(3):1390–1404
[6] Ford J, Werner L, Mamalis N. Adjustable intraocular lens power technology. J Cataract Refract Surg. 2014; 40(7): 1205–1223
[7] Portaliou DM, Grentzelos MA, Pallikaris IG. Multicomponent intraocular lens implantation: two-year follow-up. J Cataract Refract Surg. 2013; 39(4):578–584
[8] Zhao L, Chen XJ, Zhu J, et al. Lanosterol reverses protein aggregation in cataracts. Nature. 2015; 523(7562):607–611

第23章 望远镜型人工晶状体

Telescopic Intraocular Lenses

Isaac Lipshitz　Amar Agarwal　著

宋彦铮　译

摘 要

望远镜型人工晶状体（IOL）对于存在黄斑变性的患者尤其有用。此人工晶状体能够放大投影于中央视网膜区域的图像，而周边视野的图片维持原状。因此能够帮助患黄斑变性等疾病，存在中心视力损害的患者看清楚物像。

关键词：望远镜型人工晶状体，黄斑变性，年龄相关性黄斑变性，干性年龄相关性黄斑变性，湿性年龄相关性黄斑变性，中心视力损害

一、概述

随着人口老龄化的出现，加之现代医学使长寿成为可能，同时患有其他年龄相关眼病的白内障患者人数也在不断增加，如年龄相关性黄斑变性（age-related macular degeneration，AMD）、糖尿病等，由此手术医生面对的情况变得更为复杂。研究发现亚洲人群中 AMD 的患病率已与高加索人相似，不同报道显示，早期 AMD 的患病率为 1.4%～12.7%，晚期 AMD 则为 0.2%～1.9%。皮质性白内障及既往白内障手术史与 AMD 的患病率增加显著相关，提示患者往往同时存在这些年龄相关疾病。

干性 AMD 占全部 AMD 患者的 85%～

90%，其中大多数患者除服用过维生素和抗氧化药外，完全没有接受过药物治疗。这些患者只能用光学手段治疗。而在湿性 ARMD 中，仅有 10%～15% 可进行药物辅助治疗，并且可能继续转为干性 AMD，仍然需要进行视觉康复治疗。此时我们需要认识到的重要问题是，即使这些患者成功进行了白内障手术[1, 2]，由于仍存在视网膜疾病，他们在视觉上没有受益。因此，通过医疗管理、激光、白内障手术等手段治疗疾病，与成功恢复患者视功能，两者之间存在明显的不同。差异在于病理学及视觉上。实际上，治疗带来的视觉提高才是真正影响患者生活质量，对患者有意义的事。

二、一种放置于睫状沟的用于年龄相关性黄斑疾病及其他黄斑疾病的新型镜面望远镜型人工晶状体 LMI-SI（OriLens）

对于 AMD 患者来说，白内障手术本身并不是一个问题，但术后视力不能提高无疑是引起关注的原因。我们其中有人（Isaac Lipshitz 博士）设计了 LMI-SI（OriLens）晶状体，这是一种望远镜型人工晶状体，其工作原理是利用镜面放大中心图像，同时周边视野维持原状。设计者设计将 LMI 置于睫状沟，位于我们常规植入人工晶状体的囊袋上方。它是一种望远镜型的 IOL，旨在放大视网膜中央的图像。它看起来像一枚普通的聚甲基丙烯酸甲酯（PMMA）IOL，直径为 5.00～6.00mm（晶状体襻直径为 13.50mm），并且它包含有与常规 IOL 类似的支撑襻。与常规 IOL 相比，唯一显著的区别在于晶状体中心厚度，LMI 晶状体更厚（中心厚度为 1.25mm，厚于常规 IOL）。Amar Agarwal 教授在全球首次植入这种镜片。

三、术前检查评估

术前，一旦 AMD 患者到来，就要进行全面的眼科检查，包括通过裂隙灯评估角膜、虹膜、前房、晶状体和玻璃体。还需进行全面彻底的视网膜检查，包括荧光素眼底血管造影和光学相干断层扫描，并测量眼压（IOP）。使用早期治疗糖尿病视网膜病变研究（Early Treatment Diabetic Retinopathy Study，ETDRS）图表分别检查每只眼的远近视力及最佳矫正视力。此后加上 2.5 倍望远镜再次检查 ETDRS 图表最佳矫正视力和远近视力。若患者使用外部望远镜后视力得到提高，此患者就是 LMI-SI（OriLens）晶状体的良好适用者。此外，还需进行散瞳验光、角膜内皮细胞计数，A 超测量前房深度并进行 IOL 测算，角膜曲率计或角膜地形图获取角膜曲率读数。

四、LMI-SI（OriLens）植入手术

术中，可根据术者的习惯给予麻醉。可采用透明角膜或角膜缘切口，切口大小由所采用的手术技术决定。若术眼是有晶状体眼，则施行常规超声乳化或白内障囊外摘除（ECCE）手术操作，并将根据生物测量结果计算选择的 IOL 植入晶状体囊袋内（图 23-1）。然后将切口扩大至 5～5.50mm，前房内注入黏弹剂，拟植入的 LMI-SI 晶状体表面亦由黏弹剂覆盖（图 23-2）。然后夹住晶状体襻或晶状体襻的

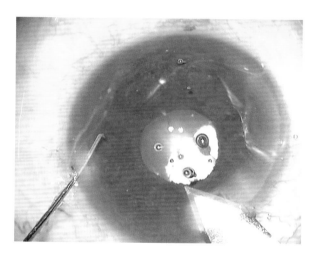

▲ 图 23-1　白内障摘除后于囊袋内植入常规折叠式人工晶状体

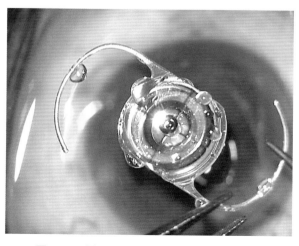

▲ 图 23-2　图示 LMI-SI（OriLens）人工晶状体

根部，注意不要误碰晶状体光学部（图 23-3）。类似于背驮式 IOL，将后部的镜面（环形）指向术者，以此方向植入睫状沟（图 23-4，图 23-5）。需确保术眼的瞳孔居中，若存在瞳孔偏心，则需要行瞳孔成形术。之后完成周边虹膜切除术（不要使用 YAG 激光行激光周边虹膜切开）。吸除所有黏弹剂，并缝合切口。

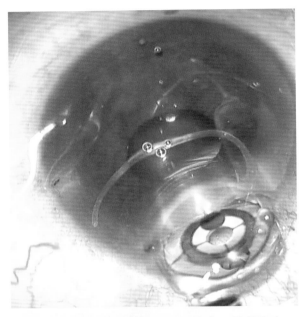

▲ 图 23-3　LMI-SI（OriLens）人工晶状体表面覆盖黏弹剂，通过扩大到合适大小的透明角膜切口植入眼内

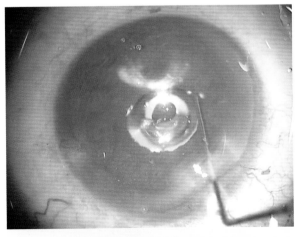

▲ 图 23-4　照片显示角膜透明，LMI-SI（OriLens）人工晶状体位置居中

术后护理类似于常规白内障摘除术，除此之外，还需密切观察是否存在虹膜前粘连及眼压骤升。术后第 1 天、第 2 天、1 周、1 个月、3 个月、半年及 1 年时需进行术后复查。复查时应注意检查晶状体位置和居中性，并为患者验光检查 ETDRS 表的远近距离裸眼视力和最佳矫正视力（每只眼单独检查）。术后需进行角膜内皮镜检查。

五、结果

初期的结果令人鼓舞，而一项拟招募更多患者并进行更长时间的随访的临床试验正在筹备中。同其他所有研究一样，招募合适的患者是确保良好结果的关键因素。我们前期的 LMI-SI（OriLens）试验的纳入标准包括双侧 AMD（干性、湿性及瘢痕期）或其他类似黄斑病变的患者，其单眼视力范围在 20/60 和 20/600 之间；加用 2.5 倍放大镜进行远距离和（或）近距离视力检查时，其视力能够提高者。排除标准为合并任何其他全身性或眼部疾病（除外白内障 / 人工晶状体眼，AMD 或其他黄斑病变）者，以及除白内障之外的任何其他既往眼部手术史者。我们只纳入了那些易于沟通、有责任心、了解自己病情的患者，他们知道所涉及的风险和潜在的益处，并有强烈的阅读和提高视力的需求。需确保受试者知晓他们必须能够在术后 1 年进行随访。所有患者都签署了知情同意书。其他患者均被排除在外，包括对侧眼存在眼科疾病的患者也会被排除在外，因为他们无法使用其周边视力，如青光眼或视网膜色素变性患者。

六、LMI-SI 的优势

与其他眼内放大装置相比，LMI-SI（OriLens）具有诸多优点。它可以双眼植入。这是一种简单安全的手术，可由任何白内障手术医生进行。植入物不靠近角膜内皮，因此损伤角膜内皮的可能性非常低。患者术后恢复

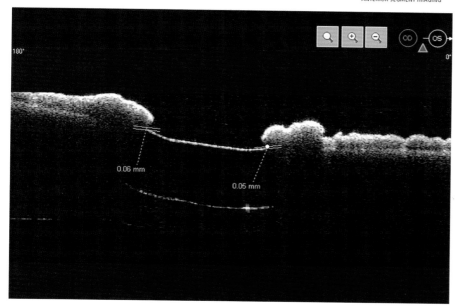

◀ 图 23-5 前节 OCT 显示 LMI-SI（OriLens）IOL 位于睫状沟，其下方是囊袋内的人工晶状体

快，不需要长时间和复杂的术后训练以进行视力康复。它在放大中心视野的同时保留了部分周边视力。它也可以作为所有其他视网膜治疗（注射、激光等）的补充，且可用于其他视网膜疾病。

这种 IOL 的另一大优势在于它放置于另一个 IOL 上方睫状沟处。众所周知，大多数 AMD 患者在进行此项治疗之前可能已经接受过白内障摘除和人工晶状体植入术。在这种情况下，仍然可以为患者提供视觉康复的机会，而不必取出原有 IOL 取出。由于 LMI-SI（OriLens）可以很容易地放置在睫状沟处，手术操作简单。由于先前放置在囊袋中的 IOL 已用于矫正屈光不正，所以这种晶状体能适于所有情况，无论生物测量计算得到 IOL 屈光度如何，都可植入相同的 LMI-SI（OriLens）IOL。

七、关键点

➢ 望远镜型 IOL 尤其适用于因黄斑变性导致中心视力损害的患者。

➢ 望远镜型 IOL 放置于睫状沟内，位于常规囊袋内植入 IOL 的上方。

➢ 望远镜型 IOL 通过放大视网膜中央区域的图像发挥作用，而周边视觉未被改变。因此它有助于中心视力损害者进行图像的大脑处理。

> 利益公开
>
> Isaac Lipshitz 拥有来自 LMI-SI 的经济获益。其他作者均无文中述及的产品或手术操作的相关利益。

参 考 文 献

[1] Hengerer FH, Artal P, Kohnen T, Conrad-Hengerer I. Initial clinical results of a new telescopic IOL implanted in patients with dry age-related macular degeneration. J Refract Surg. 2015; 31(3):158–162

[2] Agarwal A, Lipshitz I, Jacob S, et al. Mirror telescopic intraocular lens for age-related macular degeneration: design and preliminary clinical results of the Lipshitz macular implant. J Cataract Refract Surg. 2008; 34(1):87–94

相 关 图 书 推 荐
中 国 科 学 技 术 出 版 社

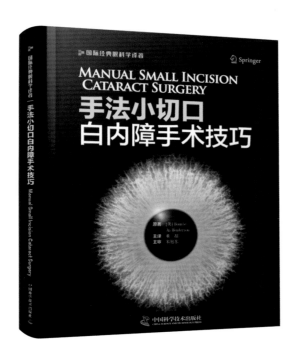

手法小切口白内障手术技巧

引 进 地：德国 Springer 出版社

定　价：98.00 元（大 16 开精装）

原　著：[美] Bonnie An Henderson

主　译：董　喆

主　审：宋旭东

　　本书引进自德国 Springer 出版社，就进行手法小切口白内障手术的必要性进行了详细阐述，对进行手法小切口白内障手术所需的设备、器械进行了具体介绍，还对术中与超声乳化白内障手术不同的技巧及方法进行了细致讲解，并针对开展手法小切口白内障手术的操作步骤，如切口构建、囊膜开口制作、娩核、人工晶状体植入及皮质吸除等进行了更为翔实的讲解。本书内容实用，阐释具体，特别适合广大白内障医师及眼科医师学习参考。

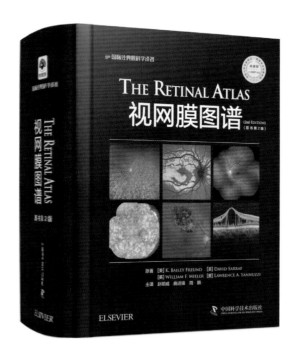

视网膜图谱（原书第 2 版）

引 进 地：ELSEVIER 出版社

定　价：598.00 元（大 16 开精装）

原　著：[美] K. Bailey Freund 等

主　译：赵明威　曲进锋　周　鹏

　　本书是一部引进自 ELSEVIER 出版社的国际经典眼科著作，由眼底内科学术大师 Lawrence A.Yannuzzi 联合眼科学各领域权威专家倾力打造，是一部新颖、独特、全面的眼科学参考书。本书精选了 5000 余幅极富临床指导意义的眼底图片，完美呈现了眼科学中常见与罕见的各类眼底疾病，涵盖当前所有的视网膜成像方法，包括光学相干断层扫描（OCT）、吲哚菁绿血管造影、荧光素血管造影和眼底自体荧光，还介绍了 OCT 的拓展应用，包括光谱域和面 OCT，以及演进的视网膜成像模式，如超广域眼底摄影、血管造影和自身荧光。本书适合各年资的眼科医师，特别是眼底疾病科的医师、住院医师，以及相关辅助技术人员在临床工作中参考阅读。

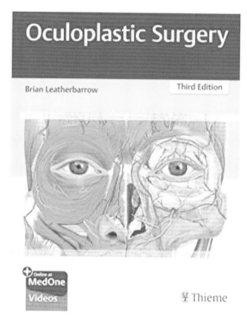

中文版即将出版，敬请期待……

眼整形外科学（原书第 3 版）

引进地：Thieme 出版社

原 著：[美] Brian Leatherbarrow

主 译：宋保强

本书引进自世界知名的 Thieme 出版社，是一部经典的眼面部整形美容手术权威指南，凝聚了 Brian Leatherbarrow 教授 25 余年的经验和多学科合作方式。本书分七篇 29 章，包含 800 余张高清彩色图片，涵盖各种眼整形、眼眶和泪腺疾病，从基础解剖学和应用解剖学入手，详细介绍了眼睑手术、整容手术、眼眶手术、泪道手术、无眼眼窝手术和外伤等手术细节和技巧，还特别介绍了扩大应用解剖学、真皮填充物并发症的预防和管理、获得性上睑下垂患者的新治疗方法，以及视神经鞘开窗的手术方法等内容。本书内容系统，图文并茂，可供广大整形美容外科医生参考阅读。

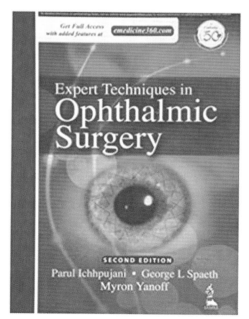

中文版即将出版，敬请期待……

眼科手术专家技巧（原书第 2 版）

引进地：Jp Medical Ltd.

原 著：Parul Ichhpujani等

主 审：孙兴怀

主 译：陈君毅

本书引进自知名的 Jp Medical Ltd.，是一部经典、全面、前沿的眼科手术著作，凝聚了全球 200 余位权威眼科手术专家的丰富经验和独特智慧。全书附有 1000 余幅高清手术图片，介绍了八类 100 余种眼科手术的最新进展和技术技巧，高度简洁的表格、高清精美的图片，加上阐述详细的各种技巧，对眼科医师提高手术技能很有帮助。

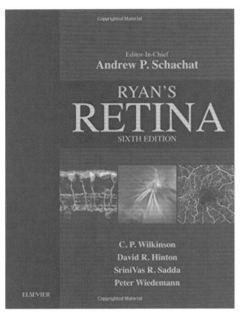

中文版即将出版，敬请期待······

Ryan 视网膜学（原书第 6 版）

引进地：Elsevier 出版社

原　著：[美] C. P. Wilkinson 等

主　译：魏文斌

　　本书引进自世界知名的 Elsevier 出版社，是美国 Andrew P. Schachat 教授率领全球数百位眼底疾病相关学科专家共同编写，是一部详尽而又实用的视网膜病经典工具书。本书涵盖了视网膜疾病从基础到临床的各个领域的最新、前沿研究成果，对视网膜的解剖、生理、病理、诊断、治疗与护理都有教科书般的阐述。本书内容全面，图片丰富，可作为眼科医师、眼底医师及其相关学科研究人员的参考工具书。

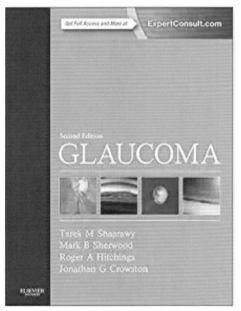

中文版即将出版，敬请期待······

青光眼学：诊断与治疗（原书第 2 版）

引进地：Elsevier 出版社

原　著：Tarek M Shaarawy 等

主　译：王宁利　王　涛　段晓明

　　本书引进自世界知名的 Elsevier 出版社，是一部实用、全面的青光眼"教科书"，由国际知名教授 Tarek M. Shaarawy、Mark B. Sherwood、Roger A. Hitchings、Jonathan G. Crowston 联合众多青光眼领域的专家共同打造。本书为全新第 2 版，分上下两卷，共 18 篇 128 章，对青光眼的流行病学、发病机制、诊断、治疗、新进展等方面内容进行了全面细致的介绍。书中图片精美丰富，为青光眼研究和临床诊疗的工作者提供了非常全面的参考资料。本书内容全面，图文并茂，既可作为青光眼专业的临床医生和研究人员的案头工具书，又可为眼科相关的医务人员提供细致的学术参考资料。